ぐんま精神医学セレクション 5

Lacrimosa
Hidemichi Hamada

ラクリモーサ

濱田秀伯著作選集

濱田 秀伯 著

群馬病院出版会
Gunma Hospital Press

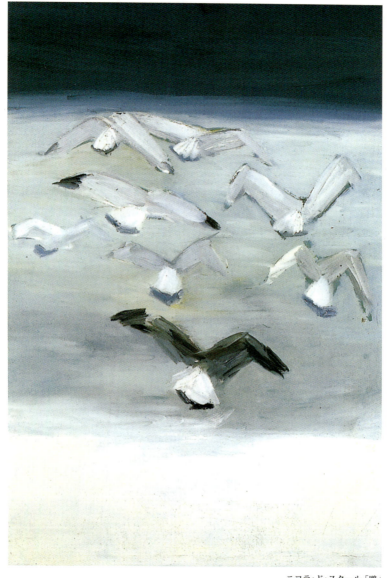

ニコラ・ド・スタール「鷗」
1955年

Lacrimosa dies illa

Ques resurget ex favilla

Judicandus homo reus

Huic ergo parce Deus

Pie Jesu Domine

dona eis requiem

涙のその日

灰のなかからよみがえり

罪人の裁きにかけられる日

神よ彼を憐れみたまえ

主なるよきイエス

彼らに安息を与えたまえ

目 次

I. 妄　想

パラフレニーとフランスの慢性妄想病群 ……………………… 2

はじめに　2

1. 19世紀のドイツ　2
   - (1) Griesinger W　(2) Kahlbaum KL　(3) Snell L
   - (4) Sander W　(5) Westphal KOF　(6) Illenau 学派
   - (7) Kraepelin E

2. 19世紀のフランス　7
   - (1) Pinel P　(2) Esquirol JED　(3) Falret J-P
   - (4) Lasègue C　(5) Morel BA　(6) Magnan V

3. フランスの慢性妄想病群の成立　11
   - (1) Falret J　(2) Salpêtrière 学派
   - (3) 解釈妄想病 délire d'interprétation（Sérieux, Capgras 1909）
   - (4) 空想（想像）妄想病 délire d'imagination（Dupré, Logre 1910）
   - (5) 慢性幻覚精神病 psychose hallucinatoire chronique（Ballet 1911）

4. パラフレニーの成立　15
   - (1) Kraepelin の第8版（1909～1915）　(2) パラフレニー概念の提唱　(3) 体系パラフレニー Paraphrenia systematica
   - (4) 誇大パラフレニー Paraphrenia expansiva
   - (5) 作話パラフレニー Paraphrenia confabulans
   - (6) 空想（幻想）パラフレニー Paraphrenia phantasica

5. ドイツにおけるその後の変遷　20
   - (1) 独立性への批判　(2) Mayer W　(3) Kleist K
   - (4) Leonhard K

6. フランスにおけるその後の変遷　26

(1) Halberstadt G　　(2) Frey B　　(3) Nayrac PLA
　　　(4) Clerc P　　(5) Claude H　　(6) Nodet C-H　　(7) Ey H
　7. 今日におけるパラフレニーの把握——まとめにかえて——　33

40歳以降に初発する幻覚妄想状態の臨床的研究
　　　　——特に予後の見地から——　……………………………………41
　1. 対象と方法　41
　　　(1) 対象の選択　　(2) 研究方法
　2. 長期予後の判定基準　42
　3. 結　果　43
　　　(1) 年齢，性別と予後　　(2) 遺伝的体質的要因（表1）
　　　(3) 発症前の要因（表2）　(4) 発症時の要因（表3）
　　　(5) 臨床病像（表4）　(6) 経過中の要因（表5）
　　　(7) 小　括　(8) 消失群の症例　(9) 残存群の症例
　4. 考　察　57
　　　(1) 本症の臨床像　　(2) 本症の転帰
　　　(3) 予後に関連する要因
　　　　　——1) 幻覚　2) 一級症状　3) 病識　4) 感情障害　5) 再発——
　　　(4) 診断の問題
　5. 総　括　70

40歳以降に初発する幻覚妄想状態
　　　　——特に性差，発症年齢と予後との関連について——　…………75
　はじめに　75
　1. 方法と結果　76
　　　(1) 症例の選択　　(2) 本症の位置づけ
　　　(3) 予後に関する因子　　(4) 小　括
　2. 考　按　80
　　　(1) 本症の頻度と男女比　　(2) 性差，発症年齢と予後
　　　(3) 消失群と残存群

 3. 総　括　88

ルサンチマンと妄想形成 91
 はじめに　91
 1. 感情と価値の階層的序列　91
 2. ルサンチマンと価値の転倒　93
 3. ルサンチマンと妄想　94
 まとめ　97

Intermezzo（間奏曲エッセイ）1 99
 ド・スタールの鷗　100
 サンタンヌ病院の図書室　102
 最後の一日　105
 嘘と妄想　108

II. 幻　覚

フランスの幻覚研究の流れ 110
 1. 19世紀における幻覚問題の誕生　110
  (1) 幻覚の定義　(2) 仮性幻覚の概念　(3) 薬物中毒の幻覚
  (4) 精神病の幻覚
 2. 20世紀初頭における幻覚問題の展開　116
  (1) サルペトリエール学派の幻覚論　(2) 脳疾患，中毒と幻覚
  (3) 統合失調症，慢性妄想の幻覚
 3. 二大戦間の幻覚研究　120
  (1) 脳疾患と幻覚　(2) 仮性幻覚の発展と精神自動症
  (3) 統合失調症，慢性妄想の幻覚
 4. 戦後の幻覚研究　124
  (1) 幻覚の外在性　(2) 層理論と幻覚
  (3) 器質力動説の幻覚

まとめ　127

統合失調症の仮性幻覚 ……………………………………………………129
　はじめに　129
　1. 概念の形成　129
　　（1）フランス語圏　　（2）ドイツ語圏　　（3）英語圏
　2. フランスにおけるその後の展開　132
　　（1）精神運動幻覚と空想表象　　（2）影響症候群
　　（3）自動症と統合失調症の仮性幻覚
　まとめ　137

一級症状の幻聴に関する一考察 ……………………………………………139
　はじめに　139
　1. 症例提示　139
　2. 考　察　144
　　（1）Schneider K の一級症状
　　（2）症候学から見た3形式の言語幻聴
　　　　――1）考想化声　2）行為を批評する声の幻聴　3）話しかけと応答
　　　　の形をとる声の幻聴――
　　（3）統合失調症症状としての一級症状
　まとめ　149

自責・加害的な強迫症状
　――統合失調症性強迫への一寄与 ………………………………………151
　1. 症例提示　151
　2. 考　察　155
　　（1）症候学的な特徴
　　　　――1）人格変化　2）仮性幻覚　3）自我漏洩症状――
　　（2）強迫の形成　　（3）症状の進展と疾患の位置づけについて
　　（4）統合失調症の強迫症状

考想化声 163
  1. ドイツ語圏における概念の成立と展開　163
    （1）Kraepelin E の 3 版　　（2）Cramer A　　（3）Meynert T
    （4）Klinke　　（5）Wernicke C　　（6）Kraepelin E の 5 版, 8 版
    （7）Bleuler E　　（8）Schröder P
  2. フランス語圏における概念の成立と展開　166
    （1）Esquirol JED, Baillarger J　　（2）Falret père & fils
    （3）Magnan V　　（4）Séglas J　　（5）Ballet G
    （6）Gatian de Clérambault G　　（7）Lévi-Valensi J
    （8）Guiraud P　　（9）Janet P　　（10）Durand C
  3. 考想化声の症候学　171
    （1）思考の自動症と反復　　（2）思考の音声化, 感覚性の付与
    （3）思考の漏洩, 運動性の付与　　（4）他者性の出現
  4. 考想化声の周辺　173
    （1）読書反響 écho de la lecture　　（2）考想可視 Gedankensichtbarwerden
  5. 考想化声における感覚性と運動性――まとめにかえて――　175

Intermezzo（間奏曲エッセイ）2 179
  ピエール・ジャネの復活――『症例マドレーヌ』に寄せて――　180
    はじめに　1. 人と生涯　2. 初期の思想と仕事　3. 体系化と総合論
    4. 症例マドレーヌと後期思想　5. ジャネとフロイト　おわりに
  ジャネとフロイト　189
  編集後記　193

III. 人間学

精神医学史から見た人間学 196

MAO 阻害薬（Safrazine）による Optico-neuropathy の一例 ... 199

 はじめに　199
 1．症例報告　199
 2．考　按　202

無力妄想 …………………………………………………… 209
 はじめに　209
 1．歴史的な展望　209
  （1）ドイツ語圏　　（2）フランス語圏　　（3）わが国
 2．症例呈示　213
 3．症候学　214
 4．経過と転帰　215
 5．病像の形成　216
 6．治　療　219
 7．無力妄想の意義と疾患分類上の位置づけ　220

退行期うつ病とメランコリー問題 …………………………… 224
 はじめに　224
 1．Kraepelin E の教科書におけるメランコリー記載　224
 2．退行期メランコリーへの注目と独立性の提唱　226
 3．退行期メランコリーの存在否定と関心の低下　228
 4．メランコリーの復活と今日的な意義　229
 まとめ　231

精神病症状の層的評価──人間学的精神病理学の立場から ……… 234
 はじめに　234
 1．ジャクソン学説と新ジャクソン学説　235
 2．霊性と人間学　236
 3．霊的精神力動論と精神病症状の層的評価　238
  （1）異常人格期
   ──1）急性相　2）慢性相──

(2) 神経症期
　　　　──1) 急性相　2) 慢性相──
　　(3) 精神病期
　　　　──1) 急性相　2) 慢性相──
　　(4) 認知症化期
　　　　──1) 急性相　2) 慢性相──
　まとめ　248

祈　り ……………………………………………………………251
　はじめに　251
　1. 人間と宗教性　251
　2. 祈りとレジリアンス　253
　おわりに　254

Intermezzo（間奏曲エッセイ）3 …………………………257
　モラリストの系譜──保崎教授還暦に寄せて──　258
　浅井教授と精神病理学会──浅井教授のご退職に寄せて──　259
　鹿島教授の還暦に寄せて　261
　北方の光──木田元先生の思い出──　263

　初出一覧 ……………………………………………………266

　解　説 ………………………………………古茶大樹　268

●装幀　中村　淳（Red Corpolation）

I 妄　　想

パラフレニーとフランスの慢性妄想病群

はじめに

パラフレニーは，Kraepelin が第 8 版の教科書[12]に記載した語であるが，今日の臨床では稀にしか用いられない。語源的には，ギリシャ語のパラ παρά（かたわらの，本質をはずれた，という意味を表わす接頭語）とフレン φρήν（横隔膜の語源で，心を表わす）をつなぎ合わせた合成語で，「精神が本来の機能をはずれた状態」を示す一方，語意，語感的には Paranoia と Schizophrenie の両方の特徴を合わせもつ中間的概念でもある。したがって，パラフレニーを研究することは，現在まで議論の多い統合失調症の妄想型とパラノイアの範囲，境界づけの問題に，何らかの手掛りを与えてくれるかもしれない。本論文は，パラフレニーを軸に，この概念が生み出された背景とその後の変遷をたどりながら，あわせて，当時のヨーロッパ精神医学を支配していた二大潮流，ドイツとフランスの妄想研究の歴史的なかかわり合いを，素描することを目的に書かれたものである。

1. 19世紀のドイツ

(1) Griesinger W

ドイツの近代精神医学を築いた一人で，「精神病は脳病である」という発言により，器質論者の代表とされているが，実際は優れた臨床家で，単純な身体至上主義者ではなかったらしい。師の Zeller の単一精神病 Einheitspsychose の考え方をつぎ，経過を重視して，精神異常状態を原発性と続発性に分けた。

　a. 原発性：局在病変がはっきりせず，感情障害を本質的要素とするもので，これをさらにメランコリー Melancholie と躁暴 Tobsucht に分けている。

b．続発性：情動がおさまり，病変が固定したもので，ここに偏執狂 Verrücktheit，激越性の錯乱 Verwirrtheit，痴呆 Blödsinn などが含まれている。

Griesinger は，精神医学の近代的な教科書をはじめて書いた人としても知られている。それ以前は，対象のかたよった論文集であったり，文学的色彩の濃いものであったのに対し，彼の教科書（初版 1845 年）は，総論，症候学，原因，臨床型，病理所見，予後，治療に分けて記載されたゆきとどいたものである。1865 年に第 2 版が仏訳されたが [37]，フランスにも好評で迎えられ，のちの Falret 父子，Lasègue，Magnan と続く慢性妄想病の成立に大きな影響を与えた。

（2）Kahlbaum KL

1874 年に緊張病 Katatonie のモノグラフ [48] を書いたことで知られている。彼は進行麻痺をモデルにして，疾患の時間的な展開，疾患形態 Krankheitsformen に注目することで，真の臨床単位を確立しようとした。その分類は独特な新しい用語に富んだもので，単一精神病の経過をとる Vesania，部分的精神障害で持続性の Vecordia，身体疾患にもとづく Dysphrenia などが区別されている [47]。彼は Vecordia のなかで障害が主として知能（思考）面に限定されるものに対し，Heinroth の用いた Paranoia の名称を与えた。ここに，感情障害に続発するのでない，原発性の妄想病の存在がはじめて記載されたことになる。

また Paraphrenia という記載も見られるが，これは思春期あるいは老年期に，急速に認知症におちいる疾患を示しており，のちの Kraepelin の用法とはまったく異なっている。このうち思春期の型 Paraphrenia hebetica を，1871 年に弟子の Hecker が破瓜病 Hebephrenie として独立させ [44]，これに対して Kahlbaum 自身は 1890 年，荒廃に至らない類破瓜病 Heboidophrenie を提唱するのである [49]。

（3）Snell L

単一精神病の考え方に反対し，1865 年，eigentlicher Wahnsinn の名のもとに原発性妄想状態を記載した [80]。その特徴は，被害妄想が前景に立ち，慢性の経過をとり，容易に認知症に至らない，とされている。

こうした流れをうけて，Griesinger は 1867 年，ベルリン大学精神科開設講

演で，これまでの見解を変え，原発性Verrücktheitの存在を承認する。すなわち，Verrücktheitには，感情障害が先行し早く認知症に至る続発性のものと，先行する感情障害がなく，慢性で認知症になりにくい原発性のものの二つが並ぶことになった。

(4) Sander W

1868年，生来性偏執狂originäre Verrücktheitを記載した[72]。これは原発性偏執狂の特殊型で，小児期から情動障害，人間嫌い，自己中心的，不信感など何らかの性格異常が見られ，あるものは思春期に妄想症状を呈したのち，急速に認知症に陥る。あるものは，次第に性格のかたよりが肥大し，被害妄想と誇大妄想を生じるが，寛解をくりかえして認知症にはなりにくいとされている。

(5) Westphal KOF

このようにさまざまに記載された偏執狂をまとめ，再編成したのが，Westphalである。彼は1876年の学会報告で，偏執狂の急性型をはじめて提唱し，これに対立させる形で従来の慢性偏執狂を置いた[83]。この急性Verrücktheitは，幻覚・妄想が意識のくもりのなかに急性に出現するもので，のちのアメンチアAmentia (Meynert, 1890) や，原発性精神錯乱confusion mentale primitive (Chaslin, 1895) などにつながってゆく概念であるが，この急性型を含めたことで，後世にVerrücktheitの拡大と混乱を招いたとの批判も多い[9]。一方，慢性VerrücktheitにはSanderの早発性である生来性偏執狂と，遅発型ともいうべきSnellの記載になるものが含まれている。これらはいずれも感情障害によらない原発性であり，続発性Verrücktheitの考え方は次第に後退しつつあったらしい。

(6) Illenau学派

Illenau学派と呼ばれるのは，Badenの巨大精神病院を根拠地として活躍したグループで，Schüle, Krafft-Ebingらがこれに連なる。この学派の特徴は，Morelの変質理論の影響を強く受けていることと，二分法的な疾病分類にあるとされている。当時広く読まれ，版を重ねたKrafft-Ebingの教科書を例にとると，精神疾患はまず，解剖学的脳病変を有する器質性精神病organische

Psychose と，これを有しない機能精神病 funktionelle Psychose に二分され，後者はさらに，健康な脳に生じた精神神経症 Psychoneurose と，素因のある脳に生じた精神変質 psychische Entartung に二分される[53]。急性 Verrücktheit はワーンジン Wahnsinn と呼ばれて Psychoneurose 群に入れられ，一方，慢性 Verrücktheit に対して Krafft-Ebing は Kahlbaum にちなんでパラノイア Paranoia と名づけ，これを精神変質群に含めた。すなわち彼によれば，両者の間に移行はなく，本質的に異なるものとして位置づけられたことになる。

(7) Kraepelin E

こうした状況のなかに登場する Kraepelin は，現在に至るまで，世界の精神医学に大きな影響を及ぼしたが，その最大の功績のひとつは，パラノイアの定義づけと縮小にあったと言われる。このパラノイアを狭めてゆく過程に付随して，早発痴呆と躁うつ病が分離されたとする内沼の見解があるが[82]，確かに，体系妄想病は早発痴呆よりはるかに早く，歴史のなかにその輪郭を現わしていたように見える。

　a. 第1版 (1883)：400 ページに満たないこの「小著」の分類は，主として，抑うつ状態 Depressionszustände，興奮状態 Aufregungszustände，精神的薄弱状態 psychische Schwächezustände など状態像によるもので，そのなかに原発性偏執狂 primäre Verrücktheit の語が見られる。

　b. 第2版 (1887)：Krafft-Ebing の分類が基礎になっているとされており，Verrücktheit の primäre という語がとれ，一方，一過性で予後のよい幻覚妄想状態を指すらしい Wahnsinn が現れる。

　c. 第3版(1889)：分類のおおまかな枠組は，第2版を踏襲している Verrücktheit の項は，

　　—抑うつ型　depressive Formen
　　—誇大型　expansive Formen

に二分される。抑うつ型は，幻覚性迫害妄想 halluzinatorischer Verfolgungswahn（憑依妄想 Besessenheitswahn，物理的 physikalisch なものなど），非幻覚性で解釈性の結合性迫害妄想 kombinatorischer Verfolgungwahn（嫉妬妄想 Eifersuchtswahn，性的 sexuelle なものなど），心気性偏執狂 hypochondrische Verrücktheit，好訴妄想 Querulantenwahn から成っている。誇大型には幻覚性誇大妄想 halluzinatorischer Größenwahn，結合性誇大妄想 kombinatorischer Größenwahn（宗教性偏執狂 religiöse

Verrücktheit, 色情性偏執狂 erotische Verrücktheit), 生来性偏執狂 originäre Verrücktheit が含まれている。

d. 第4版 (1893)：周知のように，この版ではじめて早発痴呆 Dementia praecox の名が現われ，ここに破瓜病 Hebephrenie を入れている。その分類は，

VII. Verrücktheit (Paranoia)

VIII. 精神的変質過程 psychische Entartungsprozeß

    A. 早発痴呆 Dementia praecox

    B. 緊張病 Katatonien

    C. 妄想痴呆 Dementia paranoides

となっている。

e. 第5版 (1896)：全体が後天性（獲得性）と病的素質 krankhafter Veranlagung による先天性に大きく二分され，早発痴呆は緊張病，妄想痴呆とともに，自家中毒を想定した後天性の認知症化過程 Verblödungsprozeß にまとめられた。一方，先天性の体質性精神障害 konstitutionelle Geistesstörungen のなかに分類された Verrücktheit (Paranoia) は，「分別が完全に保たれながら，持続的で揺ぎない妄想体系が，きわめてゆっくりと形成されてゆくもの」に狭く限定され，

  ―結合型 kombinatorische Formen

  ―空想（幻想）型 phantastische Formen

の2病型が区別された。前者は結合性（解釈性）に生じる迫害妄想，誇大妄想，色情性偏執狂，生来性偏執狂，好訴妄想などを含み，後者にはすべての幻覚性病型（迫害妄想，誇大妄想，憑依妄想，物理的なもの，性的なもの）が入れられ，特に Magnan の提唱した体系・進行的な経過をとる慢性妄想病はこの病型にほぼ一致すると述べられている。

f. 第6版 (1899)：早発痴呆 Dementia praecox と躁うつ病 manisch-depressives Irresein が独立した形をとって並び，それぞれの輪郭がだいたいかたまったのがこの版と言われている。ここに至って Kraepelin は Verrücktheit (Paranoia) から空想（幻想）型をはずし，妄想痴呆と並ぶ第2の妄想型として，これを早発痴呆に含めた。すなわち，

  V. 早発痴呆

    破瓜型 hebephrenische Formen

    緊張型 katatonische Formen

    妄想型 paranoide Formen

―妄想痴呆 Dementia paranoides
　　　―空想（幻想）性偏執狂 phantastische Verrücktheit
となっている。したがってパラノイアは，5版で結合型と名づけられた非幻覚性の病型のみに狭められ，その特有な形として好訴妄想の存在が強調されることになった。

　一方，早発痴呆は拡大し，空想（幻想）性偏執狂が加わったことにより，初期の幻覚と末期の荒廃とは，ともに一連の認知症化へ向う病的過程を反映するものとして結びつくことになった。同時代のフランス学派が，Kraepelin を認めながら批判を向けた焦点の一つが，この空想（幻想）性偏執狂の位置づけと，その結果生じた早発痴呆の拡大にある。

　g．第7版（1904）：大半は6版を受けついでおり，変更は細部にとどまっている。早発痴呆の下位群に，新しく単純痴呆 Dementia simplex が加わっているが，パラノイア領域で大きな改変はない。

2．19世紀のフランス

(1) Pinel P

　1793年にパリの Bicêtre 病院で，精神病患者を鎖から解放したことにより，広く知られている。この歴史的快挙に対して，今日，Foucault らの批判もあるが，中井のように，Pinel が接触した生気論，ユグノー，啓蒙思想などの延長上に，これをとらえることも可能であろう[66]。Pinel の方法は，患者の詳細な観察のみにもとづき，思弁的な説明を排した正しく「臨床」の名に値するもので，以後フランスに現在まで続く臨床重視の傾向に先鞭をつけたと言われる。

　彼の疾患分類は，植物分類を模した症状的なもので，精神病（心神狂）をマニー manie，メランコリー mélancolie，痴呆 démence，白痴 idiotisme の4種に分けている[71]。マニーとは悟性 entendement の諸機能（知覚，記憶，判断，想像など）が障害された全般精神病 délire général を指し，メランコリーは一つないしは一連の対象に限定された部分精神病 délire partiel を意味している。Pinel はマニーのなかに，定義上は矛盾するかに見える，興奮が強いにもかかわらず悟性は正常に保たれる特殊な病型，デリールを欠くマニー manie sans délire あるいは理性ある狂気 folie raisonnante を記載した．また，痴呆とは思考能力や対象の認知能力が廃絶した状態を指し，白痴は心的衰退 affaiblissement mental がより重く，精神活動の多少とも完全な停止の状態にあてられ，これに先天性のものと後天性のものが区別されている．

(2) Esquirol JED

Pinel の弟子で，師の分類の枠組を維持しながら，メランコリーをリペマニー lypémanie とモノマニー monomanie に分けた[26]．前者は悲哀と抑うつを伴う部分精神病，後者は誇大的で高揚した熱情を示す部分精神病を指しており，モノマニーはさらに，その障害されている精神機能に応じて，知的モノマニー monomanie intellectuelle, 感情的モノマニー monomanie affective, 本能的モノマニー monomanie instinctive が区別されるとともに，Pinel のデリールを欠くマニーもここに含められている．

Esquirol はまた，痴呆 démence, 白痴 idiotie を分類に組み入れているが，後者には Pinel の白痴 idiotisme のうち先天性のもののみを入れ，後天性のものは急性痴呆 démence aiguë の名で痴呆のなかへ含めた．

(3) Falret J-P

Falret 父子（父 Jean-Pierre 1794-1870，子 Jule 1824-1902）は，ともにパリの Salpêtrière 病院を主な活躍の場にしていた．時代も近く，主張も似ているので両者はしばしば混同される．

Falret 父は，さまざまな研究方法を経由したのち，晩年には，精神症状を既製の理論で分割することなく，全体として把握しようとする臨床重視の立場に到達した[32]．そして何よりも病気の経過に注目して，狂気 folie（慢性デリール）に，

ⅰ）形成期あるいは潜伏期 période d'élaboration ou d'incubation
ⅱ）体系期 période de systématisation
ⅲ）最終期あるいは慢性期 période ultime ou de chronicité

の 3 段階を区別した．またモノマニー学説を，不完全な観察と誤った心理学理論にもとづくものとしてしりぞけ，Pinel, Esquirol の古典的分類を批判している[31]．このような考え方の背景には，Griesinger の影響に加えて，Pinel 以来半世紀を経た当時のフランスに，臨床観察の充分な蓄積と成熟があったこ

とを感じさせるものである。

(4) Lasègue C

Esquirolの細分化されすぎたモノマニーを批判し，1852年に部分精神病の1型として被害妄想病 délire de persécutions を発表した[54]。この妄想病は被害妄想を主徴とするが，35〜50歳に発症し，圧倒的に女性が多く，初期のいわば「疑問期 période de doute」から，次の「確信期 période de certitude」へと段階的に進展する[7]。

すなわち，この記載は妄想主題の共通性より，むしろ Bayle の進行麻痺をモデルに見て，経過の一貫した発展性に重点がおかれており，Falret 父の考え方に近い。こうして被害妄想病は，のちの Magnan の体系・進行的経過をとる慢性妄想病の一つの萌芽となるものであった。

(5) Morel BA

Falret父の弟子で，精神疾患を原因によって分類しようと試み，「変質 dégénérescence」の概念を提唱した[65]。変質とは，完璧な原型から創造された正常な人間からの病的な偏りを示すもので，遺伝的に伝えられ，滅亡にまで進行するとされている。神学校出身で，Claude Bernard とも親交のあった Morel の立場は，自然科学的であると同時に，宗教的，進化論的，社会的側面を合わせもつ独特なもので，ここに世紀末ペシミズムの影を見る見解もある[81]。変質理論は，フランスでは Magnan 一派によって発展をとげるが，一方，ドイツの Griesinger や Illenau 学派，さらにイタリアの犯罪学や，イギリスの Maudsley にも広範な影響を及ぼした。

Morel は 1851 年頃，「早発痴呆 démence précoce」の語をはじめて用いたことでも知られている[2]。これは変質性精神病患者がおちいる終末像の一つを表したもので，Kraepelin のように疾患単位的な意味はもっていないが，Morel は病像と転帰の一貫性をある程度まで考えていたともいわれる[81]。

(6) Magnan V

1880年代のはじめ頃から，Falret父，Lasègue らの考えをまとめ，一方で Morel の変質理論を加味して，独自の体系をつくり上げた。その分類は，精神疾患を素質 prédisposition の有無で二分し，素質のあるものは，さらに変質を

伴うか否かで二分される次のような形をとっている[59]。
　A．遺伝素質のあるものにおきる精神病
　　1．変質のないもの（単純，要素精神病 psychoses simples, élémentaires）
　　　a）マニー manie，メランコリー mélancolie
　　　b）体系・進行的経過をとる慢性妄想病 délire chronique à évolution systématique et progressive
　　　c）間欠狂気 folies intermittentes
　　2．変質を伴うもの（変質状態 états dégénératifs）
　　　a）定常，基本的精神状態（白痴 idiots，痴愚 imbéciles，軽愚 débiles，不均衡者 déséquilibres）
　　　b）挿話症候群 syndromes épisodiques（疑惑狂 folie du doute，不潔恐怖など）
　　　c）理性あるマニー manie raisonnante，加害的被害者 persécutés-persécuteurs（好訴妄想 délire des processifs）
　　　d）妄想状態 états délirants
　　　　ⅰ）突発妄想（病）délires d'emblée
　　　　ⅱ）変質者の体系妄想（病）délires systématisés des dégénérés
　B．正常者におきる偶発精神病 aliénations accidentelles
　　1．神経症性デリール délires nevrosiques（てんかん，ヒステリー）
　　2．器質認知症 démences organiques（進行麻痺，脳動脈硬化，脳梗塞，脳腫瘍など）
　　3．中毒狂気 folies toxiques（アルコール，コカイン，急性デリール délire aigu，自家中毒など）
Magnan によれば，変質のない人に生じる妄想状態は進行性で，
　ⅰ）潜伏期 période d'incubation
　ⅱ）被害期 période de persécution
　ⅲ）誇大観念期 période d'idée ambitieuse
　ⅳ）認知症期 période de démence
の4病期を規則的に経過する慢性妄想病となる。これが体系・進行的経過をとる慢性妄想病であり[61]，のちに短く「Magnanの慢性妄想病」と呼ばれるものである。
　これに対して，妄想状態が変質のある人に生じると，その影響をうけて規

則性を失い，多くは急性に発症し，多形性で出現順序が入れちがい，体系化せず，変化しやすく，突然に治癒することがある。これがフランス独特のもう一つの概念，急性錯乱（状態）bouffée délirante になってゆく。また体系妄想も，変質者の場合は単一，固定的で，発展傾向が見られないという。いずれにしても，変質の有無で妄想状態はまったく異なる形をとり，両者に移行はないというのが Magnan の主張であった [46) 59)]。

これまで見てきたように，妄想精神病に関して，19世紀のヨーロッパ精神医学を支配していたのは，ドイツとフランスのふたつの二分法 dichotomie と見なすことができるであろう。すなわち，ドイツにあっては Kraepelin の，
　―早発痴呆か，さもなければ
　―パラノイア
という区分であり，フランスにおいては Magnan の，
　―体系・進行的経過をとる慢性妄想病か，あるいは
　―変質者の妄想病
という区分である。そしてこの分類の生硬さが批判を招き，20世紀初頭の両国の精神医学は，それぞれの立場から，この間隙を埋めるべき第3の概念を提出しようと試みる。その試みが，フランスでは一連の慢性妄想病群を成立せしめ，一方，ドイツでこれに相当するものこそ，Kraepelin のパラフレニーであった。

3. フランスの慢性妄想病群の成立

(1) Falret J

Falret 子は，父の仕事を受けつぎ，それを世間に広めることに力を尽くした。1878年に Lasègue の被害妄想病を取り上げ，これが，
　ⅰ）妄想解釈 interprétations délirantes 期
　ⅱ）幻覚期 phase hallucinatoire
　ⅲ）妄想の体系期 période de systématisation du délire
　ⅳ）誇大妄想 délire des grandeurs 期あるいは誇大妄想を伴う常同期
の4病期を経過すると述べ，Magnan の慢性妄想病における認知症期の存在を批判した[33)]。

また，被害妄想患者が加害者に転じることがあり，この病型を理性型の被害妄想病 délire de persécution à forme raisonnante として本来の被害妄想病に対比させる形で取り上げた。これがのちに，Magnan の加害的被害者 persécuté-persécuteur，さらに Sérieux と Capgras により復権妄想病 délire de revendication と呼ばれてまとめられる概念となる。

(2) Salpêtrière 学派

Salpêtrière 学派とは，19世紀末から20世紀初頭に，パリの Salpêtrière 病院に籍をおいて活躍した精神科医グループで，Charcot の弟子であった Ballet, Cotard をはじめ，多少ともその影響を受けた Séglas, Chaslin, Arnauld ら，それに Falret 子もこれに含まれる。彼らの学風は，

―Magnan の業績を評価してはいるが，立場は微妙に異なり，特にその分類と変質理論に対する批判をもつこと，

―ドイツの仕事，特に Kraepelin への関心，

の2点に要約できる。

Kraepelin がフランスに紹介されたのは1887年頃からとされているが，早発痴呆概念のまとまった形での導入は，1899年 Christian によるものが最初である[20]。ここでは第4版にもとづいて，破瓜病の周辺が述べられており，破瓜病 hébéphrenie，白痴 idiotisme，早発痴呆 démence précoce，若年痴呆 démence juvénile が同義語として扱われている。

1900年，Séglas は Kraepelin の第6版をとり上げ，後者が空想（幻想）性偏執狂に一致するとした Magnan の慢性妄想病は，経過が長いこと，体系化が強いこと，末期の認知症が必発でないことなどの点から妄想痴呆と同列に置くことは妥当でないとして，これを早発痴呆に一括した第6版の分類を批判した[76]。この論文に始まる20世紀初頭の10年間は，フランス精神医学史上でも，一つの重要な時期とされている。すなわち，今日に残る慢性妄想病群の大部分が記載され，古典的精神医学が完成を見たのがこの時期に相当する。

1900年，Sérieux は同じく Kraepelin の第6版の分類を紹介し[17]，1902年には早発痴呆に関するモノグラフを著した[78]。彼は Kraepelin の空想（幻想）性偏執狂，すなわち幻覚性体系妄想病は，遅くなると多少とも知的衰退 affaiblissement intellectuel に陥るのがふつうであるが，臨床像と経過から妄想痴呆とは異なっており，これを含めることで早発痴呆の範囲を拡大しすぎない

ほうが望ましいと述べ，Séglasの考え方に同調した。またSérieuxは，Kraepelinがこの版で狭めたパラノイア，すなわち第5版の結合型に相当する非幻覚性の病型に，妄想解釈を基盤とする精神病 psychose à base d'interprétations délirantes という名を与えた。これがのちに，解釈妄想病 délire d'interprétation へと発展するのである。

1903年，DenyはRoyと共著で早発痴呆のモノグラフを書き[24]，1911年出版の概論ではLhermitteとともに早発痴呆の項を分担執筆したが[62]，彼は空想（幻想）性偏執狂と妄想痴呆との間に一線を画することはできないとして，Kraepelinの分類を支持した。同様の考え方は，Pascal[69]，Rogues de Fursac[72] らも抱いており，早発痴呆概念に対するフランスの立場にも，はじめはかなり意見の幅があったらしい。

しかしフランスの大勢は，しだいに，早発痴呆を受け入れながらその妄想型を狭くとる，Séglasに代表される方向にまとまってゆき，残りの部分に，独特な一群の慢性妄想病を展開させる。

(3) 解釈妄想病 délire d'interprétation （Sérieux, Capgras 1909）

慢性体系精神病の一つで，その特徴は，
 i) 多様な妄想解釈を形成し，
 ii) 幻覚を欠くか，あったとしても重要でなく，
 iii) 明晰性と精神活動性が保たれ，
 iv) 解釈が進行拡散性に発展してゆき，
 v) 不治ではあるが，認知症には至らない，
とされている[79]。

病因として，妄想を生じやすい特有な病的体質（パラノイア体質 constitution paranoïaque）の存在が想定されており，この肥大が事実をゆがめ，誤った解釈を積み重ねて妄想を発生させるという。すなわち妄想病を，
—素地となる特殊な体質と，
—「解釈」という妄想形成メカニズム，
の2点から把握しようとする試みで，Magnanの変質理論から離れてきている。

SérieuxとCapgrasは，解釈妄想病との鑑別に重要な一つとして，ドイツの好訴妄想，フランスの加害的被害者に相当する**復権妄想病 délire de revendication** をあげている。

その相違は，
 ⅰ）解釈が少なく，
 ⅱ）執拗な固定観念にとらわれ，
 ⅲ）慢性の躁的興奮状態にあり，
 ⅳ）乱暴な反応や行動に出ることが多く，
 ⅴ）発作と寛解を繰り返す，
などの点にあるという。しかし，両者は同一の病因，パラノイア体質の上に生じるので，互いに移行があると述べられている。

解釈妄想病には，いくつかの臨床型が区別されているが，その一つに虚言妄想 délire de fabulation と呼ばれる病型が記載されている。これは，解釈に空想的な物語が豊富につけ加わり，多くは血統妄想の形をとるもので，Dupré らがこの型を，次に示す空想（想像）妄想病の名で独立させることになる。

（4）空想（想像）妄想病 délire d'imagination （Dupré, Logre 1910）

これを独立に扱った Dupré らの主張は，
―妄想形成メカニズムの一つとして，「空想」を取り上げ，
―それが，ミトマニー mythomanie という新しい病的体質の上に展開する，
という 2 点に集約される[25]。

ミトマニーは，真実を加工し，見せかけて虚言するという，要するに嘘をつきやすい体質のことで，子どもには普通に見られるが，大人になっても続くものが病的である。この体質を基盤にして，外的事実の解釈ではなく，内界の創造的空想 imagination créatrice によって妄想が形成されるものを指している。主題は多くが誇大妄想（発明，血統など）で，体系化は少なく，慢性の経過をとり，認知症にはならないが，妄想が一つに整理統合されてゆくのでなく，物語や記憶錯誤の要素が次々に加わって，際限なく発展する形をとるとされている。

（5）慢性幻覚精神病 psychose hallucinatoire chronique （Ballet 1911）

先に見たように，Magnan の分類による妄想精神病は，四つの病期を順に経過する慢性妄想病と，変質者の妄想状態に峻別され，両者に移行はあり得ないとされていた。Ballet はこれを批判し，Magnan の慢性妄想病はきわめて稀で，図式通りには経過せず，また変質者との間に遺伝負因の重さに差が見ら

れないとして，二つの妄想病の間に明瞭な一線を画することは適切でないと述べた。

一方，Kraepelin に対しては，空想（幻想）性偏執狂のような体系化の強い幻覚精神病にあっては，認知症は生じるとしてもきわめて遅いので，これを病初期から認める早発痴呆とは同一視できず，本来異なる過程が，最後に共通の障害を呈することも考えられると述べ，第6版に代表される終末像を根拠にした分類をも批判した。

Ballet は精神疾患を，先天性の体質性精神病 psychoses constitutionnelles と，後天性の偶発性精神病 psychoses accidentelles に二分し，空想（幻想）性偏執狂を除いた早発痴呆を後者に入れている。一方，体系妄想病は体質性精神病のなかにまとめ，幻覚の有無によって，これを，

―解釈妄想病

―慢性幻覚精神病

の二つに再編成しようとした。慢性幻覚精神病には Magnan の慢性妄想病，変質者の妄想状態の一部，Kraepelin の空想（幻想）性偏執狂などが含まれ，その特徴は，

　ⅰ）病的体質（解釈妄想病と共通のパラノイア体質）の上に生じ，

　ⅱ）体感異常や不安ではじまり，

　ⅲ）幻覚（特に幻聴）と被害念慮が前景に立つが，誇大念慮は必発でなく，

　ⅳ）経過は多様で，Magnan の慢性妄想病のように四つの病期を規則的にたどることも，不規則になることもあるが，

　ⅴ）長期予後は必ず不良で，知的荒廃に至るか，症状が常同化する，

とされている。

4．パラフレニーの成立

(1) Kraepelin の第8版 (1909 ～ 1915)

6年の歳月をかけて出版された，4巻2000ページを越える大著で，刊行の遅れは，そのヴォリュームもさることながら，主として内因性精神病を扱った第3巻の分類改訂に，Kraepelin が苦心したためと言われている。問題となる領域の主な改訂点は，

―パラノイア概念の発展と，
―パラフレニーの新設，
にある．

Verrücktheit（Paranoia）からは，前の版まで主要な位置を占めていた好訴妄想が，妄想形成が特定の外的誘因に結びつくという理由から，心因性疾患 psychogene Erkrankungen へ移された．これについて Kraepelin は，好訴妄想とパラノイアの違いは絶対的なものではなく，移行型があるとも述べているが，結果として 8 版のパラノイアは，フランスの解釈妄想病に一致することになった．そして頻度は，入院患者の僅か 1% にも満たなくなったので，今日までその存在と範囲をめぐって，周知のように多くの議論がある．

早発痴呆は，「主として感情生活と意志の障害を伴い，精神的人格 psychische Persönlichkeit の内的連関の崩壊を共通の特徴とする一連の状態像よりなる」と記され，

Ⅸ．内因性認知症化 endogene Verblödungen
　A．早発痴呆 Dementia praecox
　B．パラフレニー Paraphrenie（paranoide Verblödungen）

として，新設されたパラフレニーと並ぶ形で，内因性認知症化のなかにまとめられた．

(2) パラフレニー概念の提唱

第 8 版刊行を終了する前，1912 年 6 月 29 日 Regensburg で開催されたバイエルン精神科医会議 Versammlung Bayerischer Irrenärzte の席上で，Kraepelin は初めてパラフレニー概念を公にした[52]．そのいきさつについては，次のように記されている[15]．

　　多くのパラノイド状態像 paranoides Zustandbild が，早発痴呆に含まれることに，まず異存はないとしても，その範囲をどの程度に限るべきかという問題については，なお著しい意見のくい違いが見られる．私自身，以前に認知症化傾向をとるパラノイド疾患の大部分を，条件つきにではあるが，早発痴呆の表現型として記載したし，Bleuler もこの見解を支持しているが，一方では別の多くの学者〔訳註：主にフランス学派を指す〕が，早発痴呆をこのように拡大することに反対している．この問題をもう一度詳細に検討したところ，私は次のような見解に達した．すなわち

実際には，統合失調症性の「パラノイド痴呆」schizophrene "paranoide Demenz" の境界を狭くして，一連の形をとるパラノイド認知症化 paranoide Verblödung を，一つの特殊な位置にまとめることが，少なくとも目下のところは，望ましいのではないかと思われる。その決め手となったのは，この病群にあっては，統合失調症性の疾患徴候 Krankheitserscheinung がまったく見られないか，進行麻痺，老年認知症，多くの梅毒性ないしアルコール性疾患など，早発痴呆には決して含まれない別の精神病に，時には見られることと比較しても，ずっと目立たないからであった。むしろ，ここで取り上げようとする病型においては，感情や意志の障害に先んじて，知的障害がきわめて強く前景に現れ，しかも人格の内的連関 innerer Zusammenhang der Persönlichkeit が同程度の疾患徴候を有する早発痴呆例と比べて，より遅く，より軽く侵されているように見える。なにしろ，個々の臨床型は，互いにかなり異なっているので，これらを一つにまとめることは，ある種の経験を教示しやすい形にするための，一つの暫定的な試み ein vorläufiger Versuch にすぎない，と見なしていただいてさしつかえない。私は学問的な意思疎通をはかるために，さしあたり「パラフレニー」という名称を選んだのであるが，このパラフレニーが，独立した症候群として維持されるのか，それもどの範囲においてなのか，さらに，とりわけ現時点でここに一括した諸々の臨床像が，どの程度まで互いに類似性を有しているのかについては，今後解明されねばならないであろう。

これを見ると，早発痴呆の範囲を拡大しようとする Bleuler と，これを狭めようとするフランス学派の間に立って，Kraepelin は双方に対する妥協案の形でパラフレニーを新設した，と解釈することも可能である。こうして提唱されたパラフレニーには，体系，誇大，作話，空想（幻想）の4型が区別されている。

(3) 体系パラフレニー Paraphrenia systematica

最も頻度が高く，パラフレニー全体の過半数を占める。男性にやや多く，30〜40歳で発症，きわめて緩徐に進行し，次の4病期を連続的に経過する。

　ⅰ) 不安期：全身倦怠，不信感，性格障害が生じ，漠然とした敵意，あてこすり，符号などを感じとる多彩な解釈の時期で数ヵ月から数年続く。

ⅱ）被害, 体系期：幻覚（幻聴, 幻嗅, 幻味, 体感幻覚など）が生じ, 被害妄想は比較的体系化する。
ⅲ）誇大期：遅く現れる誇大妄想で, 政治, 神秘, 宗教, 恋愛などの主題をとる。
ⅳ）終末期：十数年の経過後, 妄想は常同的な形に固定し, 幻覚も残ることがある。妄想の豊富さに比して, 現実への適応は良好で, 作業能力は保たれ, 意志や感情の著しい障害は見られない。

この終末期の特徴が, パラフレニーを独立させる根拠であり, Magnan の慢性妄想病のうち, 終末の認知症を欠くものに相当することになる。

パラフレニーの病因として, 特有な遺伝負因も外因も認められず, Magnan のいう変質の有無も重要でなく, 現時点では不明の, ある種の内因が想定されると, Kraepelin は述べている。

早発痴呆の妄想型とは, 基本的には人格解体の有無で鑑別されるが, 病初期には両者の区別はしばしば困難となる。しかし以下の要素が見られる場合には, パラフレニーがより疑わしいとされている。

―被害妄想が数年来存在するにもかかわらず, 明らかな幻覚がきわめて遅く現れる。
―情動反応が活発で激しい。
―独立した意志障害を欠く。
―妄想が進展しても, 行動面で分別と秩序が保たれる。

同じく鑑別を要するパラノイアでは, 病気のはじまりを定めることが難しいが, パラフレニーでは, かなり正確に病歴をたどることができ, また, パラノイアでは自己抑制が可能で慎重な行動をとるが, パラフレニーは激しい反応を起こしやすい。パラノイアは数十年にわたって同一の病像をとり得るが, パラフレニーは緩徐であっても進行性の経過をとり, 妄想はしだいに奇異で荒唐無稽になってゆく点で異なるという。

（4）誇大パラフレニー Paraphrenia expansiva

多くは 30 ～ 50 歳に発症し, ほとんどが女性に限られる。ふつうは緩徐性, 時には亜急性に発症し, 豊富な誇大妄想が, 軽い興奮を伴って進展する病像に特徴がある。妄想主題はあらゆる形をとり得るが, 恋愛主題が最も多く, 次いで宗教主題である。被害妄想も混在するが, 病像の前景に立つことはな

い。幻覚はかなり早期から現れ，夢に近いような幻視の形をとることが多いという。気分は朗らかで抑制がとれ，多弁だが易刺激性で，激しい興奮を呈することもある。

Kraepelin は，この病型を長い間，慢性の躁病と考えてきたが，
 ⅰ）長期間，基本的な変化を示さずに持続すること，
 ⅱ）妄想が続き，やがて心的衰退状態が生じてくること，
 ⅲ）興奮がしばしば軽く，これを欠く例のあること，
 ⅳ）頻度が女性に偏りすぎること，
などの点を考慮して，躁うつ病から除外するに至ったと述べている。

(5) 作話パラフレニー Paraphrenia confabulans

ごく少数で，Kraepelin 自身，生涯に 10 例くらいしか観察していないという。患者は 20〜30 歳に発病し，男女比は等しい。被害妄想と誇大妄想が生じるが，大きな役割を果たすのは追想改変 Erinnerungsfälschung で，これから生じる作話を基礎に，豊富な空想，想像性の妄想が形成される点に，この病型の特徴がある。被害妄想があるのに，気分は一般に陽気で高揚しており，ほかのパラフレニーと異なって，幻覚はまず生じないとされている。

経過は，新しい要素をつけ加えて進行性だが，追想改変の豊富な期間は比較的短い。数年後には，妄想が色あせてしまうことも，ますます強くなることもあるという。

鑑別を要するものとして，躁病，早発痴呆があり，特に生来性偏執狂と呼ばれてきたものとは，追想錯誤の目立つ点に共通性が見られるが，作話パラフレニーでは，身体影響感と意志障害を欠く点に違いがある。すなわち，生来性偏執狂のうち，急速に認知症に陥るものは早発痴呆に属し，そうでないものは作話パラフレニーの形をとるという。

(6) 空想（幻想）パラフレニー Paraphrenia phantastica

やはり少数で，男性に比較的多く，半数近くが 30〜40 歳に発症する。この病型の特徴は，完全に荒唐無稽，滅裂で，しかも変化しやすい妄想が豊富に産生されることにある。幻覚は活発かつ多彩で，幻聴，体感幻覚が多く，身体の影響感や変容感を伴うこともある。妄想主題は，被害的にも誇大的にもなり得るが，いずれも規模が大きく，過去と現在とが混じり合う，空想・

幻想性の強い内容をとる。言語の障害がしばしば見られることは，この病型の特徴の一つであり，言語新作，言葉遊び，難解な表現などが生じる。

経過は進行性で，患者の話は時とともに滅裂化し，奇妙な言い回しが目立ってくる。このような認知症化に至る早さは，ばらつきが大きく，数十年を要することも，4，5年で急速に進行する例もあるという。

Lemperière は，空想（幻想）パラフレニーを臨床的に，
 i ）影響主題ないし個人的攻撃性をもつもの，
 ii）いわゆる Cotard 症候群を呈するもの，
 iii）宇宙的主題をもつもの，
の3型に区分している[55]。

Kraepelin は，この病型と早発痴呆妄想型，特に滅裂性認知症化 faselige Verblödung の終末像をとるものとの間に，多くの類似性を認めており，空想（幻想）パラフレニーの独立性については，最後まで迷いとためらいを隠していない。

5. ドイツにおけるその後の変遷

(1) 独立性への批判

1911年以降，ドイツでは Bleuler の症候群としての統合失調症 Schizophrenien 概念が広く，急速に浸透していったので，Kraepelin の疾患単位としての早発痴呆，パラフレニー，パラノイアの区別は，しだいに曖昧になっていった。なかでもパラフレニーは，発表直後からその独立性に疑問がもたれ，統合失調症に含める見解と，パラノイアに含める見解とが現れた。

パラノイアに含める考えに立つものには，Stransky（1913），von Hösslin（1913），Reichardt（1918）らがおり，その立場も，Kraepelin 自身が悩んでいた体系パラフレニーとパラノイアの類似を強調する Eisath（1915）から，四つの病型をすべてパラノイアに一括する Moravcsik（1916）までさまざまである。

統合失調症に含める立場に立つのは，Pfersdorff（1914），Krambach（1915）らであるが，Krüger（1912）のように，体系型と誇大型をパラノイアに入れ，作話型と空想（幻想）型は統合失調症へ含める折衷的な考え方もあった[19]。

(2) Mayer W

1921年に，Kraepelin自身がパラフレニーと診断した78例の予後を調査し，次のような結果を発表した[63]。

i) 体系パラフレニー45例のうち，
　―14例は統合失調症経過をとり，
　―7例はパラノイア，
　―3例は躁うつ病，
　―2例は器質性老年精神病，
　―2例は分類不能となり，
　―17例がパラフレニーのまま残った。

ii) 誇大パラフレニー13例のうち，
　―5例は統合失調症，
　―1例は躁うつ病，
　―1例は器質性老年精神病，
　―1例は分類不能，
　―5例がパラフレニーのままであった。

iii) 作話パラフレニー11例のうち，
　―5例は統合失調症，
　―6例がもとの診断を保った。

iv) 空想（幻想）パラフレニー9例のうち，
　―8例が統合失調症，
　―1例は分類不能となった。

要するに78例中，真のパラフレニーとして残ったのは28例にすぎず，50例は経過を見るうちに病像が変わってゆき，なかでも32例は統合失調症になった，という結果である。こうしてMayerによれば，パラフレニーはもはや，独立した疾患単位としての位置を保つことはできず，せいぜい統合失調症のなかで，
　―発症年齢が高い，
　―人格が長く保たれる，
という特殊な一型を占めるに過ぎなくなる。

この調査結果は，ドイツにおけるパラフレニーの存続に壊滅的な打撃を与

えた。Bumke の編集した精神医学全書 Handbuch der Geisteskrankheiten において，第9巻（1932）の統合失調症の項を分担執筆した Mayer-Gross が，パラフレニーの独立性をほぼ否定する見解をとっているのは，この Mayer の結果を尊重したためと言われている[6]。こうして，ドイツにおいてパラフレニー概念は，疾患単位から症候群への移行という時代的な理論変遷と，皮肉なことに，Kraepelin 自身が重視した転帰の2方向から解体されることになった。

(3) Kleist K

Wernicke の弟子で，統合失調症を遺伝変質性体系疾患 heredodegenerative Systemerkrankung と見なして，局在論的立場から把握しようと試みた。ドイツ語圏においては，Bleuler の統合失調症候群 Schizophrenien 概念が，すべての慢性妄想疾患を吸収するかたちで広まっていったのに対し，Kleist を中心とする Frankfurt 学派は，障害された神経系統に応じてこれを細分化し，1910年代の前半から独特な分類体系をつくり上げた。

Kleist は統合失調症に，
　ⅰ）感情型 affektive Formen として破瓜病群 Hebephrenien
　ⅱ）精神運動型 psychomotorische Formen として緊張病群 Katatonien
　ⅲ）妄想形成あるいはパラノイド型 wahnbilde (paranoide) Formen
　ⅳ）錯乱型 verworrene Formen
の4型を区分し，それぞれに，体系性 systematisch，非体系性 unsystematisch，複合性 kombiniert の下位群が記載されている。

妄想形成型の下位群としては，体系性のものに
　―ファンタジオフレニー Phantasiophrenie
　―進行性作話症 progr. Konfabulose
　―進行性幻覚症 progr. Halluzinose
　―進行性身体精神病 progr. Somatopsychose
　―進行性自己精神病 progr. Autopsychose
　―進行性霊感精神病 progr. Eingebungspsychose
　―進行性影響精神病 progr. Beeinflussungspsychose
の病型が分類されている。一方，非体系性のものに，パラフレニーの名のもとに，
　―進行性関係精神病 progr. Beziehungspsychose

―進行性意味精神病 progr. Bedeutungspsychose
―進行性限定妄想精神病 progr. umschriebene Wahnpsychose
などが記載されている[51)][57)]。彼は Kraepelin のパラフレニーを，統合失調症から分離することはできないと考え，主として妄想形成型の下位群のいくつかへ分散させるかたちで含めた。したがって，Kleist により記載された妄想病型のあるものは，パラフレニーに近い臨床像を有している。

ファンタジオフレニーは，40歳前後に発症し，女性に多く，被害，嫉妬，関係念慮が種々の幻覚を伴って進行性に経過する病型で，荒唐無稽な妄想世界と変容した雰囲気をもち，病像に空想（幻想）的色彩が強い点で，空想（幻想）パラフレニーに類似している。

進行性作話症は，38～40歳に発症し，男女比は等しく，ファンタジオフレニーよりさらに頻度が少ない。記憶の欠損的障害から想像，空想的な物語が生じるもので，幻覚は比較的少なく，作話が前景に立つことから，作話パラフレニーに近い。

進行性幻覚症は，35歳前後に生じ，女性に多い。不安，抑うつなどで発症し，注察，被害，関係念慮などが，幻覚特に幻聴とともに進行性に発展するが，精神解体に至ることは少なく，思路，言語，論理などの障害は最小限にとどまるもので，これらの要素のいくつかは体系パラフレニーを思わせる。

進行性身体精神病は，40歳台の女性に多く，異常身体感覚が前景に立つ軽症型と，身体自我が障害されて，主として心気的な強い妄想を有する重症型とがある。進行性の経過をとるが，部分的寛解を見ることもあり，重症型のあるものは，空想（幻想）パラフレニーに近いという。

進行性自己精神病は，精神自我の障害によるもので，32歳頃の男女同数に発症する。誇大的な軽症型と，破壊的な重症型があり，患者は誇大的な言動や解釈が多く，進行性，持続性に経過するが，稀に寛解を見ることもあり，誇大パラフレニーに似たいくつかの要素を有している。

一方，Kleist は錯乱型統合失調症に，
―散乱性統合失調症 inkohärente Schizophrenie
―論理錯誤性統合失調症 paralogische Schizophrenie
―統合失調言語症 Schizophasie
の病型を記載しているが，これらはいずれも思考と言語の障害が強く，パラフレニーと直接に対応するものはない。しかし空想（幻想）パラフレニーの進

行期には，これらの病像に近くなる場合があり，特に言語新作を見る統合失調言語症に一致点が多いという。また，Kleist がパラフレニーと名づけた非体系の妄想形成型も，Kraepelin のパラフレニーのいくつか，特に体系パラフレニーに近い要素を部分的に有しているとされている。

(4) Leonhard K

Kleist の学説を受けつぎ，同じく統合失調症を遺伝変性性の系統神経疾患と見なし得る体系統合失調症と，内分泌・代謝障害などによる非体系統合失調症に二分し，後者を類循環精神病 zykliode Psychosen に近縁のものと見て，臨床的，遺伝的にいわゆる非定型精神病の概念を発展させた[58]。

体系統合失調症の単純 einfach 型には，

ⅰ）破瓜病群 Hebephrenien
ⅱ）緊張病群 Katatonien
ⅲ）パラフレニー群 Paraphrenien

の3型が区別され，さらに細分化された下位群と，おのおのの複合 kombiniert 型が記載されている。Leonhard は Bumke の精神医学全書に示されたと同じように，妄想型統合失調症をパラフレニーの名で一括し，幻覚・妄想を主徴とするが，基盤には思考障害が必発であると見た。したがって，Kleist のように思考障害を前景とする錯乱型を，妄想型からあえて分離する必要を認めず，妄想と思考障害の程度は比例すると述べた。

Loenhard によるパラフレニーは，次の六つの病型に分けられている。

―心気パラフレニー hypochondrische P.
―音声パラフレニー phonetische P.
―散乱パラフレニー inkohärente P.
―空想（幻想）パラフレニー phantastische P.
―作話パラフレニー konfabulatorische P.
―誇大パラフレニー expansive P.

心気パラフレニーは，特有な体感幻覚と幻聴を主徴とし，体感の多くは内臓に関するもので，グロテスクな形で表現される。幻聴は患者を罵倒する声で，内容が不明のこともあり，初期には考想化声のかたちをとることもあるが，しだいに断片的になり，患者は声の内容よりその存在に悩まされるという。気分は易刺激性で，不満が強い。思考は脱線しやすく，Leonhard はこれ

を集中困難思考 unkonzentriertes Denken と呼んでいる。この病型は，Kleist の進行性身体精神病に相当するとされている。

　音声パラフレニーでは，幻聴が前景に立つが，声は患者の思考と密接な関連をもち，考想化声や対話になりやすく，その存在より不快な内容に悩まされる点に，心気パラフレニーとの違いがある。感情は障害されることが少なく，思考障害も表面上は目立たないが，論理的な展開が困難な曖昧思考 verschwommenes Denken を示す。Leonhard は，この病型をパラフレニーの最も軽症型と見て，Kleist の進行性幻覚症に相当するとしている。

　散乱パラフレニーは，著明な幻覚，特に幻聴が全経過を通して前景に立つ。病初期には体感幻覚を生じることもあるが，末期には患者は幻聴に完全に支配されてしまう。こうして患者は内的体験のみに注意が向き，周囲に興味を失い，意欲や自発性が低下する。思考が強く障害され，応答も短くなるこの病型は，Kleist の散乱性統合失調症に近い。

　空想（幻想）パラフレニーは，幻想と妄想が同程度の役割を占める統合失調症のことで，Kleist のファンタジオフレニーに相当する。幻聴よりは幻視が目立ち，むごたらしい拷問や大量虐殺などの情景が現れる。また人物誤認，誇大妄想も見られ，感情は平板だが，思路や周囲への関心はかなり保たれる。このように，情景性要素の強い幻覚と，一見正常な日常生活に荒唐無稽な妄想が共存する点に，この病型の特徴があるという。

　作話パラフレニーは，記憶の改変にもとづく作話が前景に立ち，典型的なものは多少とも空想，幻想的色彩を帯び，別の世界や宇宙に主題が及ぶことがある。誇大妄想や錯覚を伴い，気分は高揚し，抽象思考が障害されており，Kleist の進行性作話症に相当する。

　誇大パラフレニーは，誇大妄想を主徴とし，病初期に幻覚を見ることもあるが，やがて消失し，末期には完全な妄想状態を呈する。被害妄想を生じることはなく，誇大妄想が患者の全人格を支配し，単調で画一的なかたちをとる。感情はしだいに鈍麻してゆき，粗雑思考 vergröbertes Denken と表現される高度の思考障害を来し，言語新作も見られる。これは Kleist の進行性自己精神病に相当する。

　一方，非体系統合失調症の下位群には統合失調言語症 Schizophasie (Kataphasie)，周期性緊張病 periodische Katatonie と並んで，感情負荷パラフレニー affektvolle Paraphrenie が記載されている。このパラフレニーは，感情障害

の関与が著明な妄想型で，病初期から不安ないしは恍惚感が強く，これに伴うかたちで幻覚・妄想が生じるが，体系化の程度は，パラノイア様の強固なものからそうでないものまでさまざまであるという。ここで生じる体感異常は，外部からの影響感に結びついた幻覚のかたちをとるが，いわゆる非定型精神病に含まれる不安－恍惚精神病 Angst-Glückspsychose では，症状が異常な感情状態にもとづくと見なされる点で異なっている。こうした両極性の感情から，被害妄想と誇大妄想が同時に出現することがあり，しばしば妄想は進行して論理性を失い，最終的には人物誤認，荒唐無稽な誇大念慮，記憶の改変などが生じて，体系統合失調症の空想（幻想）パラフレニーの病像に近くなる。また，緊張病症状や統合失調言語症状の合併もあり，時には近親者に緊張病の負因が見られると言われている。

　これに関連して満田は，Kleist のファンタジオフレニーに相当する空想性の妄想型を，遺伝的に独立したものとして，パラフレニーの名のもとに統合失調症定型群から区別し，非定型群とともに周辺群のなかに含めた[64]。

　さらに福田は，Leonhard の感情負荷パラフレニーとほかのパラフレニー6群とを，臨床，経過，病前性格，脳波所見などの点で異なると見て，前者を非定型精神病，後者を定型統合失調症に近いものと位置づけている[36]。

6. フランスにおけるその後の変遷

(1) Halberstadt G

　パラフレニー概念は，Halberstadt により，いち早くフランスに紹介された。これは，Kraepelin が学会で発表した僅か4ヵ月たらず後の1912年10月であり，彼の第8版の出版は，まだ完了していない[39]。

　Halberstadtはパラフレニーを，「体系化がさまざまな妄想を基本的な特徴とする内因性精神病で，慢性に経過し，経過中のある時期に種々な程度の心的衰退状態を呈するが，早発痴呆の認知症化とは本質が異なる」と定義した。そして，この位置づけはまだ確定していないが，初老期，老年期の精神障害とされているなかに，パラフレニーに近いものがあると述べている。

　Halberstadt は1926年頃から，幻聴が前景に立つ慢性妄想病をパラフレニーの特殊型と見て，幻覚パラフレニー paraphrénie hallucinatoire の名でまとめ

た[40]。これは遅く発症（40～50歳）し，強い幻聴が病像を支配するが，妄想は少なく，不治ではあるが末期まで認知症の見られない特徴をもつもので，Kleistの進行性幻覚症に近いという。

Halberstadtに代表されるごく少数を除いて，パラフレニー概念に対するフランス精神科医の反応は，おおむね冷淡であった。理由の一つは，直後（1914年）に勃発した第一次世界大戦により，ドイツとフランスは，おのおのの体系をともに議論し合う共同作業の場を失ったことにある。加えて，20世紀初頭の10年間に，フランス精神医学は，この領域に独自の慢性妄想病群を完成させていたので，パラフレニーの入りこむ余地が残らなかったためである。

A. 体質性妄想病 délires constitutionnels

フランス	ドイツ
非幻覚性妄想病	パラノイア
ⅰ）解釈妄想病	狭義のパラノイア
ⅱ）復権妄想病	〔好訴妄想〕
ⅲ）空想（想像）妄想病	〔空想（幻想）パラフレニー〕

B. 偶発性妄想病 délires accidentels

フランス	ドイツ
幻覚性妄想病	パラフレニー
ⅰ）Magnanの慢性妄想病	体系パラフレニー
ⅱ）〔慢性躁病〕	誇大パラフレニー
ⅲ）〔空想（想像）妄想病，作話妄想病〕	作話パラフレニー
ⅳ）幻覚性妄想病の空想（幻想）型	空想（幻想）パラフレニー

(2) Frey B

ドイツとフランスの国境にひろがるAlsace地方は，フランスにあって古くからゲルマン文化の影響を強く受けてきた地域である。また学術面においては，当時のヨーロッパ精神医学を代表する二大潮流の接点でもあったので，この地は両国の概念の相違に理解の深い，Strasbourg学派と呼ばれる独特な学風を育んだ。その一人であるFreyは，第一次大戦終了後の1923年，パラフレニーと慢性妄想病群を比較検討した学位論文を発表した[35]。

Freyによれば，慢性妄想病は体質性（先天性）と偶発性（後天性）に分けられるが，前者はフランスの非幻覚性妄想病，ドイツのパラノイアに相当し，後者はフランスの幻覚性妄想病，ドイツのパラフレニーにあたるという。そしておのおのの病型を上の表のように対比させている。

フランスとドイツの病型は，このようなかたちで対応が得られるが，臨床

あるいは病因面で何らかの不一致を残すものはカッコに入れられている。

(3) Nayrac PLA

1923年に発表した「パラノイド痴呆に関する試論」と題する学位論文のなかで，Bleulerの考え方をとり入れて，パラフレニーの独立性を否定し，これをパラノイド痴呆に含めた[67]。

彼によれば，早発痴呆と慢性妄想病は病因的に画然と区別され，前者は器質病変を有する後天性精神病，後者はこれを欠く体質性精神病であり，互いに本質的な移行はなく，これらが種々のかたちで混合するものがパラノイド痴呆の名で呼ばれているという。すなわちパラノイド痴呆は，雑多なものを集めた症候群であり，ここに含まれるパラフレニーも，混合精神病に近いかたちでとらえられている。

(4) Clerc P

1925年に「空想（幻想）妄想」の学位論文を発表し，この種の妄想は被害的にも誇大的にも規模が大きく，現実からかけ離れている点に特異性があり，現実との接触が保たれた解釈妄想病やパラノイアに生じることはほとんどないとした[23]。

Clercによれば，この特異な妄想を主徴とするものが空想（幻想）パラフレニーであり，フランスの分類では慢性妄想精神病のうち，SérieuxとCapgrasの記載した空想（幻想）型に近く，パラノイド痴呆との移行型にあたるという。

この論文を境に，フランス精神医学はKraepelinのパラフレニー概念から離れ，彼が病型のなかであまり重きを置かなかった空想（幻想）妄想を中心に，独自のパラフレニー像をつくり上げてゆくのである。

(5) Claude H

Sainte-Anne病院のClaudeは，1920年頃から，当時ドイツ語圏で隆盛になりつつあった力動的な考え方を，フランスの臨床に積極的にとり入れ，一方，体系妄想病の領域では，フランスの古典的成果である発症メカニズムによる分類を排除し，妄想の構造にもとづいて，分類を再編成しようと試みた。

Claudeは慢性妄想状態を，対照的な特徴を有する二つの群，

ⅰ）パラノイア精神病群 psychoses paranoïaques
ⅱ）パラノイド精神病群 psychoses paranoïdes

に分けた[21]。前者は体質基盤が強く，妄想はまとまり，体系的かつ固定し，ほかの精神活動は活発で周囲との接触も良好なものを指し，狭義のパラノイアとフランスの慢性妄想病群が含まれる。後者は人格が解体し，妄想はまとまりを欠き，多形性を示し，ほかの精神活動は低下し，社会生活が困難となるもので，破瓜病，統合失調症を軸にしている。この概念以来今日まで，フランスの臨床では，「パラノイド」の語をアングロ・サクソンの用法とは異なり，統合失調症性妄想に結びつけて用いる傾向が強い。

1932年頃，Claude はパラノイア，パラノイドの2群に，新しくパラフレニーを加えた[22]。これは本質的にはパラノイド群に属するが，妄想がきわめて活発で体系化し，周囲への適応もよく，知性，感性が保たれて認知症に至らないなど，パラノイア群の特徴をも具えた特殊型であるとされている。すなわち，Kraepelin がパラフレニーの中核においた体系型は，Claude によるとパラノイア精神病群に入り，残りのうち上記の特徴を有する少数の一群がパラフレニーの名で再編されることになり，結果的には同じ名称を用いながら，最初の概念から離れてきた。

(6) Nodet C-H

Claude の弟子で，1937年に「慢性幻覚精神病群」と題する学位論文を発表した[68]。この著作は，フランスの古典的な慢性妄想病群の分類を放棄し，これに代えて妄想構造にもとづく新しい分類を築こうとする試みで，Ey の器質力動論の影響をうけ，師 Claude のパラノイア，パラノイド精神病群の考え方をさらに徹底させたものである。

分類の基本となる妄想構造 structure délirante とは，「患者にとっては，自らの能力につり合った出来事として体験され，一方，医者にとっては，特徴的な精神病質状態 état psychopathique として観察されるような特有な障害の全体」であり，これにパラノイア，パラノイド，パラフレニーの三つが区別されている。

パラノイア構造とは，体系的でまとまりがあり，論旨に筋が通り，背後に感情的，攻撃的な調子を含むが，明らかな心的衰退を示さないものをさし，このような構造をもつ妄想病には，従来の慢性妄想病群の大部分，de

Clérambault の熱情妄想病 délire passionnel, Kraepelin の体系パラフレニー, Kretschmer の敏感関係妄想に近いものなどが含まれる。パラノイド構造とは, まとまりがなく, 論理錯誤的で了解し難く, 人格の深い障害を有するものをさし, 統合失調症と慢性幻覚精神病の大部分の妄想がこの構造に入るという。この両者の中間に立つものがパラフレニーであり, その特徴は,

—空想虚言の豊富なこと,
—幻覚が活発なこと,
—妄想がありながら, 現実への適応が保たれること,
—知的衰退を欠くか, あるいは遅く現れること,

にあり, Nodet はこれを原因となる病的過程による解放現象と見て, 過程後精神病 psychose postprocessuelle と考えた。このようにとらえられたパラフレニーには, 統合失調症, 躁病, うつ病の各病的過程に対応する 3 種の病型, すなわち,

  i) 空想（幻想）パラフレニー paraphrénie fantastique
  ii) 誇大パラフレニー paraphrénie expansive
  iii) メランコリー性パラフレニー paraphrénie mélancolique

が区別されている。

空想（幻想）パラフレニーは, 後－統合失調症性の病型で, 言語の障害, 常同症などが見られる。誇大パラフレニーは, 後－躁病性で, 躁的外観に特色がある。メランコリー性パラフレニーは, Nodet が新しく記載した後－うつ病性の病型で, Cotard の否定妄想 délire de négation に相当する。この患者は自責感, 無価値観が強いにもかかわらず, 訴えに深刻さを欠き, いわば観念的 idéologique なメランコリーであるという。

(7) Ey H

Ey は近代フランスの精神医学者のなかで, Halberstadt と並んで, パラフレニーに最も関心を示した一人とされている。その興味は, 体系妄想病と統合失調症の中間に立つ精神病の特徴を, 器質力動論の立場から明らかにすることにあったと考えられる。

Claude 門下にあった Ey が, Jackson の考えを発展させて, 独自の器質力動論を築いてゆくのは 1930 年代とされているが, 同じ頃に発表された上記 Nodet のパラフレニー像は, 当時の Ey 自身の考えを代弁したものと見てさし

つかえない。

　1948年から出版された精神医学研究 Études Psychiatriques において，パラフレニーはいくつかの章で取り上げられているが，精神体 psychisme の解体による解放のメカニズムは睡眠と夢の関係に似ており，誇大妄想を基調とし，否定妄想，心気妄想にもこの形をとるものがあることなどが記されている[27]。

　1955年，Ey は Pujol と共同で医学百科事典の慢性妄想病の項を執筆したが，このなかで，パラフレニーの構造を陰性，陽性面から分析している[29]。陰性障害の特徴は，
　　―基本的過程の後遺症 séquelles du processus fondamental
　　―妄想の外形構造 structure formelle
にある。基本的過程とは統合失調症，慢性躁病，うつ病であり，これらの過程は停止しているが，病像にそれぞれの痕跡をとどめている。また，妄想がその上に展開する外形構造は，統合失調症の解離とも，パラノイアの体系化とも異なり，妄想と現実とが共存する両極化 bipolarisation，体験の拡張性 elargissement du vécu，観念-言語性自動症 automatisme idéo-verbal，論理錯誤性 paralogique など独特な要素から成っているという。

　これに対して，空想世界を築き上げる部分に相当する陽性障害は，
　　―妄想の誇大的な空想（幻想）性，
　　―人格の観念代謝 métabolisme idéologique
　　―二つの世界の重複 superposition
などから成っている。すなわち，妄想主題は歴史や神話上の出来事，無限の時・空間にまで広がり，人格は妄想に被われてしまうが，現実と妄想とが同等の実在性をもって共存する点に特徴があるとされている。

　Bernard, Brisset との共著である精神医学提要 Manuel de Psychiatrie において，慢性妄想精神病は欠損性経過の有無によって，次のように分類されている[30]。
　A．欠損性経過をとらないもの
　　1．体系化妄想精神病（パラノイア）psychoses délirantes systématisées
　　　ⅰ）熱情，復権妄想病
　　　ⅱ）敏感関係妄想
　　　ⅲ）解釈妄想病
　　2．慢性幻覚精神病
　　3．空想（幻想）精神病（パラフレニー）psychoses fantastiques

19世紀の慢性妄想病	Kraepelin	フランス古典
第1期： 　解釈 　懸念 　幻覚の欠如	パラノイア	熱情妄想病 体系化妄想病 解釈妄想病
第2期： 　幻聴 　全般感覚の幻覚	体系パラフレニー	慢性幻覚精神病
第3期： 　誇大念慮 　メガロマニー	作話パラフレニー 空想（幻想）パラフレニー	空想（想像）妄想病
第4期： 　知的欠損 　（続発性あるいはウェザニア認知症）	早発痴呆の妄想型 （妄想型統合失調症）	早発痴呆の妄想型 統合失調症

B. 欠損性経過をとるもの
　　妄想型統合失調症

こうして位置づけられたパラフレニーの特徴は，
―妄想主題が空想（幻想）的性格をもつこと，
―妄想に想像性が豊富なこと，
―患者が良好に適応している現実世界と空想世界が共存すること，
―体系化の欠如，
―欠損性経過をとらず，患者の精神的諸機能が驚くほど正常に保たれること，
の点にあるという。

　Ey の最後の大著となった幻覚概論 Traité des Hallucinations においても，基本的な分類に変更はないが，Magnan の慢性妄想病の4病期と Kraepelin，およびフランスの古典的分類を上の表のように対比させている。

　しかし，発症メカニズムによる分類を退け，幻覚や妄想の構造を研究してゆくと，慢性妄想病群の区分は，最終的に，
　―体系化妄想病（パラノイア）délires systématisés
　―空想（幻想）妄想病（パラフレニー）délires fantastiques
　―統合失調症

の三つに落着くという。Eyによれば，これらは同一の属genreのなかの異なる種espèceであり，いずれも心的身体corps psychiqueの解体の過程とみることができる。それぞれの種には，特有の構造による幻覚活動と妄想作業があり，その構造変異mutation structuraleは，一つの種から別の種への移行を可能にするとされている。

7. 今日におけるパラフレニーの把握——まとめにかえて——

　これまでパラフレニーを軸に，ドイツとフランスの妄想研究の関わりを，ごく大まかに展望した。妄想性精神病は19世紀の中頃までに，まず状態像としてしだいに輪郭を整え，やがてそれが一つの疾患の異なる側面としてまとめられるようになる。このように経過を重視して異なる病像をまとめ，それを分類の基礎においたのはドイツのKraepelin，フランスのMagnanであり，いずれも19世紀末を代表する二分法的分類であった。Kraepelinが荒廃過程を理由に，早発痴呆とパラノイアを分けたのに対し，Magnanは変質の有無を分類の根拠に据えていた。20世紀初頭から第一次大戦に至る期間は，この二つの二分法に対する批判と，新しい視点による分類再編のなされた時期に相当する。ドイツではBleulerによる症候群としての統合失調症が，疾患単位を解体吸収するかたちでこれが行われたのに対し，フランスでは変質理論から体質理論への移行と，発症メカニズムの組み合わせが，分類を複数の慢性妄想病群へと，むしろ細分化へ向わせる結果をもたらした。

　こうした動きのなかで生み出されたパラフレニーが，ドイツにおいては，まもなく主として統合失調症のなかに統合され消えてしまうのは，なりゆきとして当然であったろう。今日，ドイツの分類にパラフレニーの項は見当らず，教科書の記載も歴史的な意義にとどまるものが多く[45)75)]，記載されていないものさえある[18)]。Kraepelinの記載した病像の特徴は，例えばKleist-Leonhardのパラフレニーのあるものに受け継がれているものの，それも統合失調症の特殊型としてであり，パラフレニーそのものに独立した地位が与えられているわけではない。

　また，これに関連して，今日，主としてイギリスで用いられる概念に，Rothが1955年に提唱した遅発パラフレニーlate paraphreniaがある[73)]。これは60歳以降に発症し，体系だった妄想を主徴とし，幻覚は存在することもしないこ

ともあり，人格がよく保たれ，器質障害や感情障害を示さないものをさしている。Rothは，発症が遅いことに加えて，臨床像がKraepelinによりパラフレニーの名で記載された妄想病に多くの類似があるため，広く用いられたschizophreniaにかえて，この群にlate paraphreniaという名を与えた，と述べている。これに対してFishは，Mayer以来，Kraepelinのパラフレニーはparanoid schizophreniaと区別されないことになっているし，late paraphreniaは臨床的にも遅発性の統合失調症と差が認められないので，この命名は適当でないと述べ[34]，彼の統合失調症のモノグラフにおいては，senile schizophrenia, late paraphreniaと並記し，同じものとして扱っている[43]。1961年，KayとRothは99例のlate paraphreniaを調査し，女性が圧倒的に多いこと，未婚者や独居が多く，子どもの数が少ないこと，難聴，性格異常を示すものが多く，同胞の生存者が少ないなど，社会的孤立をもたらす要素が認められることに注目し，統合失調症との共通性を認めて，これを老年における統合失調症の表現型と見なした[50]。

一方，フランスで独自の成長をとげたパラフレニーは，どの教科書にも記載され[38)56)]，統合失調症ともパラノイアとも異なる慢性妄想病の一型としての地位を保っている。

INSERMの分類（1968）では，

03　慢性妄想病 délires chroniques

03．0　パラノイア慢性妄想病 délire chroniques paranoïaques

．1　熱情および復権慢性妄想病 délire chronique passionnel et de revendication

．2　慢性幻覚精神病 psychose hallucinatoire chronique

．3　空想(幻想)パラフレニー paraphrénie fantastique, 作話パラフレニー paraphrénie confabulante, 空想（想像）妄想病 délire d'imagination

．4　老年に関連した慢性妄想病 délire chronique lié à la sénescence

．9　0から4に分類されないもの

となっている。パラノイア慢性妄想病にはパラノイア délire paranoïaque, 解釈妄想病 délire interprétatif, Kretschmerの敏感関係妄想に相当する敏感パラノイア paranoïa sensitiveが含まれ，老年期の慢性妄想病にはKraepelinの初老期侵害妄想 präseniler Beeinträchtigungswahnに相当する délire de préjudice などが入っている。体系パラフレニーは，03．3ではなく，03．2に入れるように指示され

ている。
　WHOによるICD-9（1979）では，急性妄想反応，アルコール性嫉妬（妄想），妄想型統合失調症を除く（非器質性）妄想状態が，次のように分類されている。

　297　　妄想状態 paranoid states
　297．0　妄想状態，単純型 paranoid states, simple
　　　．1　パラノイア paranoia
　　　．2　パラフレニー paraphrenia
　　　．3　感応精神病 induced psychosis
　　　．8　その他
　　　．9　詳細不明

このうち単純型は，急性あるいは慢性で，妄想がかなり固定し，複雑で体系だっているものにあてられ，パラノイアは，論理的に組みたてられた体系妄想が，幻覚や統合失調症型の思考障害を伴わずに徐々に発展する稀な精神病，とされている。一方，パラフレニーは，種々の様相をおびる明らかな幻覚があり，感情症状や思考障害があったとしても病像を支配することはなく，人格がよく保たれる妄想精神病となっており，ここに退行期妄想状態 involutional paranoid state と遅発パラフレニー late paraphrenia が含まれている。また，その他の項には，好訴妄想 paranoia querulans と敏感関係妄想 sensitiver Beziehungswahn が入り，老年性妄想状態 senile paranoid state はパラフレニーに分類するよう指示されている。したがって，ここでいうパラフレニーは，妄想形式や内容の規定はなく，比較的高年齢に発症する，くずれのない，幻覚が優勢な精神病というニュアンスが強くなっている。

　APAのDSM-III（1980）では，器質性妄想症候群，妄想型統合失調症，統合失調症様障害 schizophreniform disorder，妄想型パーソナリティ障害を除く妄想性障害 paranoid disorders が，次の診断基準を満たすものとして記載されている。

　A．持続的な被害妄想あるいは嫉妬妄想。
　B．情動と行動が妄想体系の内容に適合していること。
　C．疾患の持続は少なくとも1週間。
　D．統合失調症の診断基準Aのいかなる症状も，例えば奇妙な妄想，滅裂，著明な連合弛緩などは存在しない。

E. 明らかな幻覚はない。
F. 完全な抑うつあるいは躁症状（大うつ病性あるいは躁病性の病相の診断基準AおよびB）はいずれも存在しないか，何らかの精神病症状の後に発現するか，精神病症状に比べて持続期間が短い。
G. 器質性精神障害に結びつけられない。

その分類は，

297. 10 パラノイア paranoia
 . 30 共有妄想性障害 shared paranoid disorder
298. 30 急性妄想性障害 acute paranoid disorder
297. 90 非定型妄想性障害 atypical paranoid disorder

となっており，パラノイアは，少なくとも6ヵ月持続する慢性で強固な被害妄想体系を有するものにあてられ，共有妄想性障害は，従来の感応精神病に相当している。

これらの分類を比較してPichotは，フランスの解釈妄想病と熱情妄想病は慢性体系化妄想病 délire chronique systématisé としてまとめられ，ICD-9では単純型（297.0）がこれに相当するが，DSM-IIIでは対応するものがない。Kraepelinのパラノイアは，ICD-9でもDSM-IIIでも，その名称が残されている。慢性幻覚精神病はICD-9のパラフレニー（297.2）に一致するが，DSM-IIIでは対応するものがない。そしてフランスでいう空想，想像性の強いパラフレニーは，ICD-9にもDSM-IIIにも，これと一致するものが存在しない，と述べている[70]。

パラフレニーは，ドイツとフランスの精神医学を結ぶ鍵概念の一つである。その成立と変遷とを歴史的にたどることから，近代精神医学の完成期において，両国の精神科医が同一の対象に示した考え方の相違を見て取ることも可能である。すなわち，しばしば指摘されるように，ドイツの場合は概念の理論化が強く，これにもとづいて包括的に分類を築いてゆく傾向があるのに対し，フランスのそれは臨床的事実をより重視して，異なった説明の共存を許す，ある種の柔軟性と広がりを有している。パラフレニー問題の発端は，そもそもある理論でまとめきれない臨床例を，どう位置づけるかという点にあったのだから，その意味でこの概念は，まさにドイツとフランスにまたがった発展をとげる要素を，初めから胎んでいたといえるかもしれない。

Kraepelinの早発痴呆が，現在の統合失調症と比べてはるかに狭いものであ

り，それがあとになるほど，妄想型を中心に広がってきたのは疑いないが，今日，周知の如く，これを再び縮小しようとする動きが強まりつつある[8]。それが，ICD-9 や DSM-III における妄想状態の独立であり，統合失調症中核群，非定型群の分離であり，一部，躁うつ病や神経症圏の拡大も含めて，非定型精神病や境界例をめぐる諸問題と見ることができるだろう。

　一方，早発痴呆の範囲を受け入れの段階で制限し，ある意味では最も原形に近いかたちを今日まで保存し，これに対比させる形で，早くから慢性妄想病を独立に扱ってきたフランスにおいても，肝心な点は解決しておらず，各人の分類のとり方に差があるばかりか，ICD-9 や DSM-III に現れた妄想状態とフランス本来の妄想病とが必ずしも一致しない点に新しい問題が生じている。近年，フランスに，境界例 état limite や非定型精神病に近い気分変調性統合失調症 schizophrénie dysthmique などの語が登場してきたのも，このような事情を反映したものと思われる。

　こうした状況のなかで，名称はともかく，パラフレニー問題が新しく，形をかえて復活する可能性はあり得ると思うし，その一つの表現を，遅発パラフレニー late paraphrenia のような，高年齢に発症する妄想精神病の特異性を問題にする場合に見ることができる。もう一つは，幻覚が優位に立ち，慢性に経過してくずれの少ない妄想病で，フランスの慢性幻覚精神病 psychose hallucinatoire chronique，ICD-9 のパラフレニー paraphrenia に相当する病像を，妄想優位のものに対峙させて強調する立場であろう。これは幻覚妄想状態を，前景に立つ症状から「幻覚型」と「妄想型」に分け，幻覚型のほうがくずれが少なく予後が良好である，という所見とも関わってくる[41][42]。さらに，フランスのパラフレニー paraphrénie に見られるような，空想，幻想性の要素を重視する立場は，器質力動論のような興味深い解釈と相俟って，目下のところ他国に類を見ない独特なものとなっている。

　パラフレニー問題は，つまるところ，統合失調症を精神病理学的に解明しようとする，一つの試みにほかならない。古くからさまざまに研究され，今はあまり顧みられないこの隘路が，どこまで先に開けているかはわからないが，めざすべき対象の遠さ，大きさは，ほんの少し歴史をふりかえるだけで，垣間見ることができる。

文 献

I. 全般的に参考にした文献

1) Ackerknecht E: Kurze Geschichte der Psychiatrie, Encke, Stuttgart, 1957. (石川・宇野訳：ヨーロッパ精神医学史，医学書院，東京，1962.)
2) Baruk H: La psychiatrie française de Pinel à nos jours, P.U.F., 1967. (影山訳：フランス精神医学の流れ，東京大学出版会，東京，1982.)
3) Bercherie P: Les fondement de la clinique, La Bibliothéque d'Ornicar, Paris, 1980.
4) Bleuler E: Dementia Praecox oder Gruppe der Schizophrenien, Deuticke, Leipzig, 1911. (飯田・下坂・保崎ほか訳：早発性痴呆または精神分裂病群，医学書院，東京，1974.)
5) Dubret G: Evolution du concept paraphrénique, Thèse, Paris, 1981.
6) Durand VJ, Ledoux G, Benoit Y: A propos des paraphrénies. Ann Méd Psychol 116, T2; 15, 1958.
7) Guiraud P: Psychiatrie générale, Le François, Paris, 1950.
8) 保崎秀夫：精神分裂病の概念，金剛出版，東京，1978.
9) 伊東昇太：Paranoia 概念の変遷（前・後編）．精神医学 12；255, 347, 1970.
10) 小木貞孝：フランスの妄想研究（1～5）．精神医学 2；505, 583, 657, 725, 789, 1960.
11) Kraepelin E: Psychiatrie, 6 Aufl, Barth, Leipzig, 1899.
12) Kraepelin E: Psychiatrie, 8 Aufl, Barth, Leipzig, 1909-1913.
13) Pélicier Y: Histoire de la psychiatrie, Collection Que Sais-Je? P.U.F. (三好訳：精神医学の歴史，文庫クセジュ，白水社，東京，1974.)
14) 内村祐之：精神医学の基本問題，医学書院，東京，1972.
15) 内沼幸雄・松下昌雄訳編：パラノイア論，医学書院，東京，1976.
16) Zilboorg G: A History of Medical Psychology, Norton, New York, 1941. (神谷訳：医学的心理学史，みすず書房，東京，1958.)

II. 参考文献

17) Ballet G: La psychose hallucinatoire chronique. Encéphale 6; 401, 1911.
18) Bauer M, Bosch G, et al: Psychiatrie, 3 Aufl, Thieme, Stuttgart, 1980.
19) Bridgmann F: Le groupe des paraphrénies dans ses rapports avec la classification française des délires chroniques, Analytica 19, Ornicar, Paris, 1980.
20) Christian J: De la démence précoce des jeunes gens. Ann Méd Psychol 47, T1; 43, 200, 420, T2; 5, 177, 1899.
21) Claude H: Les psychoses paranïodes, Encéphale 20; 137, 1925.
22) Claude H: Paraphrénies et psychose paranoïde. Sem Hôp Paris 13; 417, 1933.
23) Clerc P; Le délire fantastique, Thèse, Lyon, 1925.
24) Deny G, Roy P: La démence précoce, Baillière, Paris, 1903.
25) Dupré E, Logre J: Les délires d'imagination. Mythomanie délirante. Encéphale 16, T1; 209, 337, 430, 1911.
26) Esquirol E: Des maladies mentales considérées sous les rapports médical, hygiénique et médico-légal, 2 vol, Bailliére, Paris, 1838.
27) Ey H: Études Psychiatriques, 3 vol, Desclée de Brouwer, Paris, 1948-1954.
28) Ey H: Traité des Hallucinations, 2 vol, Masson, Paris, 1973.

29) Ey H, Pujol R: Groupe des délires chroniques. Encyclopédie médico-chirurgicale, 37299 A10, C10, 1955.
30) Ey H, Bernard P, Brisset C: Manuel de Psychiatrie, Masson, Paris, 1 éd, 1960, 5 éd, 1979.
31) Falret J-P: De la non-existence de la monomanie. Arch Gén Méd août, 1854.
32) Falret J-P: Des maladies mentales et des asiles d'aliénés, Baillière, Paris, 1864.
33) Falret J: Du délire de persécution chez les aliénés raisonnants. Ann Méd Psychol 36, T2; 396, 1878.
34) Fish F: Senile schizophrenia. J Ment Sci 106; 938, 1960.
35) Frey B: Conception de Kraepelin et conception française concernant les délires systématisés chroniques, Thèse, Strasbourg, 1923.
36) 福田哲雄：非定型精神病，疾病学的位置づけ，懸田・大熊・島薗ほか編：現代精神医学大系，12，中山書店，東京，p.129，1981．
37) Griesinger W: Traité des maladies mentales, 2 éd, traduit par Doumic, Delahaye, Paris, 1865.
38) Guelfi JD: Eléments de Psychiatrie, 2 éd, Editions Médicales et Universitaires, Paris, 1979.
39) Halberstadt G: L'opinion actuelle de Kraepelin sur la classification des états délirants, le groupe des paraphrénies. Rev Psychiatr 16; 403, 1912.
40) Halberstadt G: La paraphrénie hallucinatoire. Encéphale 28; 601, 1933.
41) 濱田秀伯：40歳以降に初発する幻覚妄想状態の臨床的研究――特に予後の見地から．慶応医学 55；111，1978．（本書41頁以下）
42) Hamada H: L'évolution de l'état halluciodélirant d'apparition tardive, Mémoire d'Assistant Etranger, Paris, 1981.
43) Hamilton M: Fish's Schizophrenia, 2 ed, Wright, Bristol, 1976.
44) Hecker E: Die Hebephrenie. Ein Beitrag zur klinischen Psychiatrie. Virchows Arch 52; 394, 1871．（渡辺訳：破瓜病，星和書店，東京，1978．）
45) Huber G: Psychiatrie, Schattauer, Stuttgart, 1981.
46) 影山任佐：モノマニー学説とフランス慢性妄想病の誕生（Ⅰ，Ⅱ）．精神医学 23；316，426，1981．
47) Kahlbaum KL: Die Gruppierung der psychischen Krankheiten und die Einteilung der Seelenstörungen, Danzig, 1863.
48) Kahlbaum KL: Die Katatonie oder das Spannungsirresein, Hirschwald, Berlin, 1874．（渡辺訳：緊張病，星和書店，東京，1979．）
49) Kahlbam KL: Über Heboidophrenie, Allg Z Psychiatr 46; 461, 1890．（浅井訳：精神医学 16；415，1974．）
50) Kay DWK Roth M: Environmental and hereditary factors in the schizophrenia of old age ("late paraphrenia" and their bearing on the general problem of causation in schizophrenia), J Ment Sci 107; 649, 1961.
51) Kleist K: Die paranoiden Schizophrenien, Nervenarzt 18; 481, 1947.
52) Kraepelin E: Über paranoide Erkrankungen, Z Gesamte Neurol Psychiatr 11; 617, 1912.
53) Krafft-Ebing K: Lehrbuch der Psychiatrie, 5 Aufl, Encke, Stuttgart, 1893.
54) Lasègue C: Du délire de persécutions, Arch Gén Méd 1852．（高橋・影山訳：精神医学 20；575，1978．）
55) Lemperière T: Les paraphrénies, Encéphale 46; 483, 1957.

56) Lemperière T, Féline A: Abrégé de Psychiatrie de l'adulte, Masson, Paris, 1977.
57) Leonhard K: Aufteilung der endogenen Psychosen in der Forschungsrichtung von Wernicke und Kleist, In; Psychiatrie der Gegenwart, 2 Aufl, hrsg. von Kisker, Meyer, Müller et al, II, T1, Springer, Berlin, S. 183, 1972.
58) Leonhard K: Aufteilung der endogenen Psychosen, 3 Aufl, Akademie, Berlin, 1966.
59) Magnan V: Leçons cliniques sur les maladies menta, les, Battaille, Paris, 1 éd, 1891, 2 éd, 1893.
60) Magnan V, Legrain M: Les Dégénérés, Rueff, Paris, 1895.
61) Magnan V, Sérieux P: Le délire chronique à évolution systématique, Masson, Paris, 1892.
62) Marie A: Traité international de Psychologie pathologique, 3 vol, Alcan, Paris, 1911.
63) Mayer W: Über paraphrene Psychosen, Z Gesamte Neurol Psychiatr 71; 187, 1921.
64) 満田久敏：精神分裂病の遺伝臨床的研究，精神経誌 46；298, 1942.
65) Morel B-A: Traité des Dégénérescences de l'espèce humaine, Baillière, Paris, 1857.
66) 中井久夫：西欧精神医学背景史．懸田・大熊・島薗ほか編：現代精神医学大系 1A, 中山書店，東京, p. 19, 1979.
67) Nayrac PLA: Essai sur la démence paranoïde, Thèse, Lille, 1937.
68) Nodet C-H: Le groupe des psychoses hallucinatoires chroniques, Thèse, Paris, 1937.
69) Pascal C: La Démence précoce, Alcan, Paris, 1911.
70) Pichot P: Les bouffées délirantes et les délires chroniques. Deux concepts nosologiques français. Ann Méd Psychol 137; 52, 1979.
71) Pinel P: Traité médico-philosophique sur l'aliénation mentale ou la manie, Richard, Caille et Ravier, Paris, 1800.
72) Rogues de Fursac J: Manuel de Psychiatrie, 6 éd, Alcan, Paris, 1923.
73) Roth M: The natural history of mental disorder in old age, J Men Sci 101; 281, 1955.
74) Sander W: Über eine specielle Form der primären Verrücktheit, Arch Psychiatr 1; 387, 1868.
75) Schulte W, Tölle R: Psychiatrie, 4 Aufl, Springer, Berlin, 1977.
76) Séglas J: La démence paranoïde, Ann Méd Psychol 58, T2; 232, 1900.
77) Sérieux P: La nouvelle classification des maladies mentales du Professeur Kraepelin, Rev Psychiatr 4; 103, 1900.
78) Sérieux P: La Démence précoce, Coueslant, Cahors, 1902.
79) Sérieux P: Capgras J: Les Folies raisonnantes. Le délire d'interprétation, Alcan, Paris, 1909.
80) Snell L: Über Monomanie als primäre Form der Seelenstörung, Allg Z Pyschiatr 22; 368, 1865.
81) 武正建一：モレル，保崎・高橋編：近代精神病理学の思想，金剛出版，東京, p. 15, 1983.
82) 内沼幸雄：クレペリンのパラノイア論，台・土居編：精神医学と疾病概念，東京大学出版会，東京, p. 137, 1975.
83) Westphal JC: Die Verrücktheit, Allg Z Psychiatr 34; 252, 1878.

40歳以降に初発する幻覚妄想状態の臨床的研究
―― 特に予後の見地から ――

　初老期あるいは老年期の精神障害は，発病結実因子が多岐にわたり複雑な臨床像を呈しやすいが，特に40歳以降に初発する非器質性の妄想あるいは幻覚妄想を主徴とする症候群（以下，「本症」と呼ぶ）は，同年齢の他の精神疾患や青年期の統合失調症との関連あるいはその独立性をめぐって症候学的，病因論的に議論がある。

　本研究は予後の見地から本症を特徴づけている要因を分析し，あわせて疾患論的な考察を試みたものである。

1. 対象と方法

(1) 対象の選択

　対象患者は昭和38年1月1日より昭和51年12月31日までの14年間に慶応義塾大学病院精神神経科を受診した外来あるいは入院患者，および，昭和51年1月1日より同年12月31日までの1年間に東京武蔵野病院，斎藤病院，皆川病院，三恵病院，井之頭病院，大泉病院，小林病院，清瀬富士見病院，警友病院のいずれかに入院していたか，あるいは外来受診した患者のうちで次の条件を満足するものを選択した。

　すなわち，初発年齢が満40歳以降で，幻覚，妄想のいずれかあるいはその両方を主徴とし，発症より少なくとも1年以上の経過を追うことができたもので，身体に基礎のある精神障害（症状精神病，器質精神病，中毒精神病），発症時に明らかな意識障害や認知症を認めたもの，発症後急速に認知症に陥ったものおよび躁うつ病を除外し，さらに本研究を行う上に充分な情報が得られた症例である。

　このようにして得られた症例は男性36例，女性99例，計135例で，この

うち著者が直接，患者に面接して情報を得ることのできたものは100例であり，残りはカルテの記載，家族や主治医の観察を総合して多角的に情報を集めたものである．なお病院別の内訳は慶応病院入院44例，同外来通院28例，その他の病院入院58例，同外来通院5例である．

（2）研究方法

対象となる135例のほとんどが発症時に何らかの治療を受けているが，まず発症後1年以内に治療によく反応してすべての異常体験が消失し寛解に達したものを消失群と一括し，治療により多少は幻覚妄想が軽減するとしてもなお1年以上残存するものを残存群と一括し，これを短期予後とした．

次に発症から5年以上の転帰が判明している77例（男性18例，女性59例）を，観察の最終時点の状態像で，以下に示す判定基準に従って4段階に分類し，これを長期予後とした．

この短期予後の2群について遡及的(retrospective)に遺伝体質的，発症前，発症時および経過中の諸要因，臨床病像などを比較し，さらに長期予後との関連を検討した．なお発症から資料収集までの期間は最短1年，最長26年で平均7.02年である．

2. 長期予後の判定基準

A. 寛解後，再発がないかあったとしても短期間にまったく寛解し，その後の社会適応性や職業能力の点で問題のない良好な状態．
B. 現在，社会への適応性を示し一定の職業に従事することが可能であるが，なお多少とも神経症的傾向の認められるもの．
C. 統合失調症の人格変化があるか，時には異常体験が出没するが，家庭生活は可能であり，また通院・服薬しながらある種の職業に従事することもできる状態．
D. 明らかな統合失調症の症状が認められ入院しているか，あるいは家庭にあっても普通の家庭生活のできないもの．感情鈍麻が著しく身の回りの処理も完全でない重症残遺状態から，行動面では一応整ってはいるがはっきりした異常体験（幻覚・妄想）を示す患者がこれに含まれる．

この基準は統合失調症の予後調査で保崎ら[1]が示したものを，一部本研究

に沿うように変更して用いた。A，B，C，Dは従来の完全寛解，不完全寛解，軽快，未治にほぼ相当し，Bの「一定の職業」とはその患者の病前に比較して社会適応能力上で著明な低下が見られず，かつ相当期間持続しているものを示し，Cの「ある種の職業」とはこの基準に適さないものを意味している。

3. 結　果

全135例中，消失群は68例（男性21例，女性47例），残存群は67例（男性15例，女性52例）で，両群の割合はほぼ1:1である。また長期予後のA，B，C，Dはそれぞれ19例（24.6%），15例（19.5%），28例（36.4%），15例（19.5%）である。

(1) 年齢，性別と予後

図1は消失群と残存群の比率を発症年齢別に示したものである。40歳台では消失群が残存群を上回っているが50歳台には逆転し，60歳以降ではさらにその差が開いてくる。図2には両群の男女比を発症年齢別に示した。両群とも平均すると女性が圧倒的に多いが，消失群では男女比が年齢の上昇に従ってしだいに接近してくるのに対し，残存群ではどの年齢層においても一定以上の女性優位が保たれている。すなわち短期予後は若いほど良好で，高齢になると女性の予後が相対的に悪くなる傾向が見られている。

図3は長期予後の段階をA＋B，C＋Dとまとめて発症年齢別に示したものである。両者の比率は50歳台に寛解がやや少ない以外はほぼ1:1である。図4には各段階の男女比を，図5はそれを発症年齢別に示した。いずれの段階でも女性が多いが，

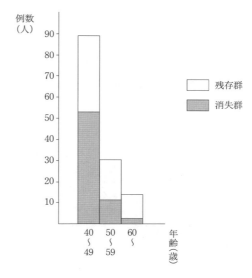

図1　消失群と残存群の発症年齢別比率

44　I 妄　想

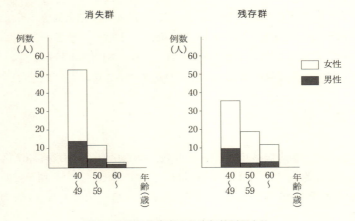

図2　短期予後患者の発症年齢別男女比

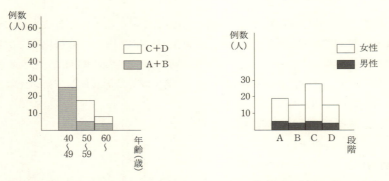

図3　長期予後患者の発症年齢別段階比　　図4　長期予後患者の段階別男女比

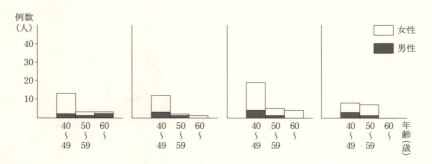

図5　長期予後患者の発症年齢別男女比

その比率に目立った特徴はない。A, B, C の年齢構成は短期予後と類似しているが，D はやや特異な形をとっており，60 歳以降の例を欠き，40 歳台から 50 歳台への例数減少が少なく，男女比は拡がる傾向がある。また 60 歳以降の男性は 2 例しかないが，いずれも A に属している。したがって短期予後の結果と同じことが一部強調されて表れている。

表 1 には遺伝体質的要因 5 項目，表 2 には発症前の要因 10 項目，表 3 には発症時の要因 5 項目，表 4 には臨床病像 23 項目，そして表 5 には経過中の要因 4 項目について短期，長期予後に該当する症例数を示した。各項目と予後との関連を χ^2 検定によって求め，危険率 5% 以下で有意差を得たものを統計的に有意とし * を，さらに危険率 1% 以下を得たものには ** を付してある。なお統計処理は BMD 08D のプログラムにより UNIVAC 1106 を用いて行い，各項目別に不明例を除いた総数を使用した。

(2) 遺伝的体質的要因 (表1)

表 1 に示したように体型では肥満型と細長型はほぼ同数であり，血縁に何らかの精神障害者および自殺者を有するものは 44 例 (33.6%) でそのうち統合失調症と確認されたものは 22 例 (16.8%)，自殺者は 3 例であった。負因が第一親等にあるものは 32 例 (24.4%) でこの半数が統合失調症とされており，内訳を見ると両親 4 例，同胞 23 例，子ども 5 例である。患者の同胞順位はひとり子 10 例 (7.6%) は短期予後の差がないが，異性兄弟中のひとり子，長子，末子であったものはいずれも残存群に多く，それ以外の中間のものが消失群に多いことと対照的で，これは統計的に有意差を見た。

(3) 発症前の要因 (表2)

患者の発症時における社会・経済状態は上の方が短期，長期予後とも良好な傾向が示されているが統計上は有意でない。病前性格では統合失調気質が 79 例 (61.2%) で，循環気質の 43 例 (33.3%) より優勢を占めているが，予後との関連は見られない。しかしこれを反映すると思われる職場や家庭での適応状況を見ると，良好なものは特に長期で寛解に達しやすいことがわかる。表に示したうち，中間と記したなかにはあまり社交性はないが他人とトラブルを起すこともなく，決められた仕事は几帳面に仕上げるので評判は悪くない，というような生活状況のものがかなり含まれており，Klages W [2] が

表1 遺伝体質的要因

要因	短期予後			長期予後					統計上有意のもの	
	消失群	残存群	計	A	B	C	D	計	短期	長期
1 性別										
男　性	21	15	36	5	4	5	4	18		
女　性	47	52	99	14	11	23	11	59		
計	68	67	135	19	15	28	15	77		
2 体型										
肥　満	24	24	48	6	1	14	3	24		
細　長	21	26	47	5	7	8	10	30		
その他	14	14	28	4	6	6	2	18		
計	59	64	123	15	14	28	15	72		
3 遺伝負因 I										
統合失調症	10	12	22	4	1	6	4	15		
その他の精神障害，自殺	10	12	22	2	3	3	3	11		
なし	45	42	87	12	11	18	8	49		
計	65	66	131	18	15	27	15	75		
4 遺伝負因 II										
第一親等にあるもの	17	15	32	4	4	6	5	19		
それ以外にあるもの	3	9	12	2	0	3	2	7		
なし	45	42	87	12	11	18	8	49		
計	65	66	131	18	15	27	15	75		
5 同胞順位										
ひとり子，異性兄弟中のひとり子，長子，末子	25	39	64	5	5	13	10	33	*	
それ以外の中間のもの	40	27	67	13	10	14	5	42		
計	65	66	131	18	15	27	15	75		

* $P < 0.05$

Spätschizophrenie の Hauptgruppe とした病前性格や，Kay DWK [3] が熱中しやすいと記載した性格傾向と似た面も見られた。

　発症まで支障のない結婚生活を営んでいたものは82例（62.1%）にすぎず，残りは何らかの障害が見られている。配偶者と生別あるいは死別したものは残存群に多いが有意でなく，両方を経験したものが消失群，残存群にそれぞれ3例ずつある。子どもを一人ももたないものは27例（20.1%）あり，何らかの理由で発症時に一人暮しをしていたものは21例（16.5%）であった。

　義務教育をこえる教育を受けたものが84例（65.1%）で，大学あるいはそれと同等の学歴を有するものは31例（24.0%）あり，当時（大正末期より昭和初期生まれ）としては教育程度の高い印象を受ける。教育歴13年以上のもの

表2 発症前の要因

要因	短期予後 消失群	短期予後 残存群	短期予後 計	長期予後 A	長期予後 B	長期予後 C	長期予後 D	長期予後 計	統計上有意のもの 短期	統計上有意のもの 長期
1 社会・経済状態										
上	11	6	17	2	1	1	2	6		
中	6	7	13	3	1	3	1	8		
下	5	15	20	0	1	7	4	12		
計	22	28	50	5	3	11	7	26		
2 病前性格										
統合失調気質	40	39	79	9	9	14	8	40		
循環気質	21	22	43	8	2	10	5	25		
その他	4	3	7	1	3	3	0	7		
計	65	64	129	18	14	27	13	72		
3 職場・家庭での適応状況										
良好	18	15	33	6	3	5	0	14		
中間	32	32	64	9	10	16	9	44		**
不良	2	10	12	0	1	3	1	5		
計	52	57	109	15	14	24	10	63		
4 結婚										
未婚	5	3	8	2	1	4	0	7		
配偶者と生別あるいは死別	16	26	42	7	4	11	6	28		
通常の結婚	45	37	82	10	10	12	9	41		
計	66	66	132	19	15	27	15	76		
5 子どもの数										
なし	14	13	27	8	2	8	3	21		
一人	7	10	17	1	2	3	1	7		
二人以上	47	43	90	10	11	16	11	48		
計	68	66	134	19	15	27	15	76		
6 同居数										
一人暮し	10	11	21	6	1	7	1	15		
その他	54	52	106	12	13	19	13	57		
計	64	63	127	18	14	26	14	72		
7 教育程度										
義務教育まで	17	28	45	6	4	15	8	33		
〃を越えるもの	46	38	84	12	11	13	7	43		
計	63	66	129	18	15	28	15	76		
8 知性										
上	32	27	59	12	7	7	4	30		
中	23	31	54	4	6	18	7	35		**
下	4	6	10	0	1	1	4	6		
計	59	64	123	16	14	26	15	71		
9 感覚器の障害										
視力障害のあるもの	10	3	13	4	0	2	1	7		
聴力障害のあるもの	4	5	9	1	0	2	1	4		
両方あるもの	2	0	2	2	0	0	0	2		
いずれもないもの	52	59	111	12	15	24	13	64		
計	68	67	135	19	15	28	15	77		
10 宗教										
何らかの信仰を有するもの	20	18	38	5	4	9	3	21		
有しないもの	39	44	83	12	10	17	11	50		
計	59	62	121	17	14	26	14	71		

** P＜0.01

は消失群に多くなるが統計上に有意差は出ない。しかし学業成績，知能テストの結果，面接時の印象などを総合して判定した知性では，高いものほど主として長期予後が良好となっている。

感覚器障害，特に日常生活に不自由を感じる程度以上の視力，聴力障害を発症前に有していたものは24例（17.8%）であるが，その内訳を見ると視力障害を有するものは寛解に向うが，聴力障害ではむしろ予後が悪い傾向があり，一括して扱えない印象を受ける。

何らかの宗教へ熱心な信仰をもっていたものは38例（31.4%）あり，そのうち新興宗教が19例で最も多く，次いでキリスト教，仏教の順であったが予後と一定の関連はない。

（4）発症時の要因（表3）

発症に際して何らかの誘因が認められたものは64例（53.3%）であり，その大部分（54例）は心因，残りは身体的誘因と判断された。Huber G らは統合失調症の明白な症状の発現に先駆する非特徴的な前兆をとり上げ，これを相性で完全寛解する前哨症候群 Vorpostensyndrome と，連続的に精神病に移行する前駆症 Prodrome に分けているが[4]，このいずれかを確認し得たのは42例（33.6%）で，内訳は前駆症のみ23例（18.4%），前哨症候群のみ13例（10.4%），両方を有したもの6例（4.8%）であった。

発症の月日まで確認し得た急性のものは35例（26.1%）で，発症が急なほど短期，長期のいずれの予後も良好である。またこれと関連して，発症から治療開始までの期間は早いほど有意に予後が良く，3ヵ月以内では消失群が多いがこれを越えると逆に残存群が優勢になる。発症後1年以上を経過してはじめて治療されたものは26例あるが，1例を除いて全例が残存群に属している。

（5）臨床病像（表4）

本研究では発症時に器質精神病，症状精神病と見なされるような意識障害を有する例は除いてあるが，なお錯乱，アメンチア，夢幻様状態などの意識障害の存在が疑われたものを18例（13.3%）含んでおり，これらはいずれも短期予後が良好である。長期予後では例数が少ないが，やはりAに多く含まれる傾向が見られている。発症時に10%以上の体重減少，不眠，便秘，生理

表3 発症時の要因

要因	短期予後			長期予後					統計上有意のもの	
	消失群	残存群	計	A	B	C	D	計	短期	長期
1 発症年齢（歳）										
40～49	53	36	89	13	12	19	8	52	**	
50～59	12	19	31	3	2	5	7	17		
60～	3	12	15	3	1	4	0	8		
計	68	67	135	19	15	28	15	77		
2 誘因										
あり	35	29	64	6	7	12	4	29		
なし	26	30	56	12	8	12	8	40		
計	61	59	120	18	15	24	12	69		
3 前駆症・前哨症候群										
あり	24	18	42	6	5	7	3	21		
なし	39	44	83	11	9	19	8	47		
計	63	62	125	17	14	26	11	68		
4 発症の緩急										
急性	27	8	35	7	5	1	1	14		
亜急性	36	22	58	11	6	15	3	35	**	**
慢性	5	36	41	1	4	11	11	27		
計	68	66	134	19	15	27	15	76		
5 発症から治療開始までの期間										
3ヵ月以内	51	13	64	14	10	7	3	34	**	**
3ヵ月をこえるもの	9	50	59	2	3	18	11	34		
計	60	63	123	16	13	25	14	68		

** $P < 0.01$

不順などの内分泌自律神経症状を認めたものは81例（60％）に達するが，予後との関連はなかった。

　幻覚妄想症状のうち，経過を通じてほとんど幻覚のみあるいは幻覚が前景に立つもの（以下，「幻覚型」と呼ぶ）と，幻覚を伴わないかあったとしてもごく一過性で妄想が病像の主体をなすもの（以下，「妄想型」と呼ぶ）をとり出し，幻覚と妄想がほぼ同程度に見られるものを加えて全症例をこの3型に分けてみると，幻覚型29例（21.5％），妄想型75例（55.6％）で妄想型が優勢である。幻覚型は妄想型より短期，長期のいずれの予後とも有意に良好である。幻覚妄想の程度が同等と判断されたものは消失群に多いが，長期予後では幻覚型と妄想型の中間を占めるように思われる。

　幻覚の種類は一過性のものを含めて幻聴が91例（67.4％）で最も多く，次

表4 臨床病像

要因	短期予後			長期予後					統計上有意のもの	
	消失群	残存群	計	A	B	C	D	計	短期	長期
1 意識障害										
錯乱，アメンチア，夢幻様状態などのあるもの	14	4	18	4	0	1	1	6	＊	
ないもの	54	63	117	15	15	27	14	71		
計	68	67	135	19	15	28	15	77		
2 発症時の身体症状										
体重減少，内分泌自律神経症状などのあるもの	26	25	51	6	3	11	3	23		
ないもの	31	35	66	9	10	14	8	41		
計	57	60	117	15	13	25	11	64		
3 幻覚と妄想の関係										
幻覚型	18	11	29	6	10	2	1	19		
妄想型	28	47	75	7	3	20	12	42	＊＊	＊＊
幻覚と妄想が同程度のもの	22	9	31	6	2	6	2	16		
計	68	67	135	19	15	28	15	77		
4 幻聴										
あり	54	37	91	16	12	19	8	55	＊	
なし	14	30	44	3	3	9	7	22		
計	68	67	135	19	15	28	15	77		
5 幻視										
あり	12	7	19	4	3	1	2	10		
なし	56	60	116	15	12	27	13	67		
計	68	67	135	19	15	28	15	77		
6 体感幻覚										
あり	12	21	33	3	4	11	5	23		
なし	56	46	102	16	11	17	10	54		
計	68	67	135	19	15	28	15	77		
7 幻嗅										
あり	9	13	22	2	2	7	1	12		
なし	59	54	113	17	13	21	14	65		
計	68	67	135	19	15	28	15	77		
8 幻覚の対象										
身近な範囲に限定するもの	33	17	50	10	8	8	4	30		
未知の領域に拡がるもの	18	19	37	6	4	9	4	23		
計	51	36	87	16	12	17	8	53		
9 妄想の内容										
被害妄想のみ	22	29	51	4	7	10	5	26		
被害妄想に微小妄想の加わるもの	25	22	47	3	4	12	6	25		
誇大妄想が混入するもの	18	13	31	11	3	4	4	22		
その他	3	3	6	1	1	2	0	4		
計	68	67	135	19	15	28	15	77		
10 妄想の対象										
身近な範囲に限定するもの	49	40	89	13	10	15	8	46		
未知の領域，虫など	17	27	44	6	4	13	7	30		
計	66	67	133	19	14	28	15	76		
11 Schneider Kの一級症状										
あり	60	47	107	17	14	20	8	59	＊＊	＊
なし	8	20	28	2	1	8	7	18		
計	68	67	135	19	15	28	15	77		

12	考想化声										
	あり	11	9	20	4	6	2	1	13		
	なし	57	58	115	15	9	26	14	64		*
	計	68	67	135	19	15	28	15	77		
13	問答形式の幻聴										
	あり	23	18	41	7	8	7	2	24		
	なし	45	49	94	12	7	21	13	53		
	計	68	67	135	19	15	28	15	77		
14	行為を批評する幻聴										
	あり	41	23	64	14	10	9	5	38	**	*
	なし	27	44	71	5	5	19	10	39		
	計	68	67	135	19	15	28	15	77		
15	身体への影響体験										
	あり	16	22	38	3	5	10	6	24		
	なし	51	45	96	16	10	18	9	53		
	計	67	67	134	19	15	28	15	77		
16	思考奪取その他の思考への干渉										
	あり	16	9	25	1	5	5	4	15		
	なし	51	58	109	18	10	23	11	62		
	計	67	67	134	19	15	28	15	77		
17	考想伝播										
	あり	39	26	65	11	8	13	2	34	*	
	なし	28	41	69	8	7	15	13	43		
	計	67	67	134	19	15	28	15	77		
18	妄想知覚										
	あり	17	16	33	5	3	6	3	17		
	なし	51	51	102	14	12	22	12	60		
	計	68	67	135	19	15	28	15	77		
19	感情, 欲動, 意志領域への作為影響体験										
	あり	38	23	61	11	7	8	6	32	*	
	なし	30	44	74	8	8	20	9	45		
	計	68	67	135	19	15	28	15	77		
20	発症時の感情障害										
	不安, 緊張, 躁うつなどのあるもの	42	25	67	11	7	11	6	35		
	平板, 鈍麻のあるもの	5	11	16	0	1	7	3	11	**	
	いずれもないもの	19	31	50	7	7	10	6	30		
	計	66	67	133	18	15	28	15	76		
21	発症前後の抑うつ様状態										
	あり	49	37	86	11	10	16	8	45	*	
	なし	17	30	47	7	5	12	7	31		
	計	66	67	133	18	15	28	15	76		
22	精神運動性障害										
	興奮, 昏迷, 緊張病症状のあるもの	22	9	31	5	3	4	4	16		
	常同, 拒絶を伴うもの	0	13	13	0	1	3	5	9	**	
	いずれもないもの	46	44	90	14	11	21	6	52		
	計	68	66	134	19	15	28	15	77		
23	感情, 意思の疎通性ならびに人格										
	よく保たれているもの	58	48	106	19	13	20	4	56		
	くずれのあるもの	10	19	29	0	2	8	11	21		
	計	68	67	135	19	15	28	15	77		

* $P < 0.05$, ** $P < 0.01$

いで体感幻覚 33 例 (24.4%), 幻嗅 22 例 (16.3%), 幻視 19 例 (14.1%), 幻味 9 例 (6.7%) の順である。このうち予後と統計上関連を有するのは幻聴のみであるが, 幻視を有するものはやや予後が良好で, 体感幻覚と幻嗅は悪い傾向がある。

　幻覚妄想の対象は家族, 近所など身近に限定されたものが幻覚で 50 例 (57.5%), 妄想で 89 例 (66.9%) あり, いずれも過半数を占めている。妄想内容を見ると被害妄想のみで終始するものと, それに心気, 貧困, 罪業などの微小妄想の加わるものがほぼ同数あり, この両方で 98 例 (73.7%) に達する。誇大妄想を有するものは 31 例 (23.3%) で, 保崎[5] が統合失調症で報告したように, 経過とともに混入してくる場合が大部分 (21 例) であった。

　Schneider K の一級症状[6] を 1 項目でも有するものは 107 例 (79.3%) あり, 有しないものより有意に予後が良好である。その内訳は考想化声 20 例 (14.8%), 問答形式の幻聴 41 例 (30.4%), 行為を批評する幻聴 64 例 (47.4%), 身体への影響体験 38 例 (28.1%), 思考奪取その他の思考への干渉 25 例 (18.7%), 考想伝播 65 例 (48.1%), 妄想知覚 33 例 (24.4%), 感情, 欲動, 意志領域への作為影響体験 61 例 (45.2%) となっている。このうち予後と関連があると見なされるのは考想化声, 行為を批評する幻聴, 考想伝播および感情, 欲動, 意志領域への作為影響体験の 4 項目である。

　発症時に何らかの感情障害を認めたものは 83 例 (62.4%) であり, このうち不安, 緊張, 躁うつなどの症状は消失群に多いが長期の寛解とは必ずしも結びついておらず, 一方, この時既に多少とも感情鈍麻を認めたものに A は 1 例もない。同様の所見は精神運動性障害にも認められ, 発症時に興奮, 昏迷, 緊張病症状のあるものは短期予後が良く, 常同, 拒絶を伴ったものは全例が残存群で長期でも悪い結果が出ている。

　発症時に合併する上述の感情障害とは別に, 幻覚妄想発現の前あるいは後にある程度持続してやや印象を異にする抑うつ的な感情症候群が 86 例 (64.7%) に認められた。幻覚妄想の発現前に見られる場合は一部, 前駆症や前哨症候群と重複しており, 発現後の場合は幻覚妄想が消失したのちに見られることが多い。この症候群についてはあらためて考察するが, さしあたり「抑うつ様状態」と記すことにする。

表5 経過中の要因

要因	短期予後			長期予後					統計上有意のもの	
	消失群	残存群	計	A	B	C	D	計	短期	長期
1 発症年齢(歳)治療内容										
抗精神病薬のみ	44	52	96	14	9	22	10	55		
抗精神病薬と抗うつ薬	14	10	24	4	2	4	3	13		
ECTが加わったもの	8	1	9	1	3	1	0	5		
その他	2	4	6	0	1	1	2	4		
計	68	67	135	19	15	28	15	77		
2 治療開始から症状消失までの期間										
1ヵ月以内	55		55	13	8	6	0	27		
1ヵ月～3ヵ月	11		11	5	1	2	0	8		＊＊
3ヵ月を越えるもの	1		1	0	0	1	0	1		
計	67		67	18	9	9	0	36		
3 再発										
あり	43		43	15	7	8	0	30		
なし	24		24	4	2	1	0	7		
計	67		67	19	9	9	0	37		
4 病識										
充分な病識の出現したもの	20	0	20	9	0	0	0	9		
不充分ながらある程度見られるもの	39	10	49	10	7	8	1	26		
まったく欠如するもの	9	57	66	0	8	20	14	42		
計	68	67	135	19	15	28	15	77		

＊＊ $P < 0.01$

(6) 経過中の要因 (表5)

　経過全般にわたって治療内容を見ると，抗精神病薬のみで治療されたものが96例 (71.1%) で最も多いが，抗うつ薬がいずれかの時期に加えられたものも24例 (17.8%) に見られている。これは対象となる病像の相違を示しているとも見られ，治療効果の差を単純に論ずることはできないが，ECTを併用したものに予後の良い傾向がある。また全例に精神療法的な接近が施されているが，特殊な技法を用いたものはないので，表には記していない。

　治療に対する反応性を示す指標の一つとして，消失群について治療を開始してから幻覚妄想が消失するまでの期間を見ると，1ヵ月以内が55例 (82.1%) を占め，3ヵ月以内にはほとんどの例が消失している。しかし1ヵ月以内に

消失したものと，1ヵ月〜3ヵ月の間に消失したものとの間に長期予後では差がない。一方，3ヵ月を越えて消失した1例は7年後に面接したところ，表面的には家庭内で安定した生活を送っている主婦で幻覚妄想はないが，猜疑的で細部にこだわり病識を欠き，軽い感情鈍麻を認めることからCと判定されている。したがって短期予後とは治療開始から3ヵ月以内における幻覚妄想消失の有無，と言い換えることができ，その期間内であれば消失のスピードには関係しないように見える。

幻覚妄想が消失した症例のうち43例（63.2%）に再発を見ており，3回以上繰り返したものが7例ある。寛解からはじめの再発までの期間は2年以内が32例（74.4%）を占め，その半数は1年以内に再発している。

島崎ら[7]は統合失調症の寛解またはこれに準ずる状態の時期を静態期と呼びこの時期における病識の有無を論じている。本研究でこれに相当する時期の病識を見ると，充分な病識を有するもの20例（14.8%），不充分ながらある程度見られるもの49例（36.3%），まったく欠如するもの66例（48.9%）となっており，病識の出現は長期予後に大きな影響を有していることが示された。

(7) 小　括

これまでの結果から短期，長期のいずれの予後をも良好に導くと考えられる要因を整理すると次のようになる。

1) 急性の発症
2) 幻覚が妄想より前景に立つ幻覚型
3) 幻聴特に一級症状と見なされる行為を批評する声の幻聴
4) 発症から3ヵ月以内の治療開始

次に主として短期予後において寛解に達しやすい要因としては，

1) 同胞順位が中間のもの
2) 発症年齢が若い
3) 発症時に錯乱，アメンチア，夢幻様状態など何らかの意識障害を疑わせる状態や興奮，昏迷，緊張病症状などの精神運動性障害および不安，緊張，躁うつなどの感情障害の混入
4) 一級症状に含まれる作為影響体験
5) 抑うつ様状態

などを統計上からあげることができるが，このうち抑うつ様状態は後述する

ように，要因というよりむしろ結果と見るべきかもしれない。

また短期予後にはあまり関わらないか，あるいは項目の性質上，主として長期の寛解に関連する要因には，

1) 環境への良好な適応
2) 高い知性
3) 人格のくずれがない
4) 短期予後が良好，あるいは治療開始後3ヵ月以内に幻覚妄想が消失すること
5) 病識の出現

などがある。

表6 短期予後と長期予後

		長期予後				
		A	B	C	D	計
短期予後	消失群	18	9	9	0	36
	残存群	1	6	19	15	41
	計	19	15	28	15	77

($\chi^2 = 34.20$　　$P < 0.005$)

個々の要因にはこだわらず全体的な短期予後と長期予後との関係を表6に示した。消失群の半数は完全寛解に達しており，未治は1例もない。逆に残存群ではCとDの合計が83％にもなり，寛解例は少数である。したがって短期予後の良好なものは長期予後も良好であり，短期が悪い場合は長期的に見ても寛解に達しにくい。この所見は危険率0.5％以下で有意である。

(8) 消失群の症例

【症例1】 53歳（発症48歳）　女性　主婦

融通がきかず社交上手ではないが仕事はよくできて，男まさりと言われてきた。結婚しているが子どもは無く，甥に統合失調症の負因がある。隣家との土地問題で心労が重っていたところ，発動性低下を来し家事ができなくなった。近医で「うつ病」と診断され，amitriptylineを投与されていたが軽快せず，3ヵ月後に突然精神運動性興奮，錯乱状態となった。幻視，錯視，作為体験，世界没落体験があり，被害関係妄想に「天才になったような」恍惚感を合併していた。chlorpromazineを中心とする薬物療法により発症後2週間で異常体験はまったく消失し，完全寛解して退院した。その後，外来通院を続けていたが，発症後2年3ヵ月と3年6ヵ月の時点で2回再発した。再発時はいずれも病像は類似しているが誘因は見当たらず，罪業妄想と自殺念慮を合併していたが，初回と同様に短期間の入院で完全寛解し，充分な病識も出て退院している。診断は非定型精神病特に不安・恍惚精神病 Angst-Glückspsychose (Leonhard K) とも考えられた。

【症例2】42歳（発症40歳）　女性　主婦

　女子大卒の学歴を有し明朗活発で社交的であったが，隣人とのトラブルを契機に急性に妄想状態が発現した。幻覚はないが「組織がグルになって監視している」「マイクで盗聴されている」と被害，関係，注察妄想があり，作為体験，妄想知覚などの一級症状も認められた。薬物療法により2週間で完全寛解したが，4ヵ月目に抑うつ様状態を呈し家事ができなくなった。「やる気はあるのに体が思うように動かない」と訴え，敏感になって考え込み自殺念慮も出現した。朝起きるのが辛く午前中の調子は悪いが午後になると比較的良くなると述べ，生理前後に増悪することが多い。このような状態が動揺しながら2年間続いているが，人格のくずれはなく疏通性はよく保たれ病識は充分にある。また発症当時の記憶はところどころ欠損しており，興奮などはなかったが何らかの意識障害の存在が疑われた。

【症例3】46歳（発症41歳）　女性　主婦

　内向的だが几帳面で働き者だった。何ら誘因や前駆症もなく「隣人が家のなかをのぞく」「自分のことを言いふらしている」と妄想状態になった。隣人の声で問答形式や行為を批評する幻聴があり，作為体験も認められた。薬物療法によって3ヵ月で完全寛解したが，その後約2ヵ月間抑うつ様状態が出現し，さらに服薬を中断していたところ7ヵ月目に幻覚妄想が再発した。それから2年間は服薬していれば問題ないが，休薬すると症状が再燃する不安定な状態が続いた。しかし発症3年後からは安定し，少量の維持療法を続けているが中断しても再燃はなく，人格はよく保たれ，病識や接触も充分で完全寛解に至っている。

（9）残存群の症例

【症例4】50歳（発症48歳）　女性　公務員

　幼少時より難聴があり現在まで未婚，母親と2人暮しである。大学卒で知性も高く，仕事はよくできたが非社交的で友人も少なかった。配置転換により慣れない職場で気を遣っていたところ，しだいに緊張が強くなり身構えるようになった。周囲の雰囲気が異質に感じられ，同僚に噂，スパイされているように思いはじめた。幻嗅，体感異常が生じたが幻聴はなく，被害，心気妄想が前景に出ていた。薬物療法によって落着いたが異常体験は消失せず，

病識もあいまでしだいに無為自閉的となった。しかし人格のくずれは目立たず，疎通性も保たれている。

【症例5】70歳（発症56歳）　男性　自営業

兄が自殺，末娘が統合失調症で入院歴のある負因を有し，大学中退で非社交的だが凝り性で仕事はよくできたという。娘の発病を契機に「近所が噂をする」「誰かが忍び込んできて入れ歯をはずす」としだいに妄想状態となった。幻聴，幻視，考想吹入を認め，妄想はしだいに体系化して誇大的になった。着衣などは不潔でだらしないが，反面異常に几帳面なところがあり，毎日規則的に同じ日課をこなしている。14年間薬物療法を続けており，幻覚妄想は消失せず病識もないが，応待は保たれており，服薬を中断すると体験が表面化して周囲とトラブルを起こしている。

【症例6】66歳（発症40歳）　女性　主婦

若い頃から働き者で他人から可愛がられたという。女学校卒で知性も高い。父の死後3ヵ月頃から「夫の様子がおかしい」「近所の姉妹と浮気をしている」と嫉妬妄想を抱くようになった。幻覚はなく，出来事をすべて関係づけて解釈し，妄想は強固に体系化した。体験は薬物治療に反応せず26年間持続しているが，家事は支障なく行っており人格のくずれは目立たない。しかし話がややまとまりを欠き，不精になることもある。病識はまったく欠いており，Paraphrenieと診断されている。

4. 考　察

(1) 本症の臨床像

幻覚妄想を主徴とする精神障害は，頻度はともかくとしてすべての年齢に見られるが，人生後半期に生ずる場合にはその理解に心身両面を考慮する必要がある。加齢に伴う体力，知力の衰弱や性格の尖鋭化，狭量化などを背景に，心理的，社会経済的な孤立が誤った認識を確信へ発展させる傾向を助長し，これは妄想への母胎と見なすこともできる。したがって器質性，非器質性を問わず，この時期の精神障害はいずれも妄想的色彩を帯びる可能性があり，そのなかで本症の非器質性を厳密に主張することは困難である。しかし臨床的には本症に類する一群が存在することは古くから注目されており，

präseniler Beeinträchtigungswahn（Kraepelin 1899），Dementia tardiva（Stransky 1906），Spätkatatonie（Sommer 1910），Involutionsparanoia（Kleist 1913），präsenile Paraphrenie（Albrecht 1914），Involutionsparaphrenie（Serko 1919），Dermatozoenwahn（Ekbom 1940）など種々の名称が与えられてきた。これは互いに部分的な重複があるが，いずれも一つの疾患単位として確立するには至らず，その名称も少数を除いて今日使用されることは稀である。

　本症の頻度は，同じ年齢層の全精神疾患のうちでおよそ 10％前後と見られているが[8)9)]，その臨床像を諸家の報告[10)11)77)]に従って整理すると次のようになる。すなわち性別では圧倒的に女性が多く（2 倍以上），遺伝負因は比較的軽度で，肥満型体型や循環気質の混入[12)]など躁うつ病との接近が見られる一方，発症前に何らかの身体的あるいは精神的な誘因を認めることが多い。失明，難聴などの感覚器障害，未婚者や一人暮しの多いこと，子どもの少ないこと[3)]，社会経済状態の低さ[12)]を指摘するものもある。妄想は被害妄想が主体を占めるが心気，罪業妄想も多く，その主題は具体的かつ世俗的で[2)]しばしば了解可能であり，時には性的な色彩を帯びる[13)]。幻覚は欠くこともあるが見られる場合は主として幻聴で，体感幻覚も多く，内容は現実的でせん妄時の幻覚に近くなり，妄想との区別のつきにくい場合も少なくない。感情障害特に抑うつの混入があり，人格のくずれは目立たず疏通性もよく保たれているとされている。

　本症を統合失調症の範囲で明確にとらえたのは Bleuler M[14)]による遅発統合失調症 Spätschizophrenie の概念である。40 歳以降に初発する統合失調症の存在は，統合失調症をその名称に先だって早発痴呆と名づけた Kraepelin E の著書[15)]にさえパラフレニー Paraphrenie を除いて 5.6％と記載されているが，Bleuler M は全統合失調症の 15％が 40 歳以降に，5％は 60 歳以降に初発すると述べ，その半数に青年期とは異なる非定型な病像を認めている。英語圏では Roth M[16)]が 60 歳以降の妄想患者に遅発パラフレニー late paraphrenia という語を使用し，特異な性格傾向や病前要因をもとに統合失調症に含めている。late paraphrenia という名称の選択について Fish F[17)]は Kraepelin の Paraphrenie とまぎらわしいと批判しているが，これには統合失調症でありながら病像がやや異なるというニュアンスが含まれており，一方 Fish 自身も老年統合失調症には Kleist-Leonhard の Paraphrenie 型をとるものが多いと述べているので，多少概念の混乱を招いている。Post F[18)]は臨床像から本症を paranoid hallucinosis, schizophrenic, schizophreniform の 3 型に分類している。paranoid hallucinosis は幻聴を主体としこれに被害的な誤った確信が加わったもので後二者とはやや異質であり、schizophrenic は Schneider K の一級症状に含まれるような異常体験を有し、schizophreniform は体験の内容が患者の置かれた状況から了解可能なものに当てている。

一方 Janzarik W [19)] は、平均 67 歳の統合失調症様精神病 50 例を集めこれを 5 型に分類し、いずれも青年期の統合失調症とは病像が異なるとしており、Weitbrecht J [20)] も、退行期の妄想精神病では従来の統合失調症診断基準が当てはまらないことを述べているが、いずれにせよ本症の病像が単一でなく、統合失調症であるとしても非定型な面を多く有していることで諸家の見解は一致している。

(2) 本症の転帰

精神障害の本態を知る手がかりの一つとして、予後研究は重要な位置を占めているが、特に横断的な状態像が多彩で複雑な場合には、疾患概念の整理や診断の検討は多くの部分をその予後に依存している。

本症の経過を論じた報告は少ないが、その理由は主として年齢が高いために長期にわたる観察が困難なことや、認知症をはじめとする脳器質症状が年を追うごとに病像を支配して本来の経過が把握しにくいことによると思われる。Bleuler M [14)] は Spätschizophrenie では、慢性単純な経過をとり軽い残遺状態に達するものが多く、Verblödung を呈するものは少ないと述べているが、Holmboe R ら [21)] もほぼ同様の所見を得ている。Huber G ら [22)] の観察によると、Spätschizophrenie の完全寛解は 30%、社会的寛解は 64.3% といずれも青年期より高く、逆に継続入院率は 10% と低値で、予後の良い理由として単相の経過をとるものが多く、定型的統合失調症性欠陥精神病 typisch schizophrene Defektpsychose と混合残遺状態 gemischtes Residuum を呈するものが少ないことをあげている。Funding T [23)] は、50 歳以降で発症した 148 例の妄想患者を 1～6 年後に予後調査を行い、寛解 28%、軽快 21%、不変 51% と報告し、寛解の多くは躁うつ病、心因反応と診断されており、統合失調症や late paraphrenia と診断されたものには 1 例の寛解もなかったとしている。Janzarik W [19)] の報告では 50 例中 6 例が寛解しており、病像は変化してしだいに幻覚症の形になるのが一般的経過であると述べられているが、この Alterschizophrenie に対し

て慢性に経過する妄想の一群を，彼はのちに接触欠損パラノイド Kontaktmangelparanoid という概念でとらえている[24]。

今回の長期予後の結果は上記の報告に比べて完全寛解がやや少ない。また保崎らの行った統合失調症の予後調査結果[1]と比較すると，全体的にはよく似ているがやはり完全寛解が低く出ている。これは本研究が現時点で把握できる患者を対象として retrospective に行われたため，完全寛解したものの一部が散逸したことによるとも考えられる。逆に未治群が少ないことは，そのまま本症が認知症化 Verblödung や継続入院を要する重症残遺を呈しにくいことを示していると思われ，Huber G ら[22]や Funding T[23] の見解と一致している。Funding[23] は，継続入院率が低い理由に薬物療法の効果をあげているが，本症が薬物によく反応することは Post F[18] も報告しており，発症時から充分な投薬を受けた患者の 60% が早期に症状がまったく消失し，90% に何らかの改善を見たとしている。

統合失調症の予後研究では，経過の差異によって病型を分け，それぞれの病前要因や病像を比較することによって分類を整理しようとする立場がある。この方向は Langfeld G[25] に端を発し，Vaillant GE[26]，Stephens JH と Astrup C[27]，武正[28] らに受けつがれており，名称にちがいはあるがほぼ予後の悪い中核群と良好な非定型群の 2 型に分けて検討されている。彼らの所見では，予後良好な要因として知性の高さ，結婚歴，誘因の存在，循環病的要素の混入，急性の発症と急速な寛解，意識や精神運動性障害，疏通性の良さなどが重視されており，遺伝負因はむしろ明瞭な方が良好とする見解が多い。

本症を経過によって分類したものでは，Greger J と Stahl J[29] が 50 歳以降の妄想患者 90 例を 3〜10 年予後で cyclothym-paranoide Form と paranoid-halluzinatorische Form の 2 型に分けた研究がある。前者では挿話性あるいは周期性の経過を有し，不安，興奮，躁うつなどの感情障害を伴い，その都度完全寛解に達して臨床的社会的予後は良好である。後者では慢性の経過をとり，その 1/3 はのちに寛解して社会復帰が可能となるが，1/2 は長期間症状が持続し多くは入院したままとなり，少数例では急速に妄想が発展体系化して Paraphrenie 様の病像を呈し，末期には人格崩壊を伴う残遺状態に至るという。また Schimmelpennig GW[20] は，40 歳以降の妄想精神病 82 例を 5〜10 年観察して Spätschizophrenie と Schizoforme Psychose の 2 型に分けた。彼はここで Spätschizophrenie の名称を古典的な病的過程 Prozeß を有するもののみに限っ

て狭く用いており，中核群と非定型群の分け方に近い。Schizoforme Psychose はさらに挿話性，周期性の経過をとる型と慢性経過をとる型に細分されているが，前者はしばしば感情障害を伴い Greger J と Stahl J の cyclothymparanoide Form にほぼ相当する。

(3) 予後に関連する要因

　本症を特徴づけるとされている病前因子あるいは病像のなかで，今回の結果から予後に関係すると見られたものは意外に少ない。女性が多いことはそのまま予後の良さとは結びつかないが，Huber G ら[22]は女性の方が社会寛解率が高いと述べている。循環病的要素の混入も体型や病前性格に見る限り，予後に大きく関わってはいないようである。Klages W[2] が Spätschizophrenie に多いとした，職業面では活動的だが内面は敏感で冷い性格傾向や，Janzarik W[19] が指摘する社会での活動家，Kay DWK[3] が late paraphrenia で強調している未婚，子どもの少なさ，小さな宗教への帰属などは，所見として認めることはあっても予後を左右するわけではない。Post F[18]は薬物療法の維持に予後の重点を置いており，これを可能にする要因が予後を良好にするとしている。彼によれば社会経済状態の高い方が，維持療法から脱落しやすいので予後が多少悪いとされているが，今回の結果では逆に出ている。

　感覚器障害が社会的孤立を生じさせ，妄想発生に導くという考えは従来からとり上げられている。視力障害を強調するもの[31]も，聴力障害を強調するもの[32]もあるが，今回の結果では両者の予後は必ずしも一致していない。また視力障害は老人性白内障など幻覚妄想の発現と近い時期のものが多いが，難聴は Cooper AF[32] も指摘するように若い頃から続いていた場合が多く，感覚遮断現象の考えを適用する範囲は，ことに聴力障害に関しては限られるのではないかと思う。

　発症時の誘因の存在は統合失調症の非定型群でも重視される要因であるが，いくらか消失群に多い傾向が見られるものの，長期ではまったく差がない。幻覚妄想の内容が現実性を帯びていることは特に寛解と結びついてはおらず，むしろ内容の体系化の程度が予後を左右していると見られる症例が多い。嫉妬妄想などを含めて性的な色彩を有するものは 27 例（20%）を数えたが，有しないものとの間で予後に差は無かった。

　一方，統合失調症非定型群の標識とされている要因と今回の結果を比較す

ると，予後の上で多くの共通点が認められる。以下ではこのことを考え合わせながら，重要と思われる要因について検討を進めることにする。

1) 幻　覚

今回の結果では予後を良好に導く要因として，幻覚の存在ということが表れている。統合失調症では異常な体感や幻嗅，幻味を有するものの予後は悪いとされる場合があり，Huber G [33] や Klages W [34] によってこれらの幻覚に脳器質的背景のある可能性が指摘されているが，症候学的にもこれらの訴えは妄想と区別のつきにくい場合が多いので，一級症状に見られるような幻聴と同等に扱ってよいか疑問である。しかしこれらを含めてもなお幻覚型が妄想型より予後の良好なことは，幻聴，特に幻声の存在が予後と大きな関連をもっていることを示すように思われた。

幻覚と妄想の関係については，古くからどちらが一次性かの議論や，同一の病態から生じる別の表現にすぎないので分離して考えることは意味がない，とする見解もある。一方 Ey H [35] の器質力動論によれば，錯乱病相期の幻覚妄想は意識の断層的解体にもとづいて説明されており，人格の病理を基礎とする慢性妄想とは発生を異にしている。今回の結果でも，幻覚型は妄想型よりも発症時に錯乱，夢幻様状態などのいわゆる意識障害や感情障害を伴うものが多く，人格のくずれが少ない傾向が見られた。また言語論的に幻覚型の方が妄想型より解体の位相が浅いとする考え [36] や，MMPI（Minnesota Multiphasic Personality Inventory）上でより周囲と接触を保っているとの報告 [37] もある。さらに力動論的解釈 [38] によれば，幻覚は病的過程によって失われた対象界を修復しようとするより積極的な意味をもつことになり，寛解への手がかりとして見ることも可能である。

2) 一級症状

周知の如く Schneider K によって提唱された一級症状は，統合失調症診断に際し必ずしも決め手にはならないが，今日なお実用的価値を失っていない。Weitbrecht J [20] は，退行期および老年期の妄想精神病の疾患学を論ずる場合，一級症状を根拠にすることはできないとしているが，今回の結果では何らかの一級症状を有するものは青年期の統合失調症よりむしろ多い傾向が見られた。統合失調症については一級症状のあるものの予後は悪いとする主張 [39] と，むしろ良いとする主張 [40] があるが，本症に関しては資料に乏しく，僅かに Post F [18] が一級症状のないものは多少予後が悪いと述べ，Greger J と

Stahl J [29)] が慢性の経過をとる paranoid-halluzinatorische Form に一級症状を有するものはごく少数しか見られない，と記載しているにすぎない．

一級症状の内容を見ると，個々の症状は臨床的に考想化声，問答，行為批判の3種類の声による幻聴，作為影響体験，妄想知覚の3群に大別できる．de Clérambault G の精神自動症ではこれらは一括して扱われるが [41)]，予後の面から見ると，幻聴と作為影響体験を有するものはともに寛解しやすい傾向があり，妄想知覚は予後の良否にほとんど関わりがないように見える．幻聴はその形式によっていくらか予後との関係が異なっているが，これは出現時期の差によるのかもしれない．幻聴と影響体験はともに外来性 caractère xénopathique を有する点で類似が指摘されており，Janet P の心的緊張力の低下にもとづいて同じ機制から発現すると説明されることもある [42)]．影響体験のなかでは，身体に関するものがやや予後不良の傾向があり，幻覚における体感のように特異な位置を占めている．Huber G ら [22)] は，Spätschizophrenie では青年期の統合失調症と比較して，妄想知覚が多く自我障害が少ないと述べているが，その予後に与える影響については言及していない．

一人の患者が有する一級症状の数については，Koehler K ら [43)] が 16〜60 歳の統合失調症 210 例を調べ，1項目のみを有するものが最も多く，項目が増すごとに減少し6項目以上有するものはないと述べている．今回の結果では，2ないし3項目を有するものが 45 例（33.3%）で最も多く，6項目以上のものも 6 例（4.4%）あり，数の多いほど寛解の傾向が見られるがこれは統計的に有意ではない．項目のとり方には差があるので単純に比較はできないが，本症では青年期の統合失調症より一級症状が多いのではないかと思う．これは本研究の対象の選択を幻覚妄想を主徴とするものに限ったためでもあり，一方この年齢の統合失調症には破瓜型など寡症状の病像が少ないことや，一級症状は統合失調症の中核群よりはむしろ非定型群に多いとする見解 [53)] にもつながるものと思われる．また非定型群に見られる幻覚妄想は人格異質性 persönlichkeitsfremd であることがしばしば強調されており [44)]，本症の消失群の幻覚妄想と形の上で類似が見られる．

3) 病　識

病識 Krankheitseinsicht は Jaspers K [45)] によって「疾患を，その種類と重さにおいて全体として正しく判断すること」と定義されているが，その概念はかなり曖昧で立場によってさまざまに解釈されている．臨床的に病識の出現は

寛解度をあらわす指標と見なされることが多く，定型統合失調症では真の病識は生じないとする見方[46]もある。本症では症状が消失し寛解したように見えても，病識を欠くものの多いことが指摘されている。Post F[18]は71例中病識が充分なもの14例（19.7%），部分的なもの9例（12.7%）で，それ以外は病識を欠いていると報告し，岸本[47]は52例中，はっきり病気と認めその程度の認識もほぼ正しいもの6例（11.5%），それ以外のもの46例（88.5%）としているが，今回の結果を含めていずれも本症の80%以上に充分な病識が出現しておらず，この状態はのちに修正されることはほとんどない。異常体験の消失しない患者の場合は別にして，幻覚妄想がまったく消失した患者の多くは，自らの病的体験について「あの時は確かにあった，思いすごしではない」「もう気にならなくなった」「嫌なことだから思い出さないようにしている」「昔のことだから忘れた」などと述べ，その存在の確信が揺がないものも曖昧にごまかすものもあるが，その反面，日常生活に大きな破綻はない。病識を病に対する全人格的な構えと見る立場[7]では，このような例の一部をMayer-Gross Wの排除Ausscheidungあるいは生々しい印象にもとづく心理機制と解することもでき，一方，力動的な立場[48][49]からは病識欠如を自我の防衛機制としてとらえることも可能である。また今道[50]は病識の中核をStörring GEの自覚Besinnungとしてとらえ，非定型統合失調症と定型統合失調症に見られる構えの相違について論じている。

　病識の成立には病前性格，年齢，学歴，知性，生活史など多くの要因が関与していると思われるが，今回の結果からは学歴や知性の高いものほど有意に病識が出現しやすいという結果が得られた。梶谷[51]は統合失調症に見られる病識欠如の要因として，統合失調症患者の孤立性をあげている。今回の結果にも病識のないものに統合失調気質の占める割合が多い傾向が見られるが統計的に有意ではなく，家族構成や社会における孤立化とは一定の傾向が得られていない。また発症が急な場合は病態の人格への侵襲が軽く，病後において対象化されやすいために病識が生じやすいとされている[51]が，今回の結果でも充分な病識の出現した20例中13例（65%）までが急性に発症しており，残りはすべて亜急性で慢性の発症は1例もない。

　本症が島崎らのいう静態期において病識の出現しにくい理由として，岸本[47]はこの年齢の患者では人格の内部が崩壊しても表面は保たれ，そのためにむしろ治療にも抵抗すると述べており，梶谷[51]も妄想型統合失調症では自

我の形成が高度で反省能力は保たれているが，これを駆使する社会的，交通的場をもたず，病態を反省の対象とし得ないと述べている。いずれにせよ本症では，人格のくずれが目立たず疎通性が保たれているにもかかわらず，病識が出ないという点で奇異な印象を与えるのであるが，病識の出現率そのものは梶谷[51]が統合失調症の寛解者で得た値（完全な病識出現 15.4%）とほぼ一致する。一般に統合失調症が後年発症した場合に，思春期危機を乗りきることのできた人格の強固さと向老期危機の2点から論じられることが多いが，本症に見られるような人格と病識の解離は侵襲が限局して及んだ可能性を考えさせ，一方，受けた侵襲度あるいは生体の解体の程度そのものは深いことを示すようにも思われた。

予後との関係について Post F [18]，梶谷[52]は，長期にわたる維持療法を可能にするという理由から，病識出現の重要性を述べている。この意味で Post は少しでも病識のあるものの予後は良いと述べているが，今回の結果でも不充分ながら病識を有するものはまったく欠如するものより寛解の傾向が見られている。

4) 感情障害

Post F [18] は，late paraphrenia の 58% に抑うつ症状の合併を見ており，一般にこのような感情障害の混入は Greger J と Stahl J [29] の cyclothym-paranoide Form に見られるような良好な転帰を予測させるが，彼らの paranoid-halluzinatorische Form にも 6 例（11.5%）に一過性の感情障害が認められており，これらの予後に及ぼす影響については触れられていない。Post [18] は彼の schizophrenic group には感情障害の合併が少なく，むしろ感情交流の乏しさが見られると述べている。また抑うつの混入は一時的な寛解を得やすいが長期的な予後とは関係しないとしており，これは今回の結果と一致する所見である。

発症前に何らかの感情障害の既往を有する場合を調べると，Post [18] は 88 例中 15 例（17.0%）に挿話性の抑うつ症状を認め，より軽い気分変動，不機嫌などを含めると 38% に達するが，治療を要したのはわずか 3 例にすぎないと述べている。またこのような既往のあるものは paranoid hallucinatory group に多いが，必ずしも発症後に抑うつを合併するとは限らないとしている。これらの症状の多くは前述の前駆症あるいは前哨症候群に含まれると考えられ，Huber G ら[22]は Spätschizophrenie における両者の頻度を 42.8% とし，全統合

失調症に見られる 38.3% より多いとしている。今回の結果では，植物神経症状や非特異的な異常身体感覚などを含めた前駆症ないし前哨症候群の頻度は，Huber らの報告よりやや低く出ている。Gross G [4] によるとこれらを有する統合失調症では有しないものより完全寛解が少なく欠陥症候群が多いとされているが，今回の結果で見る限りこれらの症状を有する群に短期の寛解がやや多い傾向にある以外に目立った特徴はない。

一方，幻覚妄想の発現に前後して「抑うつ様状態」と記した一群の感情症状が存在する。特に目立つのは幻覚妄想が消失したあとにいくらか間をおいて出現する抑うつないし無力状態で，患者は「何もやる気が起こらない」「根が続かない」「やろうとしても体が思うように動かない」などと訴え，同時に多感で細部にこだわる傾向があり，過剰な自己反省をして「自分は役に立たない人間になって，皆に迷惑をかけている」と嘆くこともある。したがって症状の中核は発動性減退と考えられ，抑うつ感情はしばしば二次的でこれを欠くことがあり，時には離人症状として訴えられることもある。Pitt B [54] がこの年齢の妄想患者は治療後，古典的な抑うつ状態になることがある，と記載したものの一部はこの状態を指していると思われるが，一般に幻覚妄想消失の数週間から数ヵ月後に何ら理由なく発現することが多く，時にはまったく寛解して治療を中止していた患者が数年後に抑うつ状態を前景にして再受診することもある。このような症状は数ヵ月あるいは年余にわたって遷延する場合が多いが，しばしば動揺性で morning depression に似た日内変動や生理前後に一致した増悪を繰り返した例もある。治療には抵抗し，Petrilowitsch N [55] の指摘にもかかわらず抗うつ薬を使用しても今回の研究で知り得た範囲では，充分な効果の得られた例はなかった。

本症状は情意面の障害という点で無為 Abulie とつながりがあり，実際，遷延した場合にはそう解せざるを得ない症例もある。しかし大部分の患者はここでも人格のくずれが目立たず，冷たさや感情鈍麻を欠き疎通性がよく保たれている。Post [56] が統合失調感情精神病 schizo-affective psychosis を，Janzarik W [19] が単一精神病 Einheitspsychose を再び持ち出している理由の一つはこの点にもあるように思う。力動的見地では急性統合失調症の decompensation および reintegration の時期に 60% の頻度で抑うつが起きるという報告 [57] や libido の枯渇に原因を求める見解 [58] もあるが，他方このような臨床像は Conrad K [59] の言うエネルギー・ポテンシャルの減衰 Reduktion des energetischen Potentials や

Huber[60]の純粋欠陥 reiner Defekt を思い起こさせる。Huber 自身は純粋欠陥を非特異的なものと見なし，これに統合失調症の表現症状が加わって定型的な統合失調症性欠陥の状態になるとしている。その記載は非可逆性という点にこだわらなければ，ここで問題にしている状態像と多くの点で一致しており，彼も Spätschizophrenie では青年期の統合失調症に比べて慢性純粋精神病 chronische reine Psychose が多くなると述べている[22]。また同じ状態は薬物による症状変遷 Symptomwandel と見る見解もある[61]。

感情障害と関連して，本症における自殺の問題がある。一般に老年期には自殺が多く，その原因として生物学的原因特に抑うつ状態の重要性が指摘されている[62]。今回の結果で自殺企図のあったものは男性6例，女性14例の合計20例（14.8％）で，大原の報告[63]に見る内因性うつ病（29.7％）や心因反応（16.2％）より低く，初老期および老年期精神病（9.6％）や統合失調症（6.8％）より高い。また自殺企図に至らなくとも，何らかの形で希死念慮を表現したものは25例（18.5％）あった。

自殺企図者の年齢は40歳台が17例，50歳台が3例で60歳以降は見られず，通常の自殺統計[62]とは異なっている。このうち13例（65％）が消失群に属し，17例（85％）に抑うつ症状を認め，しかも消失群のほとんどは幻覚妄想消失後の前述した抑うつ様状態の期間内に行われており，既往歴に悩んだ心因反応[64][65]あるいは薬物療法の影響[66]とする解釈も可能であるが，のちに直接の動機を尋ねても「何だか生きているのが嫌で」「つまらなくなって」と曖昧なあるいは他人事のような表現をするものが多かった。梶谷[64]は明確な病識の出現を予告徴候に加えているが，今回の結果で見る限り自殺企図者のうち当時充分な病識を有していたものは4例にすぎず，両者の間に一定の傾向は得られなかった。

5) 再　発

向精神薬の導入以来，統合失調症の社会的寛解が増え退院率が増加した一方，再発や再入院の増加も指摘されている。したがって統合失調症の予後を考える上で再発の要因を把握しそれを防止することが，今日の課題の一つになっている。諸家の報告[67]～[70][78]によれば寛解した統合失調症の再発率は，多く再入院率であらわして32～87％となっているが，今回の結果で得られた本症の再発率もほぼこれに一致する。

新福[68]は真の spontanes Rezidiv は稀で，大半は治療上の過誤によると述

べているが，再発の要因として服薬の中断を重視するものが多く，今回の結果でも再発前の服薬状況を知り得た29例中22例（75.9%）が中断あるいは不規則なのみ方をしていた。一方，規則的に服薬していたものでも西園[70]は24.2%，大熊ら[67]は58%に再発を見ており，服薬のみでは再発を防止できないとしている。本研究でも7例（24.1%）が継続服薬中に再発しており，うち1例は抑うつ状態に陥ったので抗うつ薬に切りかえて投与していたところ，幻覚妄想の再発を見たものである。

そのほかの要因として薬や主治医の変更，環境における精神的緊張，未婚や離婚，経済状態の低さなどが指摘されており，西園[70]は自己実現の場を失うような状況変化を重視している。今回の結果では未婚者や一人暮しに再発が多い傾向は無く，遺伝負因とも一定の関係は得られなかった。

再発例の予後は必ずしも悪くないとの指摘があり，本研究でも長期予後を知り得た37例中40.5%が完全寛解に達している。これは寛解のない例に再発もないので，寛解しやすい群を対象にしているためと見ることもできるが，西園[70]は再発によって健康な部分も活性化し，かえって現実性と洞察が深まる可能性を述べている。

（4）診断の問題

本研究では年齢，幻覚妄想症状，非器質性の3点から対象を選択したので，当然ながら表7に示すような種々の診断名がつけられている。最終診断とは主治医が治療過程の間に判断したもので，退院時に記載されたものが多いが時期は必ずしも一定していない。初診時から最終診断への変更を見ると，状態像名や神経症，躁うつ病圏の診断名が減少し，大半は統合失調症や特殊な名称の慢性精神病へ変更されている。このような場合は初診時診断の根拠に年齢，疎通性の良さ，心因の存在を重視したものが多く，経過を見るうちに幻覚妄想が消失しないことや，ほかの統合失調症標識を見出して診断が変更されたものである。心因反応，妄想反応の診断があとになっても変更されない場合は，治療に対する反応性やある程度の病識出現を根拠にしているものが多い。この年齢の心因反応については茂田[71]が器質力動的見地からその症状発生機制の分析を試みているが，症例の一部はSpätschizophrenieに含まれるとしており，Bleuler M[14]も心因反応とSpätschizophrenieと確実に区別することはできないと述べている。最終診断で躁うつ病圏の診断のついてい

表7 診断名

	初診時	最終
統合失調症	25	49
パラフレニー，遅発パラフレニー	4	11
慢性妄想病，慢性幻覚精神病，皮膚寄生虫妄想，幻覚症，慢性体感幻覚症	4	8
妄想状態，幻覚妄想状態，錯乱状態，老人性妄想状態，更年期妄想状態	32	17
心因反応，妄想反応，ヒステリー，神経症，精神衰弱，敏感関係妄想	21	16
抑うつ状態，うつ病，躁状態	13	4
非定型精神病，周期性精神病，統合失調感情精神病	4	3
退行期精神病，老年期精神病，脳動脈硬化性精神病	6	4
その他	3	1
不明，診断未定	23	22
計	135	135

るものが4例あるが，特にこの年齢のうつ病に妄想症状が出現しやすいことはよく知られており，被害妄想を有する場合に本症との鑑別は困難である。Fish F [72] は paranoid depression を統合失調症圏に含める方がよいと述べているが，この4例はいずれも幻覚を有し寛解後も病識が不充分で，うつ病とするのに疑問が残るため本研究に含めたものである。

　ここで見られるような数多くの診断名や診断変更が，そのまま本症を疾患論的に把握することの困難さを物語っており，Janzarik W [19] は「疾患論的な限界づけを無視することも場合によっては致し方ない」と述べるに至っている。困難さの最大の理由は，本症に青年期の統合失調症の知見を当てはめにくい面が多いことと，基本にすべき統合失調症が諸家によって混乱していることの2点によると思われ，多元診断 mehrdimensionale Diagnostik の重要性が指摘されている [2][12][73]。今回の結果を見ると本症を特徴づけている要因と統合失調症の非定型群の標識となる要因とはいくらか相違がある。すなわち両者に共通する要因も認められるが，本症の特徴が必ずしも良好な予後と結びついておらず，むしろ予後を良好に導くと判定された要因は統合失調症非定型群で重視されるべきものと一致している。

　ここで短期予後のもつ意味について考えてみたい。治療後早期に症状が消失するかしないかは，治療に対する病態の反応性の差にほかならない。しかし稀には発症時に何らかの理由で治療を受けなかったものでそのまま数ヵ月後に寛解した例があり，したがって短期予後とは治療も含めて生体と侵襲との相互の関わり合いを比較的早期に見ていることになる。侵襲が弱いか生体

が強い場合には症状が消失し，逆の場合は残存すると機械的に考えてみると，短期予後を良好に導く要因とは侵襲の弱さか生体の強さ，あるいは両者のかかわり合いが比較的浅い場合の表現を示していると見ることもできる。これに対して長期には本来の表現が加工される可能性があり，これを良好に導く要因とは短期に得られた寛解状態を維持する必要条件を示しているのではないだろうか。すなわち短期予後に関する要因はより生物学的色彩が強く，長期予後のそれは社会的な面が多く反映されると言いかえることもできる。

このような予後を有する本症を統合失調症と見るか否かは観察者の統合失調症観にかかっている。したがってこの点を論じることの意味は少ないが，本症に見られる病識出現率の低さ，再発率の高さ，欠陥状態ともとれる抑うつ様状態など予後の面から本症と統合失調症の類似性を指摘することはできるであろう。この意味では消失群と残存群を，統合失調症の非定型群，中核群にそれぞれ対応させて考えることも可能である。遺伝学的な面からは本症が統合失調症と近縁であるとするもの[14]と異なるとするもの[74]があり一定していないが，本症の消失群に同胞順位の中間のものが多いことと統合失調症が長子あるいは末子に発現しやすいとする報告[75][76]とを対照してみることも興味深い。Kay DWK[3] は late paraphrenia を polygenetic な疾患と考えているが，Post F[18] はこれに外因が結合して孤立性の病像をつくるのであり，遺伝負因の低さも含めて統合失調症の「部分型」ないし「不全型」と解釈している。本症では侵襲と生体との関わりが限られた部分でなされるが，その範囲内では個々の症状の独立性が際立って，青年期よりむしろ症状本来のいわば純粋な表現をとり得るのではないかと思われる。

5. 総　括

1. 40歳以降に初発した非器質性の幻覚妄想状態 135例（男性 36例，女性 99例）を対象に，予後の見地から検討して以下の所見を得た。
2. 全例は発症後1年以内あるいは治療開始後3ヵ月以内に幻覚妄想症状の消失する消失群 68例と，消失しない残存群 67例の2群に大別することができ，消失群は残存群に比べて5年以上の長期予後が有意に良好である。
3. 消失群と残存群を区別する標識を retrospective に見ると，消失群に多い要因として発症年齢の若いこと，同胞順位が長子でも末子でもない中間である

こと，急性の発症と早期の治療，意識・感情・精神運動性障害の存在，妄想より幻覚，特に幻聴が前景に立つこと，Schneider K の一級症状特に行為を批評する声の幻聴と作為影響体験の存在などがあり，これらと統合失調症非定型群の標識との類似性を指摘した。また発症年齢が高くなると女性の予後が相対的に悪くなる傾向が見られた。

4. 短期に得られた寛解を維持する要因と見なされるものに社会適応の良さ，知性の高いこと，人格にくずれがなく疏通性が保たれていること，病識の出現などをあげることができる。

5. 本症が統合失調症圏に含まれる可能性を論じ，消失群と残存群はそれぞれ非定型群，中核群に対応し得ることを述べた。

文 献

1) 保崎秀夫・岡本正夫・武正健一・浅井昌弘・村上圀世・仲村禎夫：転帰からみた精神分裂病中核群と非定型群の診断．精神医学 12；287-295, 1970.
2) Klages W: Die Spätschizophrenie. Ferdinand Enke, Stuttgart, 1961.
3) Kay DWK: Late paraphrenia and its bearing on the etiology of schizophrenia, Acta Psychiat Scand 39; 159-169, 1963.
4) Gross G: 精神分裂病の前駆症と前哨症状群．精神分裂病と躁うつ病（Huber G 編，保崎秀夫・武正健一・浅井昌弘・仲村禎夫・岡本正夫・村上圀世訳），医学書院，pp.198-208, 1974.
5) 保崎秀夫：分裂病における被害妄想について──特に誇大妄想との関係において．精神経誌 62；326-338, 1959.
6) Schneider K（平井静也・鹿子木敏範訳）：臨床精神病理学．文光堂，1959.
7) 島崎敏樹・阿部忠夫：精神分裂病の〈病識〉に関する一つのアプローチ．精神医学 5；97-103, 1963.
8) 大森健一：精神分裂病と年代Ⅲ．老年期．精神分裂病（横井晋・佐藤壱三・宮本忠雄編），医学書院，pp.201-223, 1975.
9) 杉本直人：老年期の幻覚・妄想症．老年精神医学（加藤正明・長谷川和夫編），医学書院，pp.316-328, 1973.
10) 杉本直人：老年期の内因性精神病およびその類縁疾患．現代精神医学大系第 18 巻，老年精神医学（黒丸正四郎・新福尚武・保崎秀夫編），中山書店，pp.238-262, 1975.
11) Post F（清水信訳）：老人の臨床精神医学．医学書院，pp.122-139, 1971.
12) Hirschmann J und Klages W: Konstitutions-spezifische Leitlinien bei den Psychosen des höheren Lebensalters. Arch. Psychiat. Zschr. ges. Neurol. 196; 254-264, 1957.
13) Whitehead JA（清水信訳）：老人の精神障害．医学書院，p.52-61, 1975.
14) Bleuler M: Die Spätschizophrener Krankheitsbilder. Fortschr. Neurol. Psychiat 15; 259-290, 1943.
15) Kraepelin E: Lehrbuch der Psychiatrie. 8 Aufl. Johann Ambrosius Barth, Leipzig, 1913.
16) Roth M: The natural history of mental disorder in old age. J. Ment. Sci. 101; 281-302,

1955.
17) Fish F: Senile schizophrenia. J. Ment. Sci., 106; 938-946, 1960.
18) Post F: Persistent persecutory state of the elderly. Pergamon Press, Oxford, 1966.
19) Janzarik W: Zur problematik schizophrener Psychosen im höheren Lebensalter. Nervenarzt, 28; 535-541, 1957.
20) Weitbrecht J: Zur Frage der paranoiden Rückbildungspsychosen. Nervenarzt, 12; 329-337, 394-405, 1939.
21) Holmboe R, Noreik K and Astrup C: Follow-up of functional psychoses at two Norregien Mental Hospital Acta Psychiat. Scand 44; 298-310, 1968.
22) Huber G, Gross G und Schüttler R: Spätschizophrenie. Arch. Psychiat. Nervenkr 221; 53-66, 1975.
23) Funding T: Paranoid psychosis in later life. Acta Psychiat. 169; 356-361, 1963.
24) Janzarik W: Über das Kontaktmangelparanoid des höheren Alters und den Syndromcharakter schizophrenen Krankseins. Nervenarzt 44; 515-526, 1973.
25) Langfeld G: The prognosis in schizophrenia and the factors influencing the course of the disease. Acta Psychiat. et Neurol. Scand 13, 1937.
26) Vaillant GE: The prediction of recovery in schizophrenia. J. Nerv. Ment. Dis. 135; 534-543, 1962.
27) Stephens JH and Astrup C: Prognosis in "Process" and "Non-process" schizophrenia. Amer. J. Psychiat. 119; 945-953, 1963.
28) 武正建一：精神分裂病の予後に関する知見補遺——特に発症年令との関連において．三浦岱栄教授還暦記念論文集，慶應義塾大学医学部精神神経科教室，pp.301-308, 1963.
29) Greger J und Stahl J: Verlaufsuntersuchungen bei paranoiden Psychosen des Rückbildungsalters. Arch. Psychiat. Zschr. ges. Neurol. 209; 186-206, 1967.
30) Schimmelpennig GW: Die paranoiden Psychosen der zweiter Lebenshälfte. Bibl. Psychiat. Neurol. Fasc 128, S. Karger, 1965.
31) Lange E und Poppe G: Factoren der sozialen Isolierung im Vorfeld paranoider Beeintrachtigungssyndrome des hoheren Lebensalters. Nervenarzt 35; 194-200, 1964.
32) Cooper AF: Deafness and psychiatric Illness. Brit. J. Psychiat., 129; 216-226, 1976.
33) Huber G: Die coenästhetische Schizophrenie. Fortschr. Neurol. Psychiat. 25; 491-520, 1957.
34) Klages W：精神分裂病と脳器質症状の類似性．精神分裂病と躁うつ病（Huber G 編，保崎秀夫ほか訳），医学書院，pp.174-182，1974.
35) Ey H（大橋博司訳）：意識Ⅰ，Ⅱ．みすず書房，1969.
36) 宮本忠雄：妄想と言語——精神分裂病の言語論的理解．分裂病の精神病理1（土居健郎編），pp.161-186，1972.
37) Lewinsohn, PW: Characteristics of patients with hallucinations. J. Clin Psychol. 24; 423, 1968.
38) 倉持弘：幻覚研究の精神病理学的展望．B．力動的研究．幻覚の基礎と臨床（高橋良・宮本忠雄・宮坂松衛編），医学書院，pp.19-31，1970.
39) Taylor MA: Schneiderian first-rank symptoms and clinical prognostic features in schizophrenia. Arch. Gen. Psychiat. 26; 64-67, 1972.

40) Mellor CS: First rank symptoms of schizophrenia. Brit. J. Psychiat. 117; 15-23, 1970.
41) 小木貞孝：フランスの妄想研究（4）．精神医学2；725-739，1960.
42) 宮本忠雄：幻覚研究の精神病理学的展望，C．人間学的研究，D．総括と展望．幻覚の基礎と臨床（高橋良ほか編），医学書院，pp.30-42，1970.
43) Koehler K, Guth W and Grimm G: First-rank symptoms of schizophrenia in Schneider-Oriented German Centers. Arch. Gen. Psychiat. 34; 810-813, 1977.
44) 鳩谷龍：非定型精神病．精神医学第3版（村上仁・満田久敏・大橋博司編），医学書院，pp.639-656，1976.
45) Jaspers K（内村祐之・西丸四方・島崎敏樹・岡田敬蔵訳）：精神病理学総論　中巻．岩波書店，pp.169-189，1955.
46) Müller M: Prognose und Therapie der Geisteskrankheiten. Georg Thieme, Stuttgart, 1949.
47) 岸本淳：老年精神障害の研究（第Ⅱ報）——後年初発の非器質的精神障害について．精神医学研究所業績集12；75-87，1965.
48) 西園昌久：病識の精神力動．精神医学5；111-119，1963.
49) Schulte W: Zum Problem der Krankheitsuneinsichtigkeit bei Psychosen. Nervenarzt, 29; 501-509, 1958.
50) 今道裕之：定型および非定型分裂病者の病に対する構えについて．精神医学8；31-36，1966.
51) 梶谷哲男：精神分裂病の病識欠如について（その1，その2）．精神医学5；871-875，981-987，1963.
52) 梶谷哲男：寛解期分裂病者における病識に関する二，三の問題．精神医学9；173-177，1967.
53) 笠原嘉：一級症状．精神医学事典（加藤正明・保崎秀夫・笠原嘉・宮本忠雄・小此木啓吾編），弘文堂，p.32，1975.
54) Pitt B（木戸又三訳）精神老年医学入門．文光堂，pp.78-85，1977.
55) Petrilowitsch N：分裂病性および循環性精神病の消褪期の不全症状群．精神分裂病と躁うつ病（Huber G 編，保崎秀夫ほか訳），医学書院，pp.130-139，1974.
56) Post F: Schizo-affective symptomatology in later life. Brit J Psychiat 133; 1265-1268, 1976.
57) Donlon PT, Rada RT and Arora KK: Depression and the reintegration phase of acute schizophrenia. Amer. J. Psychiat 133; 1265-1268, 1976.
58) Ostow H: Theory of psychic energetics. Rev. Canad. Biol. 20; 591-602, 1961.
59) Conrad K（吉永五郎訳）精神分裂病——その発動過程．医学書院，1973.
60) Huber G: Reine Defektsyndrome und Basisstadien endogener Psychosen. Fortschr. Neurol. Psychiat. 34; 409-425, 1966.
61) Huber G: 精神分裂病研究の現況．精神分裂病と躁うつ病（Huber G 編，保崎秀夫ほか訳），医学書院，pp.209-218，1974.
62) 大原健士郎・笠原洋勇：老年期の自殺．老年心理学（長谷川和夫・霜山徳爾編），岩崎学術出版社，pp.250-262，1977.
63) 大原健士郎：自殺の生物学的要因．精神医学2；615-620，1960.
64) 梶谷哲男：精神分裂病者の自殺（前編）——病識のあるものの自殺．精神医学7；37-41，1965.
65) 大原健士郎：「精神分裂病者の自殺」への討論．精神医学7；474-476，1965.

66) 立山萬里・荻田和宏：精神分裂病女子患者の自殺と向精神薬療法の影響——neuroleptica による抑うつについて．慶應医学 53；547-551，1976．
67) 大熊輝雄ほか：精神分裂病の「再発」に関する一実態調査．精神医学 12；949-958，1970．
68) 新福尚武：分裂病における再発と治療の限界．精神医学 7；309-316，1965．
69) 村田豊久・西園昌久：精神分裂病の予後に関する研究．精神経誌 75；607-644，1973．
70) 西園昌久：いわゆる「再発」と再発研究の問題点．臨床精神医学 3；891-900，1974．
71) 茂田優：初老期以降の心因反応——特にその内的準備性および症状発生の機制についての一考察．精神経誌 73；717-745，1971．
72) Hamilton M: Fish's schizophrenia, 2 ed. John Wright & sons, Bristol, 1976.
73) 新福尚武：老年期の精神障害，A．総論．現代精神医学大系 18，老年精神医学（黒丸正四郎ほか編），中山書店，p.91-110，1975．
74) Funding T: Genetics of paranoid psychoses in later life. Acta Psychiatr. Scand., 37; 267-282, 1961.
75) 山口隆ほか：分裂病および神経症の同胞順位．精神医学 6；578-586．1964．
76) 小川信男・越智浩二郎・山本和郎：分裂病と同胞順位．精神医学 6；587-593，1964．
77) 斎藤茂太：晩発性精神分裂病の臨床的研究．植松名誉教授就任記念論文集，慶應義塾大学医学部神経科教室，pp.152-190，1954．
78) 増野肇ほか：精神分裂病の再発に関する調査．精神医学 18；1147-1154，1976．

40歳以降に初発する幻覚妄想状態
―― 特に性差，発症年齢と予後との関連について ――

はじめに

　40歳以降，すなわち人生後半期に初発し，非器質性の幻覚妄想を主徴とする一群の精神障害（以下，「本症」と呼ぶ）については，古くからその存在が知られていたにもかかわらず，実証的な研究に恵まれなかったように思う。まず，この年齢の患者では非器質性の判断が曖昧になりやすいこと，心因反応やうつ病との鑑別が困難で対象をしぼりにくいことがあり，一方，本症と比較すべき統合失調症概念の混乱がその理由としてあげられる。

　著者[1]は先に本症の臨床的研究を行い，これらの患者が発症後1年あるいは治療後3ヵ月以内に幻覚妄想症状の消失する予後良好な「消失群」と消失しない予後不良の「残存群」の二群に分けられることを示した。両群を区別する標識を retrospective に見ると，消失群の患者には同胞順位が長子でも末子でもない中間のものが多く，おおむね急性に発症し早期に治療を受けており，意識・感情・精神運動性障害を伴うものが多く，妄想より幻覚が前景にたち，Schneider の一級症状，特に行為を批評する声の幻聴と作為影響体験の目立つことなど，いくつかの予後の良否に関連する因子（以下，「予後因子」と記す）を抽出した。また，予後は発症年齢が若いほど良好で，高齢になると女性の予後が相対的に悪くなる傾向も合わせて指摘した。

　本論文の目的は，性差ならびに発症年齢の面から，これら諸因子と予後との結びつきをさらに詳細に検討して考察を加えることにある。

1. 方法と結果

(1) 症例の選択

ここで対象とする本症に属する症例は，以下の条件を満足するものとした。すなわち，初発年齢が満40歳以降で，幻覚，妄想のいずれかあるいはその両方を主徴とし，発症より少なくとも1年以上の経過を追うことができたもので，身体に基礎のある精神障害（症状精神病，器質精神病，中毒精神病），発症時に明らかな意識障害や認知症を認めたもの，発症後急速に認知症に陥ったものおよび躁うつ病を除外して得られた症例である。

(2) 本症の位置づけ

まず，本症が同年齢層に生じる精神障害のなかで占めるおおよその割合を知る目的で，1976年1月1日から同年12月31日までの1年間に慶應義塾大学病院精神神経科を受診した40歳以降の初診患者722例（男性329例，女性393例）を調査した。これは同年の当科の全初診患者2,430例の29.7%にあたるが，その内訳をPost[2]の分類（一部改変）にもとづいて表1に示す。「神経疾患」の項には精神症状のない純粋な脳神経障害のほかに，頭痛，てんかんなども入れ，「その他」にはアルコール症，薬物中毒などが含まれている。初診時の年齢が40歳以降で幻覚妄想を主徴とする患者は88例見出されたが，このうち症状が40歳以前から続いていたもの，青年の再発と考えられるもの

表1 本症の頻度

精神神経障害 \ 発症年齢・性	40歳以降 男性	40歳以降 女性	計	60歳以降 男性	60歳以降 女性	計
脳の病変に伴う精神障害	68	38	106	28	17	45
感情障害	69	93	162	19	25	44
幻覚妄想症状群（本症）	30 (20)	58 (51)	88 (71)	1 (1)	8 (5)	9 (6)
人格障害，神経症	93	158	251	16	24	40
神経疾患	50	38	88	14	6	20
その他	19	8	27	1	1	2
計	329	393	722	79	81	160

（カッコ内は当該年齢における初発例，60歳以降の症例は40歳以降の欄からさらに分けたもの）

を除くと71例（男性20例，女性51例）となり，同年齢の全精神障害の9.8%（神経疾患を除くと11.2%），当科の全初診患者の2.9%を占める。これを予後に関する前述の定義に従い二群に分けてみると，消失群24例，残存群27例で後者がやや多いがほぼ1：1となり，残りの20例は途中で来院しなくなるなどの理由で観察期間が短く，条件を満たしえなかった患者である。表1の右側にはこのうちからさらに60歳以降の症例を分けて示した。幻覚妄想症状群9例のうち，この年齢に初発と見なされたものは6例（男性1例，女性5例）にすぎず，同年齢の精神障害の3.8%（神経疾患を除くと4.3%）である。すなわち本症は高齢になると数の上でも相対的な割合においても減少し，男女比が拡大する傾向が見られる。

（3）予後に関する因子

このようにして得られた症例に，過去14年間の慶應病院入院患者，および9施設の関連病院（東京武蔵野病院，斎藤病院，皆川病院，三恵病院，井之頭病院，大泉病院，小林病院，清瀬富士見病院，警友総合病院）の外来，入院患者から選択した本症に該当する症例を加えて，合計135例（男性36例，女性99例）を対象に，性差，発症年齢と予後因子との関連を検討した。ここでも消失群は68例，残存群は67例でほぼ1：1である。表2は先の研究で得られた消失群と残存群を区別する予後因子について，性差ならびに発症年齢別の症例数の推移を示したものである。各項目ごとに不明例を除いた総数を用いてχ^2検定を行い，危険率1%以下で有意差を得たものには＊＊を付した。

同胞順位の中間のものは男性に多く女性に少ない傾向があり，発症が40歳台，50歳台では長子，末子のものより僅かに多いが，60歳以降では逆に少なくなっている。急性に発症するものは，男性で44.4%に達するが女性では19.4%と少なく，この差は統計上有意である。また発症年齢が上昇するにつれて急性発症例の比率が40歳台，50歳台，60歳以降でそれぞれ21.3%，35.5%，35.7%と増加するが，慢性に発症するものには一定の傾向がない。錯乱，アメンチア，夢幻様状態などのいわゆる意識障害を伴うものは女性に多い傾向があるが，発症年齢に応じた著明な変化は見られない。不安，緊張，抑うつなどの感情障害と興奮，昏迷，緊張病症状はやや女性に多く，発症後比較的早期から感情鈍麻，常同，拒絶などを示すものはむしろ男性に多い傾向が見られるが，いずれも発症年齢と関連した特徴に乏しい。

表2 性差，発症年齢と予後因子

性，発症年齢 予後因子	性		発症年齢（歳）			計
	男	女	40～49	50～59	60～	
同胞順位						
長子・末子・ひとり子	15	49	41	14	9	64
中間のもの	21	46	46	16	5	67
計	36	95	87	30	14	131
発症の緩急		**				
急性	16	19	19	11	5	35
亜急性	12	46	44	9	5	58
慢性	8	33	26	11	4	41
計	36	98	89	31	14	134
意識障害						
錯乱，アメンチア，夢幻様状態など	3	15	13	3	2	18
ないもの	33	84	76	28	13	117
計	36	99	89	31	15	135
幻覚と妄想の関係						
幻覚型	9	20	20	6	3	29
妄想型	21	54	48	16	11	75
幻覚と妄想が同程度	6	25	21	9	1	31
計	36	99	89	31	15	135
Schneiderの一級症状		**			**	
あり	23	84	76	23	8	107
なし	13	15	13	8	7	28
計	36	99	89	31	15	135
行為を批評する声の幻聴						
あり	16	48	46	14	4	64
なし	20	51	43	17	11	71
計	36	99	89	31	15	135
作為影響体験		**			**	
あり	11	50	43	16	2	61
なし	25	49	46	15	13	74
計	36	99	89	31	15	135
感情障害						
不安，緊張，躁うつのあるもの	19	48	46	12	9	67
平板，鈍麻のあるもの	5	11	11	4	1	16
いずれもないもの	12	38	30	15	5	50
計	36	97	87	31	15	133
精神運動性障害						
興奮，昏迷，緊張病症状のあるもの	8	23	22	5	4	31
常同，拒絶を伴うもの	5	8	7	6	0	13
いずれもないもの	23	67	59	20	11	90
計	36	98	88	31	15	134

** P＜0.01

幻覚妄想症状のうち，経過を通じてほとんど幻覚のみあるいは幻覚が前景に立つものを「幻覚型」，幻覚を伴わないかあったとしてもごく一過性で妄想が病像の主体を占めるものを「妄想型」と呼んで区別すると，男女とも妄想型がそれぞれ 58.3％，54.5％と多く，幻覚妄想が同程度と見なされる病像は女性に多い傾向がある。このような混合性の病像は 60 歳以降の高齢発症例では 1 例 (6.7％) と急減し，かわって妄想型が 73.3％と増えてくるが，幻覚型はどの年齢にも 20％前後のほぼ一定した割合を占めている。Schneider の一級症状を 1 項目でも有するものは男女それぞれ 63.9％，84.8％と女性に有意に多く，年齢上昇に応じてしだいに減少するが，60 歳以降でも半数以上がこれを有している。このうち行為を批評する声の幻聴と作為影響体験（本稿では患者の感情，欲動，意志などの面において自己所属感が失われ，外からさせられているように感じる体験をこのように記し，一部，身体に対する影響体験も含めて広義に用いた）を有するものはいずれも男性に少なく，60 歳以降の高齢になると前者を有するもの 26.7％，後者は 13.3％と急速に減少する傾向が見られる点で類似しており，後者は性別，年齢区分の両方において統計上有意である。

(4) 小　括

　これまでの結果をまとめると，次のようになる。

　1) 本症の頻度を大学病院外来初診患者から算定すると，同年齢の全精神障害の 9.8％（神経疾患を除くと 11.2％）を占め，女性は男性の 2.5 倍で，消失群と残存群はほぼ 1:1 に分かれる。60 歳以降における頻度は 3.8％（同，4.3％）と減少し，男女比は拡大する傾向がある。

　2) 予後因子と性差との関係では
　　ⅰ) 急性に発症するものは男性に多い。
　　ⅱ) Schneider の一級症状を有するものは女性に多い。
　　ⅲ) 一級症状の作為影響体験は男性に少ない。

　3) 予後因子と発症年齢との関係では
　　ⅰ) 一級症状を有するものは年齢の上昇に応じて減少する。
　　ⅱ) 作為影響体験は 60 歳以降の高齢発症例には稀である。

2. 考按

(1) 本症の頻度と男女比

本症の疾病分類上の位置づけには議論があり，特に統合失調症との関連をめぐって諸家の見解は必ずしも一致しておらず，取り扱う対象も少しずつ異なっているので，報告された頻度にもばらつきがある。late paraphrenia という概念を提唱した Roth [3] は，60歳以上の精神科病院入院患者464例中46例 (9.9%) がこれに相当し，1例を除いて全例が45歳以降，75%は60歳以降に発症したと述べており，Robertson と Mason Browne [4] は198例の女性老年患者のなかで23例 (11.6%) が統合失調症ないし paraphrenia とされ，そのうち3例が，60歳以降に発症したとしている。Lechler [5] は，1937年から1948年にかけてハイデルベルク大学病院に入院した65歳以上の355例を調査し，30例 (8.5%) が統合失調症圏に含まれ，そのうち12例は65歳以前，18例 (5.1%) は60歳以降に発症しているが，前者の多くは40歳台に初発し，後者では初診時の診断にしばしば混乱が見られたと述べている。Fish [6] はエジンバラの精神科病院に入院した60歳以上の全患者264例を調査し，そのうち41例が妄想症状を呈したが，16例が統合失調症と診断され，60歳以降に発症したのは7例 (2.7%) にすぎず，いずれも Leonhard のあげた四つの Paraphrenie 型に含まれるという。本邦では新福 [7] が 1952〜53年の1年間に全国の大学精神科，官公立病院50施設で診療を受けた40歳以上の患者を調査し，40歳以降に発症した6,537例中統合失調症595例 (9.1%)，60歳以降に発症した995例中では35例 (3.5%) としており，60歳以後には老人性の精神障害が増加し，いわゆる機能性精神障害が急速に減少すると述べている。このように本症の頻度は，40歳以降の精神障害のうちでおおよそ10%前後，60歳以降では3〜5%と見られ，今回の調査結果も大学病院外来初診患者という制約はあるが，ほぼこれに一致している。

本症の男女比については，古くから Spät-katatonie (Sommer 1910)，Involutionsparanoia (Kleist 1913)，などの概念以来，諸家の報告は一貫して女性が優勢である。女性の発症は男性の2倍程度とするものが多いが [8]〜[10]，その理由は明らかでなく，更年期の内分泌異常との関連を推定するもの [10] も，

これを否定するもの[8]もある。Kraepelin[11]，は Paraphrenie を除いた早発痴呆の発症年齢と男女比について，10～15歳，25～35歳，40歳以降の三つの時期で女性が多くなると記載し，性的発育との関連を示唆しており，奥田[12]も30歳以後では女性の発症頻度が明瞭に高くなると述べているが，この傾向は対象のとり方の差を越えてかなり一般的ではないかと思われる。今回の調査では高齢に発症するものでは男女比がさらに拡大する結果が出ているが，杉本ら[13]，岸本[14]，Gabriel[15]などの報告では同様な傾向を示しており，一方新福[7]，奥田[12]はこれを認めていない。したがって高齢の場合は患者の少なさに加えて，諸家による解釈の相違がより強く現れやすいのかもしれない。

(2) 性差，発症年齢と予後

本症の予後が性差あるいは発症年齢により，どの程度影響されているかについては，これまで統一した見解がない。Huberら[9]は Spätschizophrenie における女性の社会的寛解率は男性と比較して良好で 71.1％に達すると述べ，Kay[16]も late paraphrenia における継続入院率が女性により低いとしている。これに対して斎藤[10]，坂岡[17]はいずれも晩発性統合失調症で男性の寛解率が高いと報告し，Post[18]は老人の被害妄想状態の予後に性別は大きな関わりがないとしている。一方，斎藤[10]は発症年齢が若いほど予後は良いと述べ，その理由を生物学的要因に帰している。Post[18]も若い患者ほど薬物の維持療法から脱落しにくいという理由から，多少とも予後が良くなりやすいと述べているが，Huberら[9]は40～44歳に発症したものと45～59歳に発症したものとの予後に差はないとしている。

このような見解の不一致は，もとより青年期の統合失調症においても見られるが，その理由としてある程度主観に頼らざるを得ない予後判定の方法上の問題に加えて，本症のように比較的高齢の患者を扱う場合には，男女で社会適応の基準が同一でなく，判定がより困難となりがちな可能性[17]も指摘されている。したがってここでは性差と発症年齢の本症予後への関わりを，単純に予後因子への関わりに置き換えた範囲に限定して考察を進めることにする。

今回の結果を見ると，性差と発症年齢に関連を有している予後因子は，発症の緩急ならびに作為影響体験を含む一級症状の2項目である。すなわち予

後に関する所見をこの二つの因子の動きから解釈すると，まず，一級症状をもつものは年齢の上昇に応じて減少するので，発症年齢の若いほど予後は良好であることが予想される．一級症状は Schneider 自身が主張するようにあくまで実用的な基準であり[19]，各項目の精神病理学的構造は均一ではない[20]ので，これを一括して予後判定に適用することに無理があると思うが，本症では一級症状の項目を数多く有する患者ほど寛解しやすい傾向が見られ[1]，今回の結果では高齢者に作為影響体験の少ない点が特に強調されている．Huber ら[9]は Spätschizophrenie では青年期の統合失調症に比べて自我障害が減少し妄想知覚が増加すると述べているが，影響体験を中心とする多彩な自我障害が若年発症者に集中して出現する傾向は，本症の特徴の一つと見なすことができる．

【第1例】　46歳（発症43歳）　女性

　明朗活発，社交的な性格で10数年にわたり夫とともに飲食店を切り回してきたが，原因不明の不眠，発動性減退が1ヵ月続いた後に，急性に幻覚妄想状態を呈した．昔の知人の声で「逃げたほうがいい」，「指輪を捨てろ」などの幻聴があり，考想伝播，作為影響体験などの一級症状に加えて，「ガス臭のような」幻嗅，「虫の這うようなムズムズする」体感異常，得体の知れないものに襲われるような妄想気分，「家全体が揺れる」錯覚など多彩な症状が出現した．初診時には寡黙で当惑した表情を示したが，薬物療法により2週間で症状はすべて消失した．病識は充分に出たが，発症当時の記憶はところどころ欠落しており，何らかの意識障害の存在が疑われた．症状の消失後まもなく，発動性が低下して疲労しやすく，同じことを繰り返し心配するようになった．この状態は月経前後に増強しながら遷延したが，しだいに軽減し，寛解後1年2ヵ月目に一過性のごく軽い幻聴の再燃を見た以外は3年を経過した現在ほぼ病前の状態に復している．

　本例は40歳台前半に発症し，自我障害を中心とするいくつかの一級症状，いわゆる意識障害の存在，妄想より幻覚の優勢，急性の発症など予後良好な消失群を特徴づける因子をそなえている．

【第2例】　68歳（発症65歳）　女性

　女子大卒で知性も高いが，気が強く活動的で頑固な性格であったという．同胞に統合失調症らしい遺伝負因を有し，発症の数年前から白内障による両眼の視力低下がある．明らかな誘因もなく「蟬の鳴くような」，「泣き声のよ

うな」幻聴が出現し，「物が盗まれる」，「家に誰かが忍び込んで悪さをする」としだいに妄想状態となった。幻聴はまもなく不明瞭となったが，妄想は発展体系化し「あの女中が賊に違いない」，「点眼薬が目にしみたのは女賊が何かを入れたせいだ」と確信するに至った。症状は3年間薬物にほとんど反応せず持続し，病識を欠いているが，器質的な異常所見はなく，人格や疎通性はよく保たれている。

　本例は第1例に比べて発症が遅く，妄想を主徴とし，作為影響体験などの自我障害は見られず，妄想知覚を除いて一級症状ととれるものはない。

　このように多彩な一級症状の存在は，若年発症者にあってその予後を良好に導く有力な因子であるが，一方では女性の予後を良好に導く因子でもある。これに対して男性の予後を良好に導く因子は，急性の発症と見なされるので，本症において男女いずれの予後が良好であるのかは，この対立する二つの因子の関係を問題にしなければならない。ところで前回の調査[1]によれば，高齢になると女性の予後が相対的に悪くなりやすいという結果が得られており，これを予後因子の面から解釈するためには，二つの因子の動きを各年齢毎に比較する必要が生じてくる。

　急性に発症した統合失調症は寛解しやすいため一般に予後が良いとされているが，他方，急速に荒廃に陥ることも知られている。坂岡[17]は小児統合失調症でこのような両極の経過をとる例の多いことを報告し，武正[21]は急性発症の統合失調症で予後の良いのは30歳以上のものであると述べ，ともに発症年齢の関与を強調している。今回調査した全症例の中で35例（26.1%）が急性に発症し，そのうち27例が寛解に達している。これを発症年齢別に見ると，40歳台，50歳台，60歳以降の寛解率はそれぞれ84.2%，72.7%，60.0%となり，年齢の上昇につれて徐々に寛解率が低下することがわかる。これに対して一級症状を有するものは全症例中107例（79.3%）で，そのうち60例が寛解しているが，発症年齢別の寛解率は同じ順に64.5%，39.1%，25.0%と，前者に比較して著明な低下が見られる。すなわち高齢に発症すると，いずれの因子を有していても若年におけるよりも寛解しにくくなるが，一級症状の因子のほうが良好な予後との関わりを，年齢とともに他の因子よりもより急速に減じてしまうように見えるので，結果的にはこの因子に負うところの多い女性の予後が，高齢で悪いという表現をとるのではないかと思う。もちろん，本症の予後決定には，ここにあげた以外にも多くの要因が複雑に絡み合

っているはずであり，例えば個々の生活史や発症状況などからも，また別の解釈を引き出し得るかもしれない。

【第3例】 65歳（発症59歳） 女性
弟が変り者で「ノイローゼ」といわれているが詳細は不明である。明朗だがおとなしい性格で，33歳時に夫と死別して以来，美容院を経営しながら二人の娘を女手一つで育てる勤勉な生活を送り，娘の独立を契機に発症の6年前から独居していた。特別な誘因なく「家が回るような感じ」があり，同じ頃から親類，弟，アナウンサーなど複数の声の幻聴と電波体験が生じた。「あなたは恩給があるはずだから，月々5,000円送れ」，「犯罪の参考人として取調べる」など不快な内容が多いが，時には誇大的なものも混入し，幻聴に誘われて外出したり，NHKに電波を切るように陳情することもあった。考想化声，「身体の部分を動かされる」影響体験などの一級症状が顕著で，「人の影のようなものが左右に見える」幻視，「体中がしびれ，腰椎に棒を差込まれるような」体感異常など多彩な症状が認められた。抗精神病薬投与3週後から声や電波は遠のき落着いたが，異常体験は完全には消失せず，病識も出現しなかった。6年後も「気にならない」程度に幻聴が残存しているが，人格水準の低下は目立たない。

本例は幻覚型で，一級症状の多彩な自我障害など良好な転帰を予想させる諸因子を有しながら，発症年齢が高く，寛解に達していない。

【第4例】 70歳（発症63歳） 男性
気が弱く内向的な性格で，28歳頃に淋疾の既往がある。発症の4ヵ月前から全身倦怠感，易疲労感を訴えていたところ，若い頃の淋病が再発したのではないかと考えはじめ，妻の帯下が多いと聞くと，「自分が病気をうつしたせいだ」と関係づけて確信し，急性に妄想状態となった。さらに「淋菌が空中を飛んで周囲の人々に無差別に感染する」と訴えはじめたが，幻覚，作為影響体験，思考障害などは認められなかった。抗精神病薬少量投与後2ヵ月で症状はすべて消失し，病識も充分に出現したが，過敏で心気的な訴えが暫く続いた。抗うつ薬の投与は全経過を通じて行われず，7年後の調査でも再発はなく服薬せずに完全寛解状態にある。

本例は高齢に生じた妄想型で，明らかな一級症状ととれる所見はなく，良好な転帰を予測させる因子に乏しいが，急性に発症しており，寛解に達したものである。しかし「菌が自分から他人へうつる」という体験はやや特異で，

精神病理学的には考想伝播や自己漏洩症状に近縁の内から外へ向う構造[22]を有しており，一級症状とは言えないが，一種の自我障害ととる見方もあろう。ここではひとまず，高齢になるほど一級症状の存在よりは急性発症の因子のほうが，予後判定の指標になりやすいことだけを指摘するにとどめたい。

(3) 消失群と残存群

　これまで予後因子との関わりを中心に本症を検討してきたが，やや視点を転じると性差，発症年齢に応じて，本症がいくつかの異なった姿をわれわれの前に示していることに気がつく。統合失調症が発症年齢とともにその臨床像を著しく変化させることは周知のとおりだが，本症の臨床像や経過が単一ではなく，種々の様相を含んでいることは従来から指摘されており，本症をいくつかの群に分類しようとする試みがなされてきた。臨床像に重点を置いた分類には Bleuler M[8] や Post[18] のものがあり，経過に注目したものには Greger と Stahl[23] や Schimmelpennig[24] があるが，さらに，同一の妄想主題による一群をまとめたものとして，Ekbom の Dermatozoenwahn，Rüdin の初老期赦免妄想などをあげることができる。

　著者の消失群，残存群は予後による一分類にすぎないが，発症後1年あるいは治療開始後3ヵ月以内の比較的短期間における症状消失の有無を基準にしている。その理由は，一つには患者の年齢が高いために長期の観察が困難で，脳器質症状などの混入によって本来の経過が把握しがたいことがあり，一つには Huber ら[9] や Funding[25] の指摘するように，本症はのちになっても荒廃や重症欠陥を呈することが少ないので，疏通性や人格のくずれを基準にとりにくい特殊性のためである。上田ら[26]のようにこれに類した2群を病前性格の相違に帰せしめる見方もあるが，著者[1]は両群に特有な予後因子の存在と5年以上の長期予後の良否を考え合わせて，本症の消失群は統合失調症非定型群に，残存群は統合失調症中核群にそれぞれ類似した特色をもっており，いずれも統合失調症圏に含まれる可能性があると考えている。さらに消失群のうちに，病識が充分に出るものと不充分なものが認められるが，これらの一部はそれぞれ小林[27]のいう予後良好なA，B2群の妄想患者（小林は一方をうつ病圏に含めているが）にも相当すると思われ，特に充分な病識の出現する再発反復性のものは，狭義の非定型群あるいは非定型精神病とのつながり[28]を求めることもできるであろう。

さて，これらのことを考慮に入れて本症の発症年齢に応じた臨床像の変化を見ると，おおよそ次のようにまとめられるのではないだろうか。すなわち本症は若年に発症するほど多彩で豊富な自我障害を有するが，これらの症状はむしろ消失しやすく，高齢になるにつれて幻覚，妄想の混合する病像は少なくなり，そのいずれか一方を主徴とする比較的単純で部分的な病像へと収斂してゆくが，かえって症状は消えにくく日常生活と共存する形をとるようになる。そして急性に発症する場合は他の症状に優先しておおむね予後が良く，特に男性ではかなり高齢になってからもこのような例が多いので女性より寛解しやすい。

坂岡[17]は晩発性統合失調症で男性の寛解率が高い理由として，男性に緊張型が，女性に妄想型がそれぞれ多いことをあげている。Spätschizophrenie において Paraphrenie 様の病像が女性に多いことは Bleuler M [8] も認めているが，緊張病様の群については明言を避けており，一方，この年齢では青年期に比べて緊張病症状は少ないとの見解[2][29]もあるので，典型的な緊張型というより，興奮などを伴って急性の発症と急速な寛解を見る一群，と広義に解釈すべきかもしれない。

消失群と残存群は，臨床像においても予後においても異なっているように見え，典型的な例では判断に迷うことはないが，実際の臨床場面では，どちらかにはっきりとは分類しにくい例に稀ならず遭遇する点も，統合失調症非定型群，中核群の場合[30]に等しい。例えば，消失群の63.2%が再発するが，再発時の病像はいずれも初発時と基本的には類似しており，短期間に再び寛解することが原則[1]である。しかし経過が長くなると，時としてこれに当てはまらない例が生じてくる。

【第5例】 64歳（発症43歳） 女性

躾の厳しい軍人の家に育ち，旧制高等女学校卒で知性も高く，おとなしい内向的な性格であった。43歳時に，当時学生だった娘二人の世話で，疲労が続いていたところ，アパートの隣人の声で壁ごしに「トイレに行った」，「箸をもった」といちいち行為を批評する幻聴が生じ，時にはそれに頭のなかで応答し，さらに「隣人が麻薬の密輸をやっており，その秘密を知ったので殺そうとしている」と急速に被害関係妄想に発展した。考想伝播，作為影響体験，妄想知覚など多彩な一級症状を認め，人物誤認や被害妄想にもとづく拒食，診察拒否も生じた。抗精神病薬とECTを併用し，治療1ヵ月後にすべて

の症状は消失したが，病識の出現は不充分であった．その後 2 年にわたり無気力で発動性の低下した状態が遷延したが，3 年後からはむしろ若返ったように活動的になり，縁談を数組まとめるなど，逸脱行為はないが家族の目には年齢や病前性格に比してやや慎しみに欠ける印象があったという．51 歳で閉経，52 歳時に転居したが，62 歳時に理由なく再び発動性が低下し，易疲労感，身体の不定愁訴を訴えはじめた．その 6 ヵ月後から隣人（初発時とは別人）の様子が気になりはじめ，しだいに猜疑的となった．さらに 8 ヵ月後に幻聴が再発したが，「今夜，首をとりに行く」と隣人同士が互いに話し合ったり，誰かに命令する内容で，夕方から夜にかけて強まりその度に不穏状態となるが，直接話しかけられたり行為を批評されることはなく，考想伝播，影響体験も生じなかった．幻聴の内容によっては，夫や息子にも被害が及ぶと心配することもあり，また自宅を離れると幻聴が消失し，戻ると，「帰っているから今夜やれ」と再び聞こえるという．抗精神病薬投与によっても症状は軽減しながら完全には消失せず，あるいは一時的に消褪したように見えてもすぐ再燃してしまい，無気力で過敏な抑うつ様の状態が交錯しながら 1 年以上続いている．検査所見では，脳波に加齢によると思われる軽度の徐波の混入が見られる以外はすべて正常で，CT 画像にも脳萎縮は認められない．

本例は 43 歳で初発短期間に寛解したのち，約 20 年を経て再発した幻覚妄想状態であるが，初発時に比べて再発時は緩慢に発症し，一級症状に数えられるような自我障害が見られなくなり，幻聴も直接患者に向けられたものでなく，なかば批判の保たれた幻覚症に近い形に変化して治りが悪くなっている．また症状の状況依存性が強まり，部分的にではあるが原田[31]のいう被害対象が家族へ及ぶ傾向も見られている．Janzarik[29]は大半が 60 歳以降に発症した統合失調症様の精神病 50 例について，妄想が前景に立って始まり，しだいに幻覚症の形になることが多いと述べているが，本例の再発時の病像はこれに類似している．したがって，新たに別の病的過程が加わったと見ることもできるが，本症は高齢に初発した場合ばかりでなく，たとえ再発であっても病像は同じように変化する可能性があり，しかも初発時に消失群であったものが，高齢の再発時には病像の変化に伴って予後を良好に導く因子が失われてゆき，症状が遷延する傾向を生じてくるともいい得る．

Gilliéron[32]は 65 歳以上の女性の妄想患者を，症状が 45 歳以前に生じた groupe des schizophrénies と 65 歳以後に生じた groupe des syndromes paranoïdes très tardifs の 2 群に分け，前者は後者に比べて妄想の構造や内容の点でいっそう現実からかけ離れており，人格の障害もより強いと述べている。さらに後者では妄想が具体的，現実的であり影響妄想が減り，自閉的でなく活動性が高いことなどから，彼は統合失調症過程とは異なる侵襲が強固な人格に及んだものと解釈している。本症の病的過程が統合失調症と同一であるか否かについては，現時点でこれを証明する手段がないのでいずれとも断定できない。しかしこれまでの結果から，本症の発症年齢に伴う病像の変化にはある程度の連続性があり，また同一例でも高齢に再発した場合はその年齢に相応した形に病像が変化することが見出され，さらにこれらは Müller [33] が統合失調症患者の加齢にもとづく症状変化と見なした病像とも共通性がある。したがって著者はむしろ本症の症状の主体を，統合失調症と同じ病的過程による侵襲を受けた生体が，その年齢に応じて示す異なった反応の表現と考えたいが，Kraepelin [11] も既に述べているように，年齢が病像にもたらす修飾の範囲をはっきりと定めることはこれも困難なので，本症に対してさまざまな，時には正反対の解釈さえ同時になされる可能性は，当分の間避けがたいといわざるを得ない。いずれにしても今後は，一方では本症に認められた発症年齢に伴う症状の連続的な変化が統合失調症との間にも保たれるかどうか，消失群と残存群のおのおのにおける予後因子の動きが統合失調症非定型群と中核群にも対応して見られるかどうか，そして他方では本症と統合失調症には基本的に共通する臨床所見が何らかの形で存在するか否かについて，より広範な調査が必要と思われる。

3. 総 括

1. 40歳以降に初発する非器質性の幻覚妄想状態の頻度は，大学病院外来における同年齢の精神障害の 9.8%（神経疾患を除くと 11.2%）を占め，女性は男性の 2.5 倍である。60歳以降では 3.8%（同，4.3%）と減少し，男女比は拡大する傾向を示す。

2. 本症 135 例（男性 36 例，女性 99 例）を対象に，予後の良否に関連する諸因子を男女別，発症年齢別に見ると，急性に発症するものは男性に多いが，Schneider の一級症状を有するものは女性に多く年齢の上昇に応じて減少し，特に作為影響体験は男性に少なく 60 歳以降の高齢には稀となる。このよう

な予後因子の動きから，性差および発症年齢の本症予後への関わり方について，一つの解釈が可能であることを示した．
3. 多彩で豊富な自我障害は若年齢の患者に集中して見られるが消失しやすく，高齢に発症すると病像は幻覚，妄想のいずれか一方を主とする比較的単純で部分的な形へと変化し，症状は消えにくくなる．このような症状変遷は，同一例の再発の場合にも起こり得る．
4. これらの結果から，本症が統合失調症圏に含まれる可能性について若干の考察を行った．

文 献
1) 濱田秀伯：40歳以降に初発する幻覚妄想状態の臨床的研究――特に予後の見地から．慶應医学 55；111，1978．（本書41頁以下）
2) Post F（清水信訳）：老人の精神障害，医学書院，東京，1975．
3) Roth M: The natural history of mental disorders in old age. J. Ment. Sci. 101; 281, 1955.
4) Robertson E E and Mason Browne N L: Review of mental illness in the older age group. Brit. Med. J. 2; 1076, 1953.
5) Lechler H: Die Psychosen der Alten. Arch. Psychiat. Nervenkr. 185; 440, 1950.
6) Fish F: Senile schizophrenia. J. Ment. Sci. 106; 938, 1960.
7) 新福尚武：老人の精神病理．精神経誌 57；167，1955．
8) Bleuler M: Die spätschizophrener Krankheitsbilder. Fortschr. Neurol. Psychiat. 15; 259, 1943.
9) Huber G, Gross G, et al.: Spätschizophrenie. Arch. Psychiat. Nervenkr. 221; 53, 1975.
10) 斎藤茂太：晩発性精神分裂病の臨床的研究．植松名誉教授就任記念論文集，慶應義塾大学医学部神経科教室，東京，1954．
11) Kraepelin E: Lehrbuch der Psychiatrie, 8 Aufl. Barth, Leipzig, 1913.
12) 奥田三郎：早発性痴呆症ノ臨床的統計的研究．精神経誌 41；885，1937．
13) 杉本直人・星融ほか："精神分裂病"の診断名で入院している高齢の患者――遅発分裂病に関する一考察．精神医学 12；313，1970．
14) 岸本淳：老年精神障害の研究（第Ⅱ報）――後年初発の非器質的精神障害について．精神医学研究所業績集 12；75，1965．
15) Gabriel E: Die langfristige Entwicklung von Spätschizophrenien. Karger, Basel, 1978.
16) Kay D W K: Late paraphrenia and its bearing on the etiology of schizophrenia. Acta Psychiat. Scand. 39; 159, 1963.
17) 坂岡ウメ子：精神分裂病の予後に関する研究．精神経誌 66；14，1964．
18) Post F: Persistent persecutory states of the elderly. Pergamon Press, Oxford, 1966.
19) Schneider K（平井静也・鹿子木敏範訳）：臨床精神病理学．文光堂，東京，1959．
20) 村上仁：精神分裂病の心理．精神病理学論集1，みすず書房，東京，1971．
21) 武正建一：精神分裂病の予後に関する知見補遺――特に発症年齢との関連において．三浦岱栄教授還暦記念論文集，慶應義塾大学医学部神経科教室，東京，1963．
22) 立山萬里・浅井昌弘ほか：初老期皮膚寄生虫妄想の1例．第2回精神病理懇話会

(富山), 1979.
23) Greger J. and Stahl J: Verlaufsuntersuchungen bei paranoiden Psychosen des Rückbildungsalters. Arch. Psychiat. Zschr. Neurol. 209; 186, 1963.
24) Schimmelpennig G W: Die paranoiden Psychosen der zweiter Lebenshälfte. Bibl. Psychiat. Neurol. Fasc. 128, Karger, 1965.
25) Funding T: Paranoid psychosis in later life. Acta Psychiat. 169; 356, 1963.
26) 上田宣子・林三郎ほか：外来における幻覚妄想性精神病の位置づけ．分裂病の精神病理 7，東京大学出版会，東京，1978.
27) 小林宏：初老期初発の 2 種の妄想状態．精神神経科診療二頁の秘訣，金原出版，東京，1977.
28) 保崎秀夫・岡本正夫ほか：転帰からみた精神分裂病中核群と非定型群の診断．精神医学 12；287，1970.
29) Janzarik W: Zur Problematik schizophrener Psychosen im höheren Lebensalter. Nervenarzt 28; 535, 1957.
30) 満田久敏：内因性精神病の遺伝臨床的研究．精神経誌 55；195，1953.
31) 原田憲一：老人の妄想について——その 2 つの特徴：作話的傾向および「共同体被害妄想」．精神医学 21；117，1979.
32) Galliéron E: Étude comparative de deux groupes de syndromes paranoïdes apparaissant à des âges différents. Schweiz. Arch. Neurol. Neurosurg. Psychiat. 119; 109, 1976.
33) Müller C: Über das Senium der Schizophrenen, zugleich ein Beitrag zum Problem schizophrener Endzustände. Bibl. Psychiat. Neurol. Fasc. Karger, Basel, S. 106, 1959.

ルサンチマンと妄想形成

はじめに

ルサンチマン ressentiment とは弱者が強者に抱く，価値を転倒させた感情である．怨恨，反感，逆恨みなどと訳されるこの概念が，妄想形成を考える上で示唆を与えてくれる．本稿の目的は，現代ドイツの哲学者 Scheler M に端を発する哲学的人間学の思想をもとに，人間学的精神病理学の立場から，被害妄想がルサンチマンからもたらされる可能性を示すことにある．

1. 感情と価値の階層的序列

愛と憎しみなど，私たちの精神生活を豊かに彩る感情は，理性と感性を対置したギリシャ以来，非合理的なものとして看過されてきた．オランダの汎神論哲学者 de Spinoza B は情欲が人間の理性を曇らせると考えており，Kant I の合理主義では理性にのみ根源性を認め，倫理学から感情を排除している．啓蒙主義のもとに成立した近代精神医学においても，Esquirol JED [2] の著作に見られるように，精神病が熱情あるいは情念 passion に支配されて理性を失った状態と見なされてきた歴史がある．

Scheler は 1913～16 年に主著である『倫理学における形式主義と実質的価値倫理学』[11] において，知性や意志に対する感情，情緒の優位を主張している．彼はまず現象学の志向性 Intentionalität 概念を用いて，2種類の感情すなわち何かについて感じる志向感受 intentionales Fühlen と，これをもたない感情状態 Gefühlzustände を区別した．志向感受は次の4段階に分けられている．

 (1) 感覚感受 Gefühlsempfindungen
 (2) 生命感受 Vitalgefühl

(3) 魂的感受 seelische Gefühl
(4) 霊的感受 Geistesgefühl

　感覚感受は，身体の特定部位を刺激された時に，感覚に伴って起こる低次元の感情のことで，美しい色，耳障りな雑音，芳しい香り，刺すような肌ざわり，おいしい味などがある。
　生命感受は，心身に感じる全体的な感情で，健康時のきびきびとした，あふれるような生命感，不調時のものういけだるさ，張りのなさなどが含まれる。これは「森の爽快さ」のように，環境の付加価値を帯び，追体験して感情移入することができるとされる。
　魂的感受は，人間の日常心理生活に伴う感情である。悲しみ，喜び，怒り，苦悩，羞恥のように自我全体に広がり，自分自身に直接結びつくとともに，世界を志向し，他者との共同感情や愛を育む感情を指している。
　霊的感受は，絶望，至福，憧憬，帰依などの特定の対象をもたない高次感情である。この感情の層的区分を，Schneider K [13]が彼の精神病理学に取り入れたことは，よく知られている。
　このような感情分析をもとに Scheler は，Kant の形式主義倫理学と，Nietzsche FW，Bergson H ら生の哲学を統合し，感情が知的作用に先行する実質的かつアプリオリな情緒的価値倫理学を構想した。彼によると，人間が世界と最初に関わるのは，知的認識ではなく何かしらの価値を感受することによるという。

　　「世界に対する根本的な関係はすべて——外界に対してだけでなく内界
　　に対しても，他者に対してだけでなくわれわれ自身の自己に対しても
　　——概念的なものでもなければ，認識的な関係でもない。それは常に
　　……まず情緒的で，価値実現的なものである。」（『倫理学における形式主義
　　と実質的価値倫理学』）

　価値には高いものと低いものがある。価値は持続するほど，分割されにくいほど，基礎に置かれるほど高く，一方高くなるほど満足が深くなり，相対的なものから絶対的なものへ向かう。Scheler は，それぞれの感受に対応する価値の序列を記載している。

快価値，感覚価値は，快・不快，愉快・不愉快など，感覚感受をもとにした最低の価値系列である。生命価値は，健康，生命力，病気，老化，死など個人や共同体の幸福に関わる価値で，生命感受に対応している。心理価値は魂的感受により把握されるもので，美醜の美的価値，正不正の法的価値，知識そのものの哲学的価値などを含んでいる。心的な喜び，悲しみは身体により媒介されないもので，生物レベルに還元することができない。

最上位の聖価値は，超越的なもの，聖なるもの，絶対的なものに対する価値のことで，単なる幸福や不幸とは異なり，至福，絶望などの形で霊的に感受されるという。この霊的に感受される聖なる価値が最上位に置かれているところが，初期から中期までのScheler哲学の特徴で，キリスト教の影響が色濃く見られる。

2. ルサンチマンと価値の転倒

快価値から聖価値にいたる価値のどれに重きを置くかは，人や時代によって異なる。Schelerは後に，勤勉，節約，適応，几帳面など社会経済活動に関わる有用価値を加え，特に近代社会，資本主義経済において優先されると述べている。しかし価値の高低，序列Rangordnungそのものは，あらかじめ決まっており，アプリオリな普遍妥当性をもつことを強調した。

より高い価値を実現する意志が善であり，悪とは，より低い価値を選ぶ意志のことである。私たちは肉体的な快楽を，健康や幸福のために犠牲にしなければならない。しかし時には社会的な幸福さえ，より高い真理，正義，美のために失うことを厭わない。人間は本質的に，より高い価値を求めて生きようとする存在であると同時に，時代の要請や状況に応じて，柔軟に価値の優先順序を変え，新しい価値を発見しながら適応する存在でもある。

ルサンチマンは1887年，Nietzscheが『道徳の系譜』[10]において取り上げた価値の転倒である。Nietzscheによると，良い（良質）gutとは強者，高貴な人びとが自らに与えた評価であり，その対極に置かれた弱者，低級なものは悪い（劣悪）schlechtとされてきた経緯がある。弱者は強者を憎悪するが，現実にはその上下関係を逆転できないために，強者を悪い（邪悪）böse，弱者を良い（善良）gutと互いの価値を転倒させ，報復しない無力を善良に，臆病な卑劣を謙虚に，憎む相手への服従を恭順へとすりかえたというのである。

「復讐と憎悪の，ユダヤ人的な憎悪の……あの樹幹から，同じく比類のないあるものが，一つの新しい愛の姿，あらゆる種類の愛のうちで最も深くかつ崇高な愛が生じてきたのだ……愛の福音の化身としてのナザレのイエス，貧しき者，病める者，罪ある者に至福と勝利をもたらすこの「救世主」……によってこそ，イスラエルはその崇高な復讐欲の最後の目標に到達したのではなかったか……道徳上の奴隷一揆が始まるのは，ルサンチマンそのものが創造的になり，価値を生み出すようになった時である。」（『道徳の系譜』）

このように Nietzsche は，キリスト教そのものがニヒリズムであり，宗教改革をローマ的，貴族的価値の復興を破壊するルサンチマン運動と捉えている。そしてキリスト教および近代市民社会の道徳を，ルサンチマンから形成されたと考えた。

これに関連する Scheler の重要な著作が『道徳の構造におけるルサンチマン』[12]であり，1912年に精神病理学雑誌に別の題で発表され，のちに増補，改題された。Scheler は，高貴にして健康なものが自ら身をかがめて卑しいもの，貧しいものに与える愛のなかに無力感はなく，Nietzsche の誤りは，宗教における聖なる価値を認めず，すべてを生物学的価値に還元した点にあると批判している。

Scheler は，ルサンチマンを「魂の自家中毒」「愛の秩序の惑乱現象」と見ている。ルサンチマンは，まず他人の行為や存在への反感であるが，主体がただちに反撃できない状況にあるために，心の内面に押し込めることで育まれる。無意識に抑圧すると見れば Freud S のいう防衛機制であり，どうしても変えられない外界を，内面において価値を転倒させることで自ら錯覚し，倒錯した復讐をとげる対処行動ないし自助努力ということもできる。ルサンチマンと精神障害は関連がありそうに見える。

3. ルサンチマンと妄想

精神障害では，ある価値への固執，価値の転倒が生じる。摂食障害の患者は，健康より体型の維持を優先する。Nicoulaou E は1892年，死を極端に恐れ

るあまり自殺に走る，価値の転倒した一群の患者を死恐怖 thanatophobie の名で報告した．妄想においても，自己の内面で価値の転倒が生じているように見える．

　Scheler はルサンチマンを生み出しやすい状況として，中年未婚女性，老人，姑，僧侶，ロマン主義者などをあげている．これらの社会的地位に置かれた人は，受身，力の衰え，理想と現実との解離などから無力感を抱きやすく，ルサンチマンを形成しやすいとされているが，これは Kretschmer E [9] が敏感関係妄想を起こしやすいとした条件によく一致する．

　妄想とは，自分に結びついた，誤った確信である．主題が被害であれ誇大であれ，妄想はすべて関係妄想である．Sullivan HS [15] は妄想を，患者にとっての安全保障と見ている．すなわち限界状況に陥り震撼した人間が，低いレベルにおいて人格を再統合する試みであり，ルサンチマンと同じく，無力感や不安から逃れようとする一種の自助努力と見ることも可能である．

　被害妄想は統合失調症の代表的な妄想主題であるが，なぜこの主題が選ばれるのか，従来からその形成にはさまざまな解釈がある．Freud [3] は同性愛願望の抑圧と投影の機制から説明し，次のように図式化した．

(1) 私は彼を愛する．
(2) （この同性愛願望を抑圧して）私は彼を愛さない．いや私は彼を憎む．
(3) （これが投影されて）それは彼が私を迫害してくるからだ．

　Janet P [7] はその起源を，同性愛の抑圧ではなく，自分の不全，空虚，強制などの収用感受あるいは影響感受 sentiment d'emprise を，他人に客観外在化 objectivation することに置いている．それは人間の社会活動が，つねに命令と服従を基礎にした能動と受動を，自他が互いのなかに表象しながら行うことによるからだという．保崎 [6] は，おのれを見失った主体が自他の対立関係を明瞭化させておのれを見出そうとする努力が被害妄想をつくり，しだいに力を失うより低い段階では誇大妄想をもたらすと考えた．

　被害妄想は何の前ぶれもなく生じるわけではない．統合失調症ないし妄想性障害の患者には，被害妄想が現れる前に，自分には価値がない，他人に迷惑ばかりかけていると訴える微小妄想，罪業妄想を抱く無力性の段階がある [4]．他人と比較して低い自己評価に苦しむ患者は，ルサンチマンを用いて

内面の価値を転倒させ，自分は悪くない，本当は他人から迷惑をかけられているると確信する被害妄想へと転じるのではないだろうか．

フランスの解釈妄想病 délire d'interprétation は，周囲の出来事に誤った解釈を加える妄想性障害である[14]．対象が主体に関連した特定の意味を帯びるという特有の構造を Conrad K[1] はアポフェニーと名づけたが，妄想解釈とは価値の転倒である．主体は被害妄想を抱くことで，責任を他人に転嫁し，自責を軽くすることができる．妄想患者が病識を欠くのは，価値の転倒を自らに気づかせては，その目的を果たせないからに違いない．

境界パーソナリティ障害の患者は，内的な不安を自分では解決できないために，しばしばあたかも周囲の人のほうに落ち度があるかのような態度をとる．自分の落ち度にされないように，自分の手をよごさず他人のせいにする，他人から自分に謝罪させるなどの操作 manipulation を行うことが少なくない．これも価値の転倒であり，一種のルサンチマンと見ることができる．

被害妄想と微小妄想はしばしば互いに交代し，あるいは同時に存在する．薬物により被害妄想が消失した患者の，いわゆる精神病後抑うつ post-psychotic depression の段階には，微小妄想が見られる．配偶者の浮気を確信する嫉妬妄想は，高齢女性にしばしば生じる妄想性障害であり，Gatian de Clérambault G の記載した熱情精神病 psychoses passionnelles の代表的類型の一つでもある．嫉妬は被害的であると同時に微小的，強力性であると同時に弱力性の妄想主題である．患者は不貞の証拠をあげつらい，相手を激しく攻撃する一方で「自分がもう若くはなく，ふがいないからこんなことになった」などと，低い自己評価と自責を漏らすことが少なくない．

Kraepelin E[8] は教科書第6版の退行期精神病のなかに，本来自分に属しているはずの権利を不当に奪われると訴える一群の被害妄想を，初老期侵害妄想 präseniler Beeinträchtigungswahn の名で記載した．侵害妄想は無力性の被害妄想であり，自責から他罰へ，微小から被害へと発展する移行段階と見られる．嫉妬妄想を，配偶者という当然の権利を奪われ，自分の生活領域を侵犯され，微小と被害が混じり合う侵害妄想とも言い得るだろう．

無力性の侵害妄想が強力性に転じ，他罰性が増すと復権妄想病 délire de revendication になる．復権妄想病は，自分が不当な扱いを受けているとの確信から一方的に補償を求めて生涯にわたって興奮，闘争を繰り返す妄想性障害である[14]．フランスでは解釈妄想病と復権妄想病をパラノイアの2類型とし

ている。これを以下のように図式化することができる[5]。
(1) 私が周囲に迷惑をかけている。私は自分を責める。（無力妄想，微小妄想，解釈妄想）
(2) 彼から，私が迷惑をかけられている。私こそが被害者だ。（侵害妄想，被害妄想，解釈妄想）
(3) 私には自分の権利を守り，彼を攻撃する正当な理由がある。（復権妄想，加害的被害者）

いずれも主体の内面において，ルサンチマンによる価値の転倒が生じていると考えると理解しやすい。

まとめ

妄想の形成や主題の変遷の少なくとも一部には，ルサンチマンから理解できそうなところが少なくない。精神病は価値秩序の惑乱であり，妄想とは主体がそれを病的に転倒させることで自らの内的安定をはかる自助努力である。

文献

1) Conrad K（山口直彦・安克昌・中井久夫訳）：分裂病のはじまり．岩崎学術出版社，1994．
2) Esquirol JED: Des Passions. Thèse, Paris, 1805.
3) Freud S（小此木啓吾訳）：自伝的に記述されたパラノイア（妄想性痴呆）の一症例に関する精神分析的考察．フロイト著作集9（井村恒郎・小此木啓吾・懸田克躬ほか編），人文書院，1983．
4) 濱田秀伯：無力妄想．メランコリー（濱田秀伯・古茶大樹編）．pp. 184-198，弘文堂，2008．（本書209頁以下）
5) 濱田秀伯：精神病理学臨床講義．弘文堂，2002．
6) 保崎秀夫：分裂病における被害妄想について——特に誇大妄想との関係において．保崎秀夫著作集Ⅱ（濱田秀伯編）．pp. 101-128，群馬病院出版会，2011．
7) Janet P（松本雅彦訳）：被害妄想．みすず書房，2010．
8) Kraepelin E: Psychiatrie. 6 Aufl. Barth, Leipzig, 1899.
9) Kretschmer E（切替辰哉訳）：敏感関係妄想．文光堂，1962．
10) Nietzsche FW（木場深定訳）：道徳の系譜．岩波文庫，1964．
11) Scheler M（吉沢伝三郎・岡田紀子・小倉志祥訳）：倫理学における形式主義と実質的価値倫理学．シェーラー著作集（飯島宗享・小倉志祥・吉沢伝三郎編）1-3，白水社，2002．
12) Scheler M（林田新二訳）：道徳の構造におけるルサンチマン．シェーラー著作集

(飯島宗享・小倉志祥・吉沢伝三郎編）4，白水社，2002.
13) Schneider K（針間博彦訳）：新版臨床精神病理学．文光堂，2007.
14) Sérieux, P, Capgras, J: Les folies raisonnantes: le délire d'interprétation. Alcan, Paris, 1909.
15) Sullivan, HS（中井久夫・山口隆訳）：現代精神医学の概念．みすず書房，1976.

♪♪♪♪♪♪

Intermezzo（間奏曲エッセイ） 1

ド・スタールの鷗

　自分が好きな人物や作品について述べることは，たとえ短くてもなかなかまとめにくく，筆をおろしにくいものだ，という意味のことを，唐木順三が良寛を論ずる際に書いたことがある。私がここで，ド・スタールという画家について敢えてその困難を試みるのは，自分の内面を披瀝する羞恥を少々我慢し，独断の誇りを受容しさえすれば，その逆光によって面倒な自己紹介を回避できると考えたためである。

　ニコラ・ド・スタールは日本では知る人の少ないフランス国籍の画家で，その絵に憑かれたような仕事ぶりや，北方人であること，悲劇的な自殺を遂げたことなどから，画風の相違にもかかわらず，ゴッホと比較されることが多い。彼の太陽はゴッホのそれのように肌を焦がすことはなく，白く透んで輝き，糸杉のかわりに酒瓶が並び，燃え上がる向日葵は描かれず，画材には未熟な柿や梨が選ばれる。しかし二人のそれぞれ死の直前の作品，ゴッホの「鴉のいる麦畑」とド・スタールの「鷗」（本書巻頭口絵参照）は，まるで語呂合わせのように呼応して，互いの結びつきを際立たせている。

　北国の空から南仏の陽の下へ，ゴッホは彼の旅路の終焉をこの「麦畑」で迎える。

　　「……どんよりと垂れこめた空の下，広大な麦畑のひろがりのなかに，僕は思いきり悲しみや孤独を表現しようと努めた……」（ゴッホのテオ宛の手紙）

　宿命的な黄色が氾濫するなかを，まるで間もなく崩壊する画家の肉体を啄みに来たかのように，鴉が群れなして飛び交っている。捨て場のない狂気が膨張し，鳥の鳴き声ばかりが騒がしい。

　では，ド・スタールの鷗は——

　人は時に，心惹かれる対象に思いがけない所で，眩しく行き当たることがある。それはヤキトリ屋の2階で聴いたバッハのカンタータであったり，火葬場の待合室にバツが悪そうに懸っていたセザンヌの水彩であったりするのだが，ド・スタールとの出合いも，そんな偶然の一つである。

　何号目かの台風がそれた朝であった。渋谷も場末に近い古本屋の店先で，

パラパラとめくっていた美術雑誌の1冊にド・スタールの絵が数枚特集されていたのである。「船」「月」「オンフルールの空」「柿とコップ」「ウゼの道」「青いアトリエ」──そして「鷗」。

　空はすでに昏く，海は白く泡立って荒れている。鷗が合わせて8羽，いずれもこちらに背を向けて，高く低く波間に舞っている。翼は重たげでものうく，羽音は波に消されて耳にとどかない。水平線は闇に包まれておぼつかなくなり，まして陸影などは見えない。

　それはほとんど事件であった。以来しばらく，私はド・スタールの画集を探して，都内の洋書売場を片端から歩き回ることになる。そして彼の生涯に関するエピソードを，いくつか知ることになった。1914年，サンクト・ペテルブルクにおいて，ロシア貴族の家系に生まれたこと。祖父はスタール・ホルスタイン家に継がり，すなわち彼はフランス・ロマン派の先駆として名高いスタール夫人の末裔にあたること。1917年の革命で一家はポーランドに逃れ，ブリュッセルで両親は死別，それから数年に渡ってオランダ，パリ，スペイン，モロッコ，アルジェリアと放浪の旅を続けたことなど。

　彼がようやく画家として出発を開始した1940年代は，作品のほとんどが抽象画である。暗く沈んだ画面に数本の線が走り，ここに当時，ブラックとの親交に起因するキュビズムの影響を見る人は多い。1950年代に入ると，フォービズムの影がさしはじめ，色調は明るく転じて簡単な物の形が浮き出るようになる。1954年から55年にかけて──すなわち彼の名がパリで知られはじめ，家族と離れて一人，アンチーブの海に臨んだアトリエに引き籠って制作された作品のいくつかは，彼に新しい道が開けつつあったことを予感させる。その方向は明確ではないが，色彩は制限され，形体は柔い光沢を帯びて，画面全体が水を流したような不思議な透明感に満ちてくる。似た例を一つあげれば充分であろう。モーツァルトの作品がK. 500を越える頃から，その無邪気な笑いや心をえぐる痛みが混沌として和らげられ，和音全体が照るでもなく曇るでもない鈍い光に包まれてくるのを，われわれは思い起こすことができる。

　ド・スタールは自己の絵の変化を知ってか知らずか，この頃しきりに空や海ばかりの絵を描くようになる。鷗が現われ，しだいに数を増して画面を飛びはじめる。そして3ヵ月もたたないうちに死が来るのだ。

　「僕は自分でわかっているのだが，僕の絵はその外観，激しさ，果しない

力業のもとでは，上品とか高尚という意味でもろく，愛の様に脆弱なのだ」（画商宛の手紙，1954年）

世の中に強者，弱者という分類が可能ならば，ド・スタールは明らかに弱者の範疇に属するであろう。彼の貴族性は，抒情詩人という美名と引き換えに，その芸術にある限界をもたらすことになった。ド・スタールの苦悩や悲劇は，まさにこの一点から発していたに違いない。弱者というものは，皆一様に小賢しい世渡りの術を欠くために，しばしば挫折し絶望する。ド・スタールの弱者たる所以は，彼が押しつけられた宿命をそのまま信頼して生涯背負い続けたことにあり，しかも出来上った作品は次々に彼を裏切り続けたためである。しかし時に，弱者も顔を上げて叫ぶことがある。

「ああ，可愛い妹たち，私たちの生活は，まだお終いじゃないわ。生きて行きましょうよ！　楽隊が，あんなに楽しそうに，あんなに嬉しそうに鳴っている。あれを聞いていると，もう少ししたら，何のために私たちが生きているのか，何のために苦しんでいるのか，わかるような気がするわ。……それがわかったら，それがわかったらね！」（チェーホフ『三人姉妹』終幕）

だが，ド・スタールは生きられなかった。1955年3月16日，彼はアトリエの窓から8メートル下の路上へ身を投げたのである。

鷗はド・スタール自身の，最後の精一杯の飛翔であったかもしれない。「それがわかったら」とは，畢竟「鷗のゆくえがわかったら」という仮定にすぎない。彼らはどこから来て，どこへ去ってゆくのだろう。生涯のほとんどを異邦人として過ごしたド・スタールの，故郷への回帰であろうか。それとも絵画そのものの安住の地を求めて，新しい旅のはじまりであろうか。翼の重たさは，天候のせいばかりではない。われわれはここに，画家の自嘲的な笑いや諦めの吐息が消えた直後の，一瞬の静謐を感ずる。そして再び，モーツァルトのイ短調ピアノ・ソナタ（K. 310）の第3楽章にも似た，かすかな，単調な独白に耳を傾けるのである。

サンタンヌ病院の図書室

「サンタンヌ病院の図書室は，すりきれた石の階段をのぼった2階にあって，

サルドギャルドという職員食堂のまむかいに小さな入口がある．中に入ると，薄暗い閲覧室が書棚にかこまれてある．左手の高い壇上に図書係のばあさんがいて入ってくるものをジロリと見る．ここは病院のはずれなので自動車の騒音もきこえず，ことに午前中にいくと利用者も少ないので静かである．そんなときに席について，赤や青に表装された本の背を色ガラスごしの光の中でぼんやりみていると，フランス精神医学の莫大な蓄積量に圧倒されるようで，何か途方にくれるような不安感におそわれる．」

　これは東大の神経科から1958年にフランスに留学した小木貞孝，現在の小説家加賀乙彦の「サンタンヌ病院の図書室にて」と題した留学記冒頭の一節である．

　それから20年後の1979年から83年にかけて，私はフランス政府の給費を得て同じ場所に学ぶ機会に恵まれた．フランス精神医学を学ぶ若い留学生にとって，小木先生の「留学記」と「妄想研究」の論文は，片時も手元を離れない新旧二つのバイブルのようなものであった．

　設立が18世紀に遡るサンタンヌ病院が歴史の表舞台に登場するのはバル，マニャンらの活躍した19世紀中葉からである．以来今日までヨーロッパを代表する多くの学者と業績を世に送り続けている．初めての向精神薬であるクロールプロマジンが，1952年にドレーの手で臨床に応用されたのもここであった．1968年の教育改革でパリ大学は12に分割され，現在のサンタンヌは第5大学医学部の脳神経領域を専門に扱う付属病院となっている．

　図書室のたたずまいや雰囲気は20年前と少しも変わっていない．蔵書は2万とも2万5千とも言われるが，誰も正確な数を知らない．その大半は国内外の精神医学，神経学，脳外科学およびその関連領域の専門書，雑誌で占められている．

　国内の雑誌では学会誌である *Annales Médico-psychologiques* が1843年の創刊から，同じく著名な *Encéphale* は1881年の創刊からそれぞれ全巻を手にすることができる．国外誌ではドイツの *Archiv für Psychiatrie*（1868〜），*Zentralblatt f. d. g. Neurologie u. Psychiatrie*（1882〜），*Allgemeine Zeitschrift für Psychiatrie*（1867〜），イギリスの *Brain*（1878〜）などが貴重であろう．

　単行本は市販の書物のほかに，国立研究機関の報告書，各種学会の記録が年度別に揃っている．1910年頃の地方会の報告を見ると，開催地市長の挨拶に始まり，病院見学や近隣名所への遊山，懇親会のメニューから当日ふるま

われたワインの銘柄まで記されており，のどかな時代が偲ばれる。

　珍しいものとして学位論文のコレクションがある。学位論文は掲載雑誌の別刷ではなく，そのために書き下ろしたものを製本し，2部を大学に提出することになっているので，パリに学んだ著名な医学者の若かりし頃の学風を，歴代の教授の署名とともに見ることができる。

　こうした図書を管理しているのはわずか3,4人の司書である。最も一日の利用者は20人程度なのでこれで充分なのであろう。院内のインターンや学生は初めに登録すると，次からは名を告げるだけで出入りすることができる。外部からは教授の紹介が必要である。

　図書の検索は著者と分類項目のいずれからも可能だが，半数以上のカードは手書きなので，古色蒼然とした飾り文字を判読しなければならない。開架になっている一部の雑誌を除いて，このようにして探し当てた目的の本の書名，整理番号，検索者名を紙（決まった用紙はなくノートの切れ端でよい）に書いて出すと，司書が書庫から席まで届けてくれるのである。読み終わった本は机に置いたまま帰る。借り出しはできないが，「明日また続きを読む」などと書いてはさんでおくと，そのまま席に残してくれることがある。

　コピーの機械は1台しかなく，すべて自分で操作しなければならない。それも留学の前半までは，20年も前にわれわれが「リコピー」と呼んでノートを写した古い湿式コピーで，しばしば紙が詰まって水浸しになる騒ぎだった。後半になってようやくゼロックスが購入されたが，この国ではどんなものでもすぐ故障するらしく，月に1,2度は修理で使えない日があった。

　図書室では時間がゆっくりと過ぎて行くようだった。パリの冬は日が短く，3時を回ると窓の外は薄暗くなる。寸刻を争うような先端研究の躍動感も魅力だが，一方では古来からの普遍的なテーマに腰を据えて取り組むことも必要だろう。臨床を実践する場は充分に新しく機能的であってほしいが，思索の場には多少の不便を犠牲にしてもそれを育む空気が要るに違いない。そんなことを考えてふと気が付くと，ようやく芽ぶきはじめた中庭のマロニエも病棟を結ぶ回廊もすっかり闇に包まれ，帰り支度をした司書が室内に一人残った私を呼びに来ている。こうした夜，私に最も親しいのは，書架の莫大な書物でも今日までそこを通りすぎた夥しい医学者でもなく，消えるべきものを消し去り，磨かれるべきものを磨いて絶え間なく流れる「時」そのもののように思えた。

最後の一日

　パリにある期間暮した人は，最後の一日をどこで過したいと思うだろう。いつ，どれほど住んだかにもよるし，日々の仕事や活動の範囲によっても，事情は変ってくる。しかしそれは何より，それぞれが営んだパリ生活の，個人的な部分を反映するに違いない。
　7年余り滞在した画家は，この町を一望するモンマルトルの丘から，家並や煙突や鐘楼に別れを告げたい，と書いたし，友人の夫妻は，住み慣れたサン・ジェルマン・デ・プレ界隈のカフェに座って，終日ぼんやりと，人の往き来をながめていたい，といつも言っていた。実現しなくても，夢でよいのである。思い出を塗りこめた狭い石畳の路地を，あてもなく歩きたいと願う人があり，ロダン美術館の庭の散策を選ぶ人もいるかもしれない。それが風薫る初夏であれば，木立の間に紫色の草花が揺れているはずである。また点在する彫刻が，芝生に長い影を落とす秋の午後であれば，中央の池に雛をかばう鴨の姿を見るだろう。尋ねる人ごとに答が異なるのは，人の生き方が多様にわたるためだが，同時にパリそのものに，これを可能にする多面性と深さが，そなわっているからでもあろう。
　私が1本の電話を，滞在の前半に住んでいたアパートの持主から受けたのは，パリを離れる数週間前のことである。それは，最後の一日を，かつてのアパートで過ごしてはどうかという，心のこもった申し出だった。その建物はセーヌ左岸の5区，カルチェ・ラタンのはずれにあり，広くはないが清潔で，住人も感じがよく，とりわけ私たち家族にとっては，西も東もおぼつかない外国暮しの第一日を，手さぐりではじめたなつかしい場所であった。私たちが引っ越したあと，自らそこに住んでいる彼女は，わざわざ友人の家まで泊りに行き，私たちの思い出のために，その部屋を一日空けてくれるというのである。
　帰国のトランクをさげ，アパートの扉の前に立ってみると，私はこれから過ごそうとしている一日が，ずっと以前からこうあるように予定されていた，ごく自然なことに感じられた。同じようにトランクをさげ，ここにはじめて足を踏み入れた到着の日からこの日まで，パリも少しずつ変ったし，私自身

もまた変った。何が変り，何が変らずに残ったか，それを私は知りたいと思ったが，それがわかるには帰国してなお暫くの時間が必要だろう。

　管理人から鍵を受けとって中に入ると，部屋の壁は塗りかえられ，家具も新しくなっていたが，見憶えのある暖炉や古い机は，昔のまま残っていた。南窓から見えるソルボンヌの丸屋根も，サン・エティエンヌ・デュ・モン教会の壁時計も，私たちが住んでいた当時と同じたたずまいを見せていた。ミッテランが当選した大統領選の夜，下の大通りは，歌いながらバスチーユ広場へ向う人波で埋ったし，ローマ法王ヨハネ・パウロ2世がパリを訪問した日は，ノートルダム寺院の聖歌が，風に運ばれて窓辺に流れてきた。また雨上りの夕方，おびただしい雲が走り去ったセーヌ上流に，ワレハラの城まで届きそうな巨大な虹が，真直ぐにたちのぼるのを見たのも，この窓からだった。

　寝室の東窓は，狭い中庭をはさんで，隣の建物と境を接している。すぐ下の階の，この中庭に面した出窓には，いつも数個のリンゴが置かれていた。住人の老夫婦がノルマンディーから運んできては並べ，これで菓子を作っては，時々たずねてくる孫たちに与えるのである。リンゴはやがて色づき，私たちはその色で秋の深まりを知った。その左隣には，母娘らしい二人の女性がひっそりと暮していた。たまに父親らしい太った男が，仕事から戻ってくると，きまって，早口で口論になるのだった。2階下の左手の窓は，若い青年の一人部屋で，机に向って一心に図面を引いている姿が，ガラス越しに見えた。学業なのか，それで暮しむきをたてているのか，知る術もなかったが，この窓には夜更けまで灯がともり，時にはそのまま朝を迎えることもあるらしく，そんな時には，よくワインの空瓶が窓際にころがっていた。年の瀬もせまる頃になると，薪をたく暖炉の煙と，クリスマスを迎えるそれぞれの家庭の思いとが，華やいだ飾りつけの表通りからは想像もつかない不思議な濃密さで，この小さな中庭を満たすのだった。

　私たちはパリの最後の一日を，この馴染みのアパートで，いつものように過ごした。朝，鐘の音で目ざめると，薄暗い部屋で少し本を読み，疲れると，快活な売り声に誘われて朝市に出掛けてゆく。山のように積み上げられたオレンジ，イチゴ，野菜の間をすり抜け，肉や牛乳やチーズの臭いが混り合い，かけ声のとびかうなかを一巡して，焼きたてのバゲットをかかえて部屋に戻っては，こごえた指先をストーブで暖める。それが私たちの生活の日常であった。

　帰国前の慌しさで，実際には果せなかったのだが，私はその日，1枚の絵を

見に行くつもりでいた。それは，ジョルジュ・ルオーの「キリストと漁夫」で，横に長い10号ぐらいの小品である。私はこの絵を見るために，滞在中幾度か，トロカデロに近い近代美術館を訪れた。ルオーが「聖書風景」と名づけられた連作を描きはじめるのは，1940年頃からとされているが，正確なことはわからない。彼は1932年以降，すべての作品を未完として，くりかえし筆を加え，制作年月さえ記入しなくなってしまうからである。現れるのは，月明りの道に佇む伝道者の姿であり，キリストの顔であり，受難の図である。いずれも描いては削り，また塗り重ねて層状に固った絵具の奥から，まるで無数のステンドグラスを通ってきたかのように，光がさしこんでくる独特な画面である。

　この絵では，右にキリストが立ち，そのかたわらに網をたぐる手を休めて，三人の漁夫が彼を見やっている。背後には空と雲を染めて，ガリラヤの夕焼けが広がっている。

　……私についてきなさい。あなたがたを，人間をとる漁師にしてあげよう……

　これは宗教画ではない。しかし宗教感を抱かせる絵である。ルオーはサーカスを，役人を，娼婦を描いた。そのどれもが一様に宗教的である。主題が宗教的だからではなく，画家の心が長い孤独な遍歴の終りに，導かれるべき内面の神に出会っているからであろう。漁夫の顔は厚い絵具に埋もれて，目も口も定かではないが，それでいて明るく，輝いているように見える。

　この絵を知ってから，私はそれまで敬遠していたベートーヴェン晩年の弦楽四重奏曲を，しきりに聴きたいと思うようになった。そこにはもう見上げるような主題も，強い意志的な変奏の展開もない。旋律は自在に動き，寄りそい融け合って，いつ始まりいつ終ってもよいような，音の連続する世界である。この「べた一面」の音楽に身を置いてみると，ルオーのたどった道のりがわかるような気がする。ガラス工房の見習いからギュスターヴ・モローの画塾へ，さらに世評に背を向けた修道僧のような晩年へ。

　コルマールの美術館で，偶然に，若いルオーの習作を見たことがある。モローの影響を受け，アカデミズムの確かな技法で描かれた繊細な絵である。このまま歩んでも，きっとルオーはフランス画壇に位置を占める存在になったであろう。しかし彼はその道を選ばなかった。モローの死後，ル・サロンを去り，新しい方向を模索しはじめる。ルオーは不器用であったし，むしろ

謙虚であった。影のように太い輪郭で，道化や下町の女が好んで描かれる。ルオーの絵が急速に支持者を失ってゆくのは，この頃からである。絵具はしだいに厚くなるが，そうなればなるほど，絵そのものは逆に透明度を増してゆくように見える。何が彼を駆りたてているのか。あるいは何が彼の道を照らしているのか。

　それは死ぬまで続く，絶えまない労働であり，ほとんど信仰と呼び得るものに近い。やがて到達するのは，一種のつき抜けた「軽さ」である。

　翌日，私はパリを発ち，3年半ぶりに日本の地を踏んだ。いつか再び，この町に暮す機会に恵まれれば，私は生活を，あの絵の前に立つことから始めたい。そうすれば，いつものようにパンを買い，いつものように本を読む，私の日常が戻ってくるだろう。

嘘と妄想

　「嘘をつく唇を主はいとわれる」（『箴言12-22』）
　精神科の患者さんはふつう，妄想を抱いても嘘はつかないものである。妄想は現実離れした思い込み，虚構であるが，意図して他人を欺く嘘ではない。
　人生に訪れる極度の逆境を，カール・ヤスパースは限界状況と呼んだ。限界状況に置かれた人間は，耐えられず自滅することも，稀にこれを克服することもあるが，しばしば精神障害になる。精神科医の神谷美恵子は名著『生きがいについて』のなかに，人が限界状況を乗りこえるとき，建設的な場合と妄想による病的な場合とがあると記した。先の見通せない病気，死の宣告，愛する人との別れ，生きる意味の喪失など，とうてい直視できない逆境に遭うと，人は誰でも自分に向かって，つい「これは何かの間違いだ」「自分はいま悪夢を見ているに違いない」と叫びたくなる。できることなら現実から目をそむけ，虚構の世界に逃げ込みたい。
　妄想とは，他人ではなく自分自身を欺く究極の嘘である。しかし実は，私たちが自滅しないために，懐の奥深く忍ばせておく最終の切り札でもあるのだ。人間存在そのものに関わる妄想を，医薬のみで治療することは難しい。これまでの価値観を根底から見直し，生きる方向を転回する途上に，私たちは自分に嘘をつかない勇気を見出すのである。

II 幻　覚

フランスの幻覚研究の流れ

1. 19世紀における幻覚問題の誕生

(1) 幻覚の定義

　今日よく知られている「対象なき知覚 perception sans objet」という定義はフランスで生まれた。1817年，Esquirol JED は錯覚と幻覚を区別して「五感の射程内に感覚を引き起こす外的対象が存在しないにもかかわらず，その感覚が現に生じていると内的な確信をいだく人は幻覚状態にある。すなわち幻を視る人（空想家，千里眼）visionnaire である」と記載した。彼は錯覚を末梢の感覚器の損傷により生じた機械的なもの，一方の幻覚については，記憶が再生する心像や観念に感覚の介入なしに実体と現実性を与える本質的に精神的なもので，内的確信の強い妄想に近い現象と見ていた。

　この記載が簡略化されて，前述の定義になるのであるが，その経緯ははっきりしていない。Lanteri-Laura G は Esquirol が口頭で述べたと見なしているが，もしそうであるなら，Esquirol は，自ら意図の主要部分を放棄したことになってしまう。「対象なき知覚」が明瞭な記載で登場するのは，1890年，Ball B の著作においてである。彼の『臨床講義』第三，四講に，狂気 folie の病的要素として幻覚がとりあげられ，次のような内容になっている。

　　幻聴：うなり，雑音，声，対話，聾の幻聴，二重ないし片側性幻覚
　　幻視：頻度，光，炎，斑点，出現，盲の幻視，幻視と生理学現象との関連
　　幻味，幻嗅，幻触，複数の幻覚の併存，精神幻覚
　　幻覚者の精神状態，人格の二重化，同一感の喪失，想像上の相手との対話，患者の思考，記憶，懸念と幻覚との関連
　　幻覚と夢の類似，入眠時幻覚，幻覚者はかならず精神病か？　生理的幻

覚は存在するか？

幻覚の原因，誘発する条件，電気効果，幻覚の治療，偽知覚の生理理論

このように「対象なき知覚」が誰の提唱になるものか明らかではないが，フランスの今日の教科書には Ball の定義としているものも少なくない。Esquirol の記載から半世紀以上を経過して，臨床経験が積み重ねられ症候学が洗練されていくなかで，しだいに知覚の病理として簡略化され，Ball の記載により広く用いられるようになったのかもしれない。

(2) 仮性幻覚の概念

幻覚がまだはっきりと「対象なき知覚」になりきってはいなかったころ，Esquirol の弟子であった Baillarger J は，1842 年，1846 年の著書のなかで幻覚を精神感覚幻覚 hallucination psychosorielle と精神幻覚 hallucination psychique に二分した。彼は幻覚の成立に，①記憶と想像の不随意な活動，②外的印象の遮断，③感覚器官の内的興奮の三つの条件が必要と考えた。はじめの二つによる不完全な幻覚が精神幻覚であり，これに第三の要素が加わり感覚性をおびると，通常の幻覚に相当する精神感覚幻覚が完成する。したがって彼の幻覚の定義は「記憶と想像の不随意な活動を出発点とし，感覚器官のあらゆる外的興奮によらない感覚性知覚」となっている。

Baillarger は 1845 年，幻覚理論に関連して自動症 automatisme の概念を提唱した。この考えのもとになったのは，人間のさまざまな能力は階層をなしており，上位の機能が弛緩すると下位の能力がひとり歩きするという Jouffroy A の 1828 年の唯心論哲学である。「この状態にあってはすべての能力が，われわれではなくそれ自体の法則にしたがって，衝動のままに動き始める。人間は退場し，われわれの本質はあたかも物質のように活動する。われわれは再び必然の法則におちていき，われわれに起こるすべては宿命的になる……人間は自らにゆだねられた主権を放棄すると物質に近づき，その能力を支配するのでなく固有の動きのままにまかせてしまう。すると人間は徐々に，すべてがぜんまい仕掛けで動かされる機械装置へと堕していくのである。」Baillarger はこのように Jouffroy を引用して，記憶と想像が不随意に活動する状態を知性の自動症とよんだ。てんかんの自動症とは異なり，精神諸機能が人格の統制を離れてひとりでに活動する現象のことで，ここから幻覚，マニー，メランコリー，急性デリール，昏愚などが生じるとされた。フランス

の自動症概念は，1889年のJanet Pの層理論による心理自動症 automatisme psychologique や，Gatien de Clérambault G による1920年代の機械論である精神自動症 automatisme mental などに発展することになる。

　Baillarger の精神幻覚を，1846年，Michéa C は偽りの幻覚 fausse hallucination と名づけ，思考と真性幻覚の中間に位置づけた。これを含む彼の代表的著作である『感覚デリール』の項目は以下のようである。

　　1　知覚のデリール概観
　　2　解剖学と関連すると見られる幻覚
　　3　幻覚の分析と理論
　　4　夢に付随する幻覚
　　5　二重幻覚
　　6　いつわりの幻覚
　　7　錯覚の分析と理論
　　8　知覚デリールの原因
　　9　理性の保たれた知覚デリール
　　10　狂気状態の知覚デリール
　　11　狂気全般における幻覚の比率
　　12　主なモノマニーにおける幻覚の比率
　　13　各感覚領域における幻覚の比率
　　14　法律と関連する知覚デリール
　　15　神経症における知覚デリール
　　16　解剖病理から説明できる知覚デリール

フランスにおける仮性幻覚の概念はこのようにして成立し，ドイツのように表象と知覚の現象学や判断の問題を論じるよりは，むしろ自動症を中心に展開するのである。1855年から56年にかけての医学・心理学会における有名な論争も，この仮性幻覚が中心課題のひとつであった。

(3) 薬物中毒の幻覚

　Esquirol の弟子であった Moreau de Tours J が，師の患者につき添って3年間エジプト，パレスチナ，シリアなどを旅行し，インド大麻であるハシッシュ（アラビア語の麻，暗殺 assassin の語源）に関心をいだいたのは1837年頃である。当時 Esquirol は主としてうつ病患者に転地療養を勧め，数年におよぶ

治療旅行に彼の弟子を同行させていたらしい。

　Moreau de Tours は帰国後の 1845 年『ハシッシュと精神病について』を著し，中毒性幻覚について次のように述べている。「幻覚の起源は本質的に興奮であるが，心理学的観点からは通常の夢の状態と同一に見なされるべき変化である……ハシッシュの影響下ではあらゆる思考する存在に深い変化が……真の夢の状態，睡眠を伴わない夢が生じるのである……正常ないし覚醒状態ではその支配下にあった空想が主権を獲得し脳活動を掌握する……こうした一般事実から導かれるのは，①厳密には幻覚というものはなく，あるのは幻覚状態である。②幻覚に見られるのはきわめて複雑な心理現象であるが，脳内唯一の生命である生きた魂の活動の一側面にすぎない。③幻覚状態は当然ながら精神機能が活動する際の特殊感覚や内外の全般感覚すべてに関わっている」。すなわち，幻覚は夢と同じ状態が薬物によりもたらされたもので，感覚が刺激され空想が活発になっているために，現実にあるかのように思いこんでしまう脳の異常ということになる。

　彼は原基的事象 fait primordial という基本障害を提唱して，この考えを精神疾患一般に拡大している。原基的事象とは精神病のあらゆる現象がそこから派生する悟性の原発性障害をさしており，精神機能が解体するために，思考がまとまりを欠き，自由意志が低下し，自我が変容して内奥の意識がくもり空想が活発化する。「原基的状態が深まるにつれて，われわれの精神は外界由来の印象が閉ざされ，しだいに内的印象に集中するようになる。一言でいうならわれわれを現実生活から引き離し，記憶や空想から作りだされたもの以外はない世界に投げ入れるような様相変化が起こっている。それに応じてはじめは単純な錯覚，ついで遠くの音といった真の幻覚に順次とらわれるが，これが空想の世界からやってくる最初の兆しである」。

　Moreau de Tours の考えは実験精神病の端緒となったが，一方では精神現象を脳に還元する生物学的一元論であり，他方では意識の病理を介して器質力動説にも影響を与えた。なお Moreau de Tours は俗称で，本名は Jacques Joseph Moreau といいロワール河沿いのトゥールに近いモントレソルに生まれた。息子の Paul（1844-1908）も児童精神医学をはじめた精神科医だが，同じく Moreau de Tours を名乗っているので紛らわしい。

(4) 精神病の幻覚

パリのサルペトリエール Salpêtrière 病院には，いずれも著名な精神科医である二人の Falret，すなわち父の Jean-Pierre Falret と，息子の Jules Falret がいた。Falret J-P（あるいは大ファルレ）ははじめは病理解剖，次に心理学に傾倒したが，晩年には経過を重視する臨床的立場に到達した。ここから細分化されすぎたモノマニーへの批判，疾患の展開様式による自然型 type naturel あるいは自然種 espèce naturelle の提唱，躁うつ病の先駆概念である循環狂気 folie circulaire の発見などが生まれた。

Falret J-P は 1854 年，狂気 folie（慢性デリール délire chronique）を①形成期ないし潜伏期，②体系期，③最終期ないし慢性期に区分するとともに，そこに生じる幻覚を醒めて見る夢と同一には見なし得ないことを臨床的に論じた。すなわち狂気では幻聴，特に言語幻聴が多く，主題や対象が限定され，外界と関わる形で見られるとし，脳における想像機能の変容を推定した。こうした考えは中毒や身体疾患による急性精神病と，精神疾患である慢性精神病を質的に異なるものとする見方であり，今日にいたるまでフランス精神医学の伝統の一つである。

Falret J-P の弟子として Lasègue C と Morel B-A の二人がよく知られている。前者は被害妄想病 délire de persécution（1852 年），神経性無食欲症の先駆概念である anorexie hystérique（1873 年），二人組精神病（1877 年），アルコール精神病（1881 年）などの研究があり，後者は科学的かつ宗教的な立場から精神障害の病因として，変質 dégénérescence（1857 年）の概念を提唱した。

Lasègue の被害妄想病は 30～50 歳の主として女性の妄想精神病であるが，妄想主題の共通性というより，進行マヒをモデルに妄想が疑問期から確信期へと段階的に発展する経過の一貫性に注目したもので，Falret J-P の思想を反映したものとなっている。幻覚の生じる時期は一定しないが，ほとんど聴覚領域に限って認められ，幻聴に診断的価値がおかれている。さらに幻視に意義が乏しいこと，患者が磁気現象やフィジックなどとよぶ一過性の身体感覚の異常なども記載されている。

パリのサンタンヌ Sainte-Anne 病院で活躍した Magnan V は，Falret J-P や Baillarger の考えをうけつぎ，Morel の変質理論を加味して 1880 年代に 19 世紀後半のフランスを代表する分類体系を築いた。彼の提唱した体系的かつ進

行的経過をとる慢性妄想病 délire chronique à évolution systématique et progressive は，今日の妄想型統合失調症の先駆概念の一つであるが，Lasègue の被害妄想病を発展させた非変質性の妄想疾患で，①潜伏期，②被害期，③誇大観念期，④認知症期の四病期を規則的に経過する。幻覚が生じるのは 2 番目の被害期からで，はじめは要素的なざわめきからやがて単数ないし対話性の言語幻聴になり，錯聴や考想化声を伴い，体感異常，性器幻覚，幻嗅，そして Lasègue と異なり幻視も見られるとされる。

　幻覚の萌芽は既に潜伏期にあり，「持続性の被害観念や絶えず聞きとりに向けて精神を緊張させていることが，皮質聴覚中枢に固定され幻聴になる」と記載されている。さらにこうした種々の幻覚が，精神の抵抗を侵害し人格を解体させて，励ましや慰めの声を伴う誇大観念期へ向かわせるという。すなわち Magnan は慢性妄想病の幻覚を，脳の皮質中枢における興奮で，どの感覚領域にも起こり得るものであり，被害妄想から誇大妄想への橋渡しをすると考えていたことになる。

　一方 Magnan は，変質のある人に生じる妄想は慢性妄想病とはまったく異なり，多くは急性に発病して出現順序が不規則で，多形性で体系化せず，変化しやすく突然に治癒するとした。これがフランス独特の変質者の多形性急性錯乱 bouffée délirante polymorphe あるいは突発デリール délire d'emblée で，今日の非定型精神病に近い概念である。ここに現れる幻覚もまた突発的で体系化せず，多数の幻覚が意識に侵入することで思考が錯乱するという。Legrain M は 1886 年，幻覚のメカニズムが慢性妄想病とは異なり，急性錯乱ではすべての大脳中枢が過敏状態になっており，脳の前方に生じた妄想が伝導路を介して後方の中枢にイメージを起こさせ，それが再び前方に戻って妄想と混じり合うために生々しい現実性をおびるとした。幻覚はいずれも脳の感覚中枢の興奮に還元されており，イタリアの Tamburini A の機械論の影響が認められる。また急性と慢性の精神病が対蹠的に扱われているが，精神病の種類に応じて幻覚の発現機序が異なる説明になっている。

　ちなみに前述の Ball は Lasègue の弟子にあたり，1876 年，サンタンヌ病院に Charcot J-M の肝いりで設立されたクリニック Clinique des maladies mentales et de l'encéphale の初代主任教授に就任した。このポストをめぐって Màgnan との間に確執があり，二人は同じ病院内で不仲であったらしい。Ball の後は，Jouffroy, Ballet G, Dupré E, Claude H, Delay J, Pichot P らがこの座を占め

た。

　Falret J は 1878 年, Màgnan が慢性妄想病の終末においた認知症を否定しつつ, 彼の被害期を二分し, ①妄想解釈期, ②幻覚期, ③妄想体系期, ④誇大妄想期の四期に区分した。漠然とした妄想観念が長期間続いた後に幻聴が現れるが, 第一期から二期への移行時に Falret J-P が重視した心的錯覚 illusion mentale が生じ, しだいに患者は思考を感覚に転化, 外在化させることにより, 声は外から聞こえるようになるという。幻聴のほか全般感覚の幻覚も見られ心気症を起こすが幻視はきわめて稀にしか現れず, これが見られる場合はむしろアルコールか薬物中毒である。

　妄想体系期にいたると二つの特徴が見られる。言語新作が生じることと, 幻聴の変化である。断片的な言葉は独白に変わり, ついで対話になる。対話とは人格が二重化したかのように, 一方が考え他方がそれに答える心的会話である。終わりには患者の思考が反響して聞こえ, 考えが奪い取られる。すなわち患者の思考が感覚性をおびて幻聴へと転換していく様子が描写されており, 自我障害をもとに考想化声や考想奪取が生じ, 問いかけと応答の形式へ進展するところなどは, Schneider K の一級症状を 60 年も前に先取りした記述である。

2. 20 世紀初頭における幻覚問題の展開

(1) サルペトリエール学派の幻覚論

　19 世紀末から 20 世紀初頭にかけての 40 年間は大脳局在論が最も隆盛であった時期と言われる。フランスでは Charcot が 1870 から 80 年代に, 連合主義的な見方に立って皮質中枢や失語症の研究を行っていた。

　サルペトリエール学派とは, この時期にサルペトリエール病院を主な活躍の場とした精神科医グループで, Charcot の弟子である Ballet, Cotard J を中心に, 多少ともその影響をうけた Séglas J, Chaslin P, Falret J らが含まれる。彼らは Magnan の変質理論に批判的で, 連合主義的な見方を好み, 一方でドイツの Kraepelin E にも関心を寄せている。

　Séglas は 1888 年に, 内言語が発語となる運動・影響性の強い仮性幻覚を言語性精神運動幻覚 hallucination psychomotrice verbale (あるいは verbale psychomotrice）の名で記載した。これは前述した Tamburini の機械論，ドイツの Cramer A の筋感幻覚 Muskelsinnhalluzination，さらに Charcot の失語症図式をもとに考えられたと言われ，次の3段階で進展する。すなわち，①内的な会話である単純言語性筋感覚幻覚 hallucination verbale kinésthétique simple にはじまり，②発声器官の動きのみで言葉は発しない完全言語性運動幻覚 hallucination verbale motrice complète をへて，③衝動的な独語 implusion verbale にいたる。

1900年の Séglas の仮性幻覚の分類は，次のようである。
　第1群　人や物を対象とするもの：Kandinsky V のいう仮性幻覚
　第2群　言語性のもの
　　A　言語性運動幻覚
　　　(1) 強度に応じて
　　　　　単純言語性運動感覚幻覚
　　　　　狭義の言語性運動幻覚
　　　(2) 複雑さに応じて
　　　　　単純言語性運動幻覚
　　　　　混合言語性運動幻覚
　　　　　複合言語性幻覚
　　B　言語性仮性幻覚
　　　　　運動性，聴覚性，視覚性／単純型ないし複合型

これを見ると，彼はドイツの仮性幻覚はむしろ特殊なもので，言語性にこそ仮性幻覚の本質があると考えていたらしい。言語性運動幻覚の純粋型が前述した言語性精神運動幻覚であり，これに感覚性要素の混入する種々の複合型がある。一方，言語性仮性幻覚は聴覚・視覚・運動性の心的表象をさし，脆弱で外在化せず真性幻覚にいたらないとしている。

こうした考えをもとに Séglas は1894年，体系的な被害妄想を，①非幻覚性の被害妄想，②感覚幻覚性の被害妄想，③運動幻覚性の被害妄想に区分した。非幻覚性の類型はパラノイアに相当し，感覚幻覚性のものは言語幻聴が前景に立つ Magnan の慢性妄想が代表である。運動幻覚性の被害妄想とは，言語幻聴が目立たず運動性の仮性幻覚が優位を占めるものをさし，幻視，体感異常，臓器感覚異常などを伴いやすい。彼によると，運動幻覚をもつものは精神解体が深く，つきもの妄想や被影響妄想を生じて人格の二重化をきたすという。

幻覚が知覚・感覚の病理であるという常識を破って，運動性の幻覚という概念を立てたところに彼の独創がある．しかしもともとフランスの幻覚には感覚性のない仮性幻覚が含まれていたのであるから，Séglas の着想はけして奇異なものではなく，むしろその運動性に注目することで幻覚を本来のバランスのとれた形に戻したとも言えるだろう．またドイツにおいて幻覚のなかに無縁思考や自生観念，暗示，させられ体験などを含めて，広く被影響現象との関連を考える 1920 年の Schröder P の立場にも通じるところがある．

大脳局在論の衰退とともに Séglas は後の 1934 年，機械論的な説明を離れ，幻覚を人格解体による言語自動症，あるいは言語の疎外と見なすにいたった．これが周囲からは「セグラの回心」などと驚きをもってうけとめられたところであるが，Lanteri-Laura は立場の変質ではなく発展と見て，むしろ肯定的にとらえている．

(2) 脳疾患，中毒と幻覚

1892 年，Chaslin は Esquirol の急性痴呆，Georget EJ の昏愚 stupidité（1820 年），Meynert T のアメンチア（1890 年）などの記載をもとに，錯乱を前景とする急性症候群を原発性精神錯乱 confusion mentale primitive の名でまとめた．これは身体疾患から精神的ショックまで種々の原因による中枢神経系の突発性消耗で，病像は刻々と変化し錯覚や幻覚を伴うこともあるが二次的であるとしている．

この概念を発展させ，感染症や中毒による意識変容の状態像とそこに見られる幻覚の特異性を記載したのが，1901 年の Régis E の夢幻症 onirisme である．すなわち浮動性のイメージが夢のようにとりとめなく現れては消える幻視を中心に，複数の領域の幻覚を伴い暗示により変化しやすい．こうした心的表象は回復後も固定して残り妄想を形成することがある．Lanteri-Laura の言葉を借りると，従来別々に記載された多感覚性幻覚，錯乱，中毒の三つが，ここで互いに結びつくことになった．ちなみに 1924 年にドイツの Mayer-Gross W が提唱した夢幻様体験型 oneiroide Erlebnisform は，この夢幻症に似た病像が中毒ではなく内因精神病にも生じることを示したものである．

(3) 統合失調症，慢性妄想の幻覚

20 世紀初頭の 10 年間は，フランス精神医学史上でも重要な時期の一つで

ある。Kraepelin の早発痴呆が本格的に紹介されたのは，1899年の Christian J によるが，フランス精神医学はその概念の拡大を好まず，およそ第5版に相当する狭い範囲にとどめ，残りの部分に独特な慢性妄想病群を展開させる。

この時期に記載された慢性妄想は19世紀の変質理論から離れ，それを引き起こす病因として特有な病的体質とメカニズムから構成されている。Sérieux P と Capgras J の解釈妄想病 délire d'interprétation（1909年），Dupré E と Logre J の空想妄想病 délire d'imagination（1910年）などがそれであるが，このなかに Ballet の慢性幻覚精神病 psychose hallucinatoire chronique（1911年，1913年）がある。

慢性幻覚精神病は，妄想を生じやすいパラノイア体質の上に幻覚のメカニズムが加わって発病するが，体感異常や不安にはじまり，ついで幻聴と被害妄想が前景に立ち，多様な経過をたどって知的荒廃ないし症状の常同化にいたるとされる。統合失調症とは異なる体系妄想のなかには，幻覚をもつ Magnan の慢性妄想病，変質者の妄想の一部，Kraepelin の体系パラフレニーなどが含まれている。

Ballet は幻覚を，一過性ないし持続性の人格解体にもとづく心的表象と考えた。すなわち通常は意識下に抑圧されている心的表象が，観念ないしイメージとして意識に上り，人格解体により自己所属性を失って客観性と外在性をそなえたものが幻覚であるという。時代の流れは機械論から力動論へ移行しつつあり，こうした Ballet の解釈には同時期に出版された Kraepelin の第8版（1909-15）や Bleuler E の統合失調症群（1911年）の影響があると言われる。

1907年，Dupré は奇妙な体感異常を単一症候性に訴える病態をセネストパチー cénestopathie の名で記載した。これは持続的で漠然とした内部感覚である体感（セネステジー cénesthésie）の幻覚症で，ほかの病的過程には還元できない。変化の範囲が限局し異常を認識している点で心気症と異なるとされるが，実際には幻覚症とも心気妄想とも言い得た孤立した特殊な病像である。保崎秀夫による1960年の紹介が詳しい。

1914年，Blondel C は，精神病者には健全な意識に還元し得ない病的意識 conscience morbide があり，統合失調症を言語的・社会的に合理化され得なくなった体感に対する人格の反応と考えた。わが国には1927年に今村新吉が紹介している。

3. 二大戦間の幻覚研究

(1) 脳疾患と幻覚

　第一次大戦の戦傷脳を研究していた Lhermitte J は，1922 年に中脳被蓋の病変により幻視，睡眠リズムの障害，神経症状（赤核症候群）を示す症例を中脳幻覚症 hallucinose pédonculaire の名で記載した。その幻視は夜に色彩に富んだ人や小動物が列をなして行動する特有なもので，患者は芝居を見るように楽しんだり驚いたりする。睡眠機能障害による夢の侵入，あるいは生への注意が低下するための心象の客体化などと説明される。橋被蓋の病変により類似の幻視とフォビル症候群を生じる場合に，三浦岱栄は脳橋幻覚症 hallucinose protubérentielle とよんだ（1955 年）。Lhermitte は自己像幻視 héautoscopie（1934年），幻像肢（1939 年）に関する報告もしている。

　Lhermitte の 1951 年における幻覚の分類は次の通りで，脳疾患と幻視に関する記載が多い。

　　1　幻覚の概論，定義
　　2　幻視
　　　A　実験
　　　B　皮質下機構の破壊ないし興奮による幻覚
　　　C　入眠時幻覚
　　　D　こびと幻覚
　　　E　大脳領域にかかわる幻覚
　　　　（1）皮質盲の幻覚
　　　　（2）半盲の幻覚
　　　　（3）側頭葉領域に関連する幻覚
　　　　（4）脳外傷による幻覚
　　　F　眼疾患の幻覚
　　　G　老人の幻覚
　　　H　中毒の幻視
　　　I　中脳幻覚症
　　3　幻像肢，四肢切断者の幻覚

    4   自己像幻視，鏡像幻覚
    5   幻聴
    6   幻味と幻嗅
    7   身体幻覚
    8   神秘体験の幻覚

（2）仮性幻覚の発展と精神自動症

　Lévy-Darras は 1914 年，Séglas J の運動幻覚性の被害妄想を発展させ，被影響精神病 psychose d'influence の学位論文を発表した。これは運動要素の強い仮性幻覚，二重自我，つきもの妄想などを示す妄想精神病で，自動症や体感異常を伴い慢性に経過する。さらに Ceillier A は 1924 年，これら一群の妄想疾患を，Magnan の慢性妄想病に代表される感覚性の幻覚を前景とする妄想の対極に，被影響症候群 syndrome d'influence の名で位置づけた。彼によるとこの症候群は自動症と被影響観念の二つから形成される。前者は人格解体すなわち自我障害の表現であり，仮性幻覚，空想性視覚表象，感情変化，衝動行為などが含まれ，後者は暗示や超能力のように異質な干渉を感じることで，自由喪失感，支配感，被影響感，憑依感などをさしている。

　1913 年の Petit G の統覚性自動表象 autoreprésentation aperceptive も，こうした自生的に生じる思考や表象を包括した概念である。有機体の外からきて，ある種の支配，強制感をもつことを特徴としており，Kandinsky の仮性幻覚や Séglas の言語性仮性幻覚などが含まれている。

　このような自動症，仮性幻覚を中心に展開される機械論が Gatian de Clérambault の精神自動症である。彼がこの構想をいだいたのは 1898 年頃と言われるが，20 年をかけて症例を蓄積し 1920 年に基本概念を述べ，1923 年に慢性幻覚精神病をもとに定義づけを行い，以後 1927 年にいたるまでこの理論はしだいに厚みと深さを増していく。

　精神自動症は，患者の精神に唐突に押しつけられる一群の病的現象で，小精神自動症とよばれる初期の非主題的，中立的な思考中断，思考奪取，先読み体験，記憶のよみがえり，考想化声などの仮性幻覚ないし干渉現象から，しだいに感覚性，主題性をおびた三種類の幻聴（観念言語性，感覚性，運動性）を主体とする大精神自動症へと進展する。したがって症状は抽象的なものから具体的なものへ変化し，妄想は患者の性格傾向を反映し仮性幻覚を説明す

る形で二次的に生じると記されている。

　この妄想形成は二次的という記載から，わが国では幻覚から妄想へ機械的に進展するものとして理解されているが，精神自動症で強調されているのはむしろ初期の仮性幻覚の段階である。すなわち幻覚から妄想ではなく（これではすべてが説明妄想になってしまい，幻覚のない例にはまったく適用できない），仮性幻覚から真性幻覚への進展，あるいは仮性幻覚が加工されて妄想が形成されていく流れにこそ Gatian de Clérambault の真意があり，実際の臨床経験ともよく一致するように思う。精神自動症の基盤には，感染，中毒など侵蝕性に進行する脳病過程が想定されており，年齢と病変のひろがりに応じて白痴から早発痴呆を経て慢性幻覚精神病にいたる連続した臨床型が考えられている。

　Gatian de Clérambault は大学に籍をおかず，精神科医としての活動期の大半をサンタンヌ病院に隣接するパリ市警察特別医務院 L'infirmerie spéciale de préfecture de Paris で過ごした。孤高を保ち狷介な性格で弟子も少なく，地中海沿岸の民族衣装の膨大な写真コレクションを残し，悲劇的な自殺をとげるなど謎めいた部分が多く，今日にいたるまでさまざまな方面から関心が寄せられている。時代錯誤的な機械論はサンタンヌの Claude 一派とは対立関係にあったが，精妙をきわめた臨床観察は立場の違いを越えて，Ey H や Lacan J らに大きな影響を与えた。

（3）統合失調症，慢性妄想の幻覚

　Claude は第一次大戦中は Lhermitte とともに多数の戦傷例を観察したが，戦後はドイツの力動的な考えをいち早くフランスにとりいれ，1923 年にサンタンヌ内に精神分析療法の外来を設けるなど，その立場は心理・生物学的な折衷主義と言われる。こうした立場から彼は，統合失調症を知的衰退にいたる早発痴呆と心理基盤をもち認知症にならない類統合失調症 schizomanie（1924年）に分け，一連の被影響，干渉症状を外部作用症候群（1924 年）の名で記載し，妄想疾患を体系的なパラノイア精神病とくずれのあるパラノイド精神病（1925 年）に二分した。

　1937 年，弟子の Nodet C-H は，これをさらに押し進め，体系妄想疾患をメカニズムではなく妄想構造から再分類しようと試みた。彼によると，幻覚とは自我および外界の評価に関する誤った信念であり，現象学上は感覚的であ

るが病因論上は錯覚的で，患者が妄想や感情生活を説明する独特な手段の一つであるという．すなわち幻覚は妄想の構造上は不可欠な要素ではなく，これを発病のメカニズムとみなした慢性幻覚精神病は均質な臨床単位ではないとしている．

1926年に，この時期を代表するLévy-Valensi Jの教科書に記載された幻覚の分類を次に示す．
 1 言語機能の幻覚状態
   A 言語幻覚
    (1) 精神感覚性言語幻覚：視覚性，聴覚性
    (2) 精神運動性言語幻覚：発語型（発声器官の幻覚，強制発語，独語），筆記型（強制筆記）
   B 言語仮性幻覚
   C 統覚仮性幻覚
 2 知的・感情的幻覚状態
 3 運動性幻覚状態
 4 感覚性幻覚状態
 5 体感幻覚

ボルドーのQuercy Pはドイツのマールブルク派の直感像を追試したことで知られるが，幻覚の単行本を1930年と1936年に出版しており，その分類も次に示すように特徴がある．
 1 正常な知覚の幻覚
 2 正常な偶発錯覚
 3 オプシフォニー（色聴など）
 4 四肢切断者の錯覚
 5 メテステジー（保続など）
 6 いわゆる直感像
 7 随意な幻覚
 8 夢，病的睡眠
 9 ヴィジョンと視覚神経装置
 10 中毒，感染症の幻覚
 11 ヒステリーの幻覚
 12 神秘性の幻覚

13 体系妄想の言語幻聴，いわゆる精神幻覚と精神運動幻覚

4. 戦後の幻覚研究

(1) 幻覚の外在性

幻覚を特徴づける要素の一つに外部の客観空間に定位することがある。精神分析の立場からは幻聴を，直ちに意識化されない抑圧された無意識的衝動が外部に投射されたものと見る。1935年，Nacht S は，持続的な感情緊張が人格全体を変化させ，退行した人格は防衛機制をはたらかせて感情緊張を外へ投射するために幻聴が生じると説明している。

主観空間にある仮性幻覚が客観化する機序について，1932 年，Mourgue R は生物学的な立場から知覚の運動要素を重視した。彼によると，幻覚患者には自律神経系の特殊な一次障害があるために迷路・小脳活動の分離が生じ，本能と悟性の破綻した離人状態の上に運動姿勢 attitude motrice がはたらくことで，仮性幻覚は客観的空間化して幻覚になるという。この著作には哲学者の Bergson H が序を寄せているが，1937 年に三浦岱栄がわが国に紹介している。

器質論者の Guiraud P も幻覚の外在性を重視した一人で，1929年，意識に侵入し異質無縁に感じられる体験を，外来現象（クゼノパチー）phénomène xénopathique の名でまとめた。仮性幻覚，精神運動幻覚，病的表象，思考干渉，考想吹入，神秘体験などを広く含んでいる。彼が 1950 年に出版した『一般精神医学』に記された幻覚問題の項目は次の通りである。

  1   理論形式
     幻覚の要素：人格への適応性，感覚性，形成性，空間投射性
     A   正常な知覚
     B   錯覚
     C   異常興奮による感覚
     D   外来性表象
     E   感覚や発生を伴う外来性表象
     F   外来性内言語
  2   夢と夢幻症

3 慢性妄想病
　　A　妄想から幻覚へ
　　B　幻覚から妄想へ

（2）層理論と幻覚

　パリのコレージュ・ド・フランスで講座をもっていた心理学者 Janet P は 1932 年，記憶の研究で知られる Ribot T の影響をうけて人間の心的状態を階層的に区分し，実在に関するもっとも現実的な行動認識の段階を実在機能 fonction du réel と名づけている。これは外界を知覚するのみでなく，外界を自己の身体との関係において把握し，現在の行動に適した記憶を喚起することで，Bergson の生への注意 attention à la vie に近い。京都の今村新吉，村上仁らが好んで戦前からわが国に導入した。

　実在機能は多大な心理力を要する高級機能であり，彼のいう精神衰弱などの精神疾患ではこの機能が早期に失われるために，知覚が現実感を欠き行動の自発性が希薄になる。人間の行動は能動・受動の二面を有する社会的なものであり，「語る」ことは「聞く」ことを予測して存在する。患者は語りの行為を志向的客観化 objectivation intentionelle して，受動の側面から他人の行動として「語られる」ように感じるという。すなわち幻聴は人間の社会的行動の表現とされている。

　サンタンヌ病院で Claude の後を襲った Delay は，1952 年のクロールプロマジンの臨床応用や 1956 年のアンドレ・ジッドの病跡学などで知られるが，Jackson H や Janet, Bergson の影響をうけて精神機能を進化と解体から階層的に考えている。彼は 1942 年の記憶の解体において，階層の異なる感覚・運動，自閉，社会の三つの記憶を区別した。感覚・運動記憶は人と動物に共通する生物学的記憶で，時間的定位はなく神経学的解体で障害される。社会記憶は社会生活を営む人間に固有の論理的，理性的な記憶で時間的定位をもち，Janet の言う語りの行為に相当するもので，全般的な精神医学的解体で障害される。この中間を占める自閉記憶は，夢や妄想など非社会的な個人の記憶であり，無意識の力動にしたがい，感覚・運動記憶の自動性と社会記憶の解体した断片を含むと言う。

　物理的でなく社会的な時間にあっては，現在の生き方にしたがって過去を統合，再構成し現在化することで時間の秩序が生じる。社会記憶が解体をう

けると，非論理的で情動的な色彩をおびた自閉記憶が浮かび上がってくる。彼によると，患者に幻覚を起こさせるのは現在化できないイマージュであり，過去を現在と誤るエクムネジーを過去についての幻覚，現在を過去と誤るパラムネジーを現在についての幻覚と見ている。

(3) 器質力動説の幻覚

Claude門下にあったEyがイギリスのJacksonの考えをとりいれて器質力動説あるいはネオジャクソニズムを築くのは1930年代前半と言われるが，初期の『幻覚と妄想』(1934年) から晩年の『幻覚概論』(1973年) にいたるまで，その立場は一貫している。彼によると幻覚とは精神病特有の病的現象であり，損傷により潜在機能が解放された陽性症状である。すなわち人間精神の自由を保障する層構造が全般的に解体するために，現実へのかかわりが変容し，現実と空想の根本的な区別が消滅するために生じるという。

ここから必然的に二つの視点が導かれる。一つは精神病の幻覚と脳疾患による幻覚症の本質的な相違である。脳という同じ対象をもちながら，後者の解体は部分的にとどまるために現実と空想との混同はなく批判が保たれる。1932年，これをClaudeとEyは意識性幻覚 hallucination conscienteないし幻覚症 hallucinoseとよんだが，後にEyはドイツ語圏の用法との混乱を避けるために幻覚症性エイドリー éidolie hallucinosiqueと名づけている。

もう一つは，精神病性幻覚の定義である。それは「対象なき知覚」ではなく，本来知覚してはならない対象を誤って知覚してしまうという意味を含んで「知覚すべき対象なき知覚」と定義されることになった。ここには損傷をうけた精神あるいは自我が，現実と病的な形でかかわる表現をみることができるように思う。

Eyの幻覚概論に記載された項目は以下の通りである。

　第1部　概論
　　1　幻覚現象の分析
　　2　知覚と幻覚の関連
　　3　幻覚に関する考え方の進展
　第2部　感覚諸器官の幻覚
　　1　幻視
　　2　言語幻聴

3　幻触
　　4　幻嗅
　　5　身体幻覚
　第3部　幻覚現象の二大カテゴリー
　　1　幻覚症性エイドリー
　　2　精神病性幻覚
　第4部　脳の病理と幻覚
　　1　脳疾患の幻覚
　　2　てんかん
　　3　幻覚物質
　　4　感覚遮断の問題
　第5部　精神病と神経症の幻覚
　　1　急性精神病の幻覚
　　2　慢性妄想精神病の幻覚
　　3　神経症の幻覚
　第6部　直線的な病因論
　　1　機械論
　　2　力動論
　第7部　器質力動説
　　1　精神の抗幻覚構造
　　2　幻覚現象がもつ構造破壊性
　　3　幻覚の自然分類
　　4　幻覚現象の陰性側面
　第8部　幻覚の治療
　　1　幻覚の古典治療
　　2　生物学的治療
　　3　精神療法
　　4　カテゴリー別の治療

まとめ

19世紀から今日にいたる幻覚研究の流れを通覧すると，そのなかにいくつ

かフランス精神医学の特徴を読み取ることができる。第一は，臨床重視の姿勢である。詳細な臨床観察により症候学の記載は，今日では忘れられたものも含めて20世紀初頭までにほとんどすべてでそろったと言っても過言ではない。フランス以外ではまったく注目されないか，あるいは特殊なものと見なされる仮性幻覚が早くから登場しているのも，すぐれた臨床観察なしには不可能である。しかしこれら全体を統合する理論は，Morelの変質論などの例外を除いては少なく，小異にこだわって大同につくことを潔しとしないように見える。その結果が統合失調症範囲の制限であり，慢性幻覚精神病をはじめとする独特な慢性妄想の概念である。

第二は，運動概念に関する関心の高さである。言語性精神運動幻覚，運動姿勢，被影響症候群，外来現象など幻覚を動きに結びつけた記載が少なくない。Bergson哲学の影響があることは疑いないが，幻覚を感覚の病理ではなくむしろ患者のとる病的な態度，すなわち行為の病理と見ている側面もあるように思う。

第三は，バランス感覚である。一つの理論で幻覚現象のすべてを説明することはできない。各々の時代の権威や流行はあるものの，生物学，解剖学，心理学，哲学などがつねにあるバランスをとりながら共存しているように見える。アメリカのように精神分析から生物学的精神医学への極端な振れはなく，計量や統計による分析や解釈も一定の範囲を越えることはない。心理学者が臨床に詳しく，精神医学者が神経疾患に通じているのも，偏りを是正するのに有利にはたらいているのではないだろうか。一見すると異質に見える器質力動説も，こう考えてみるとすぐれてフランス的であり，その伝統に沿ったものであることが理解できる。

統合失調症の仮性幻覚

はじめに

　仮性幻覚ないし偽幻覚 pseudohallucination は，幻覚に似ているが，感覚性，客観性，実体性，外部空間への定位など，幻覚本来の特徴をいくつか欠く病的現象である。この現象のとらえ方，幻覚への発展に関する見方は，各国の研究者の間で大きな相違がある。そこで本論文では，前半で各国における概念の成立と展開を整理し，後半では主にフランスでいう仮性幻覚を軸に，症例をあげて臨床的な立場から論じることにしたい。統合失調症の幻覚研究に仮性幻覚を介して何らかの寄与をもたらすことが本論文の目的である。

1. 概念の形成

(1) フランス語圏

　Esquirol JED [4] は 1817 年に幻覚と錯覚を区別し，幻覚を「現実に知覚された感覚に関して，この感覚を刺激する適切な外的対象が感覚の射程内に何も入っていないにもかかわらず，内的な確信を抱く人は幻覚状態にある」と定義した。すなわち彼は，末梢の感覚器の損傷による機械的な錯覚に対して，幻覚は記憶が再生する心象や観念に，感覚の介入なしに実体と現実性を与える本質的に精神的なものと見ており，内的確信の強い妄想に近い現象と考えていたことになる。それから半世紀以上のちの 1890 年に，Ball B がこれを簡略化して，幻覚と知覚を短絡的に結びつけた「対象なき知覚 perception sans objet」という有名な定義をもたらすことになる。

　これより前，すなわち幻覚がまだ「知覚の病理」に組み込まれていなかったころ，Esquirol の弟子であった Baillarger J [1] (1842, 1846) は，幻覚を，

—精神感覚幻覚 hallucination psychosensorielle
　—精神幻覚 hallucination psychique
に二分した。彼は幻覚の成立には，
　—記憶と想像の不随意な活動
　—外的印象の遮断
　—感覚器官の内的興奮
という三つの条件が必要と考えた。初めの二つを基盤とする不完全な幻覚が精神幻覚であり，これに第三の条件が加わり，感覚性を帯びると精神感覚幻覚になるという。したがって，彼の幻覚の定義は「記憶と想像の不随意の活動を出発点とし，感覚器官のあらゆる外的興奮によらない感覚性知覚」となっている。

　Baillarger の精神幻覚を，Michéa M（1846）は偽りの幻覚 fausses hallucinations と名づけ，これを思考と真の幻覚との中間に位置づけた。ここから仮性幻覚の歴史が始まることになる。

(2) ドイツ語圏

　古くは，とりとめのない視覚イメージが不随意に現れる Kahlbaum KL (1866) の抽象幻覚 abstrakte Halluzination や，夢に似た場面表象を示す Hagen P (1868) の仮性幻覚の記載がある。

　しかし何といっても，ドイツ語圏の仮性幻覚を代表するのは Kandinsky V [10] の概念である。彼は，主観空間に現れる鮮明で活発なイメージを仮性幻覚として記載した。この現象は感覚的に生き生きとし，細部まで明瞭で，自生的に生じ，強制感をもつ点で幻覚の特徴をそなえているものの，客観的な実体性を欠いているために，通常の表象とも真性幻覚とも異なる感覚性の病的表象とされている。

　ところで Goldstein K [6]（1908, 1913）によると，知覚と表象，実体性と画像性は段階的な差にすぎないという。彼は知覚と幻覚の現れる外的客観空間と，表象の現れる内的主観空間を区別し，幻覚は外的刺激なしに生じた一種の回想像であり，元来表象性を帯びているものの，現れた空間を客観空間と誤るために真性幻覚になるとしている。すなわち患者に実在判断の誤りをもたらす意識全体の病理があり，真性幻覚と仮性幻覚の区別は，その実在を判断する正否によることになる。

一方 Jaspers K [9]（1911）は，対象を心に描き出す表象および知覚過程に，感覚素材，時間・空間配列，志向作用 intentionale Akt の三つの要素を区別している。感覚素材は志向作用によって，初めてその意味と対象性を獲得するのであり，対象を客観性のある実体と知覚することと，主観性を帯びた画像として表象することの違いは，この志向作用によるという。彼は Kandinsky の仮性幻覚をとりあげ，よく知られているように，知覚と表象を現象学的に 6 項目をあげて区別した。そして画像性をもって内部の主観空間に現れる仮性幻覚は表象に移行するが，実体性をもって外部の客観空間に現れる真性幻覚との間に移行はないと述べている。さらに Jaspers（1913）は，「実在すると思っていた知覚対象が実在していない」と判断の方は変化したのに，実体性には何ら変化が見られないので，知覚や幻覚の実在性にそもそも判断過程は含まれないと述べて，Goldstein に反論している。

こうしてドイツ語圏では，真性幻覚と仮性幻覚を区別する根拠を，

—Jaspers の実体性 Leibhaftigkeit におく立場と，

—Goldstein の実在判断 Realitätsurteil におく立場

とに分かれることになった。

その後，ドイツ本国では Jaspers の見方をとるものが主流を占めており，Bumke O（1929），Glatzel J（1970），Weitbrecht HJ（1979）らがこの見方に立っている。一方，Goldstein の立場を踏襲するものには Bleuler M（1983）がいる[14]。

さらに両者の折衷的な見方として，Huber G（1981），Degkwitz R（1982），Scharfetter C（1985）らをあげることができ，同じ立場に立つ Schulte W と Tölle R による教科書 7 版（1985）には，「仮性幻覚は実体的には知覚されず，ある距離をもって幻覚として体験される。とくに意識変化と関係していわゆる入眠時の感覚錯誤として，または薬物酩酊にも現れる。批判的な実在判断は十分保たれている」と記載され，実体性と実在判断がともに含まれた定義になっている[17]。

(3) 英語圏

英米ではもともと幻覚を，表象や入眠体験を含めて広義にとる傾向があるために，一般に仮性幻覚への関心は低い。アメリカの教科書にはほとんど記載がない。

イギリスでは1885年にGurney Eが、客観的根拠を欠く幻覚を感覚性幻覚 sensory hallucination の名で記載したが、広く知られるには至らず長く忘れられていた。

イギリスで仮性幻覚が再びとり上げられるのは1960年代になってからであり、ここにもドイツと同じく、Goldstein と Jaspers に相当する二つの見方がある。第一は、対象の内外を問わず、自らそれとわかっている幻覚 self-recognized hallucination をさし、必ずしも病的でないとする見方であり、Butterworths 医学辞典第2版（1978）にはこの定義で載っている。

第二は、内部空間の表象を重視する Jaspers に近い立場で、例えば Dawson WSら[3]（1960）は「内部の目に映るヴィジョン」と記している。Jaspers の精神病理学総論7版が英訳されたのは1962年であるが[8]、それ以降はイギリスにも、この第二の見方に立つものが増えている。

こうした流れをふまえて、Taylor FK[16]（1981）は、前者を知覚性仮性幻覚 perceived pseudo-hallucination、後者を表象性仮性幻覚 imaged pseudo-hallucination と呼んで、2種類の仮性幻覚を並列させている。

2. フランスにおけるその後の展開

(1) 精神運動幻覚と空想表象

19世紀後半から20世紀前半にかけての40年間は、大脳局在論が最も隆盛であった時期と言われている。フランスでは Charcot J-M が、臨床観察と剖検所見をもとに、連合主義的な見方に立って学界に大きな勢力をもっていた。その門下にあった Séglas J は1888年に、内言語が発語となる運動・影響性要素の強い仮性幻覚を、言語性精神運動幻覚 hallucination verbale psychomotorice の名で記載した。これは Cramer A の筋感幻覚 Muskelsinnhalluzination と Charcot の失語症の図式をもとに考えられ、発声器官の動きを伴わない言語性運動感覚幻覚 hallucination verbale kinésthétique から、発声器官の動きのみで言葉は発しない完全言語性運動幻覚 hallucination verbale motrice complète を経て、衝動的な独語 implusion verbale に至る3段階で進展するとされている。

【第1例】24歳　女性

13歳時に「おならの臭いが漏れて迷惑をかけている」と，自己臭症状を訴え，学校を休みがちになった。20歳時に「隣人が後をつけてくる」と被害妄想を抱き，精神科病院に入院したが，その頃から「視線が合うと目が喋ってしまう」と訴え，対面するのを避けるようになった。24歳時には，「喉から声にならない声が勝手に出て，都合の悪いことがまわり中に知れてしまう」と訴えるようになり，衝動行為を繰り返して現在に至っている。

表1　精神幻覚 hs. psychiques と呼ばれる現象

第1群：人や物を対象とするもの
　　Kandinsky のいう仮性幻覚
第2群：言語性のもの
　A．言語性運動幻覚 hs. verbales motrices
　1．強度に応じて
　　単純言語性運動感覚幻覚 hs. verbales kinésthétiques simples
　　狭義の言語性運動幻覚 hs. verbales motrices vraies
　2．複雑さに応じて
　　単純言語性運動幻覚 hs. verbales motrices simples
　　複合言語性運動幻覚 hs. verbales motrices mixtes
　　複合言語性幻覚 hs. verbales combinées
　B．言語性仮性幻覚 pseudo - hs. verbales
　　運動性 motrices，聴覚性 auditives，視覚性 visuelles，
　　単純型 simples ないし複合型 combinées

　この例は，自己臭症から考想伝播への症状変遷が見られた自我漏洩症状として以前に報告した[7]。「目が語る」部分は言語性運動感覚幻覚に，「声にならない声が出ていく」部分は，完全言語性運動幻覚におおむね相当する。診断はいわゆる思春期妄想症であるが，人格のくずれがあり，統合失調症の診断基準も満たしている。本例をはじめ提示する症例は，いずれも広義の統合失調症圏に含まれる。

　Séglas [13] による仮性幻覚の分類を表1（hs.: hallucinations）に示す。全体は言語性か否かで2群に大別され，Kandinsky の仮性幻覚は，人や物を対象とする非言語性の群に入っている。言語性運動幻覚幻覚の純粋型が先に述べた言語性精神運動幻覚であり，これに感覚性の要素が混入したり，それが外在化して幻聴に近い現象の合併する複合型がある。一方，言語性仮性幻覚とは主に視覚・聴覚の心的表象をさしており，自生的に生じ強制感を伴うが，脆弱で外在化せず真性幻覚には至らないとされている。

【第2例】50歳　男性

　空想的なイメージがひとりでに湧いてくると訴える。医学部教授の父とドイツ人の母をもつ主人公が，甲子園で活躍して優勝し，プロ野球に入って毎

年三冠王をとり，引退して田園調布に300坪の邸宅をかまえ，ドイツ娘と結婚して有名な作家になるという人生物語が，順不同に映画のようなイメージで浮かんでくる。17歳頃から始まり，テレビなど外からの情報がとり込まれて次第に長くなったという。主人公は初めは自分と重なっていて，それになりきって行動していたとのことであるが，20年間に徐々に離れてきて，今は空想が映画のように残り，その主人公と観客の関係になっている。空想が浮かんでくると，それにとらわれて日常のことは何もできなくなる。自分で止めることはできないという。

この例では，願望充足的な内容の視覚表象が，外の素材をとり込んで，長い時間をかけてさまざまに加工され，一つの物語に発展したと考えられ，体系的な空想妄想とも，白日夢に近い一種の仮性幻覚とも見ることができる。著者ら[15]はやはり以前に，これに近いもう1例を空想的な視覚表象として報告した。

(2) 影響症候群

このような幻覚・仮性幻覚の区分をもとに，Séglas[12] (1894) は体系被害妄想を次のように三つに分けている。
　―非幻覚性被害妄想 persécutés sans hallucination
　―感覚幻覚性被害妄想 persécutés hallucinés sensoriels
　―運動幻覚性被害妄想 persécutés hallucinés moteurs

非幻覚性の被害妄想はいわゆるパラノイアのことで，ドイツの好訴妄想，フランスでいう加害的被害者や復権妄想病に相当する。

幻覚を有する妄想疾患は感覚性と運動性に分けられ，感覚幻覚性の被害妄想は，言語幻聴が前景に立つものを指している。古くは四つの病期を経過するMagnan Vの慢性妄想病やBallet Gの慢性幻覚精神病，Kraepelin Eの体系パラフレニーなどがこれに相当する。

一方，運動幻覚性の被害妄想というのは，Séglasのいう運動性の仮性幻覚が優位を占めるもので，憑依妄想，影響症状を伴って人格が解体し，二重自我 dédoublement をきたすとされている。これがのちにLévy-Darras (1914) やCeillier A (1924) の影響症候群 syndrome d'influence の概念へと発展するのである。

Ceillier[2]によると，影響症候群を形成するのは自動症 automatisme と影響観

念 idée d'influence である．自動症は人格解体すなわち自我障害の表現であり，仮性幻覚，空想性視覚表象，感情変化，衝動行為などが含まれる．影響観念は暗示や超能力のように異質な干渉を感じることで，自由喪失感，支配感，影響感，憑依感などを指している．

Petit G [11] が 1913 年に提唱した統覚性自動表象 autoreprésentation aperceptive も，こうした自生的に生じる思考や表象を包括した概念で，やはりある種の支配・強制感をもつとされ，このなかに Kandinsky の仮性幻覚や Séglas の言語性仮性幻覚が含まれている．

(3) 自動症と統合失調症の仮性幻覚

これまで見てきたように，ドイツならびに英米では，仮性幻覚を実体性あるいは実在判断の有無からとらえている．しかしここにとり上げられた仮性幻覚は，中毒による幻視，入眠時幻覚という身体に基盤をおく症候性のものが中心で，統合失調症の幻覚との関連を論じるには必ずしも適当ではない．これに対してフランスの仮性幻覚は，主な対象が明らかに統合失調症ないし妄想疾患で，思考や表象がひとりでに生じる自生体験を症状の中核と見ており，支配・強制感を伴い，その背後に何らかの自我障害，人格の解体が想定されている．これが感覚性を帯びると考想化声から言語幻聴へと発展するし，一方，支配・強制要素が強まると，方向性と動きをもった表現をとるようになる．

一つは外から内へと向かう「押し入ってくる」動きで，ドイツではさせられ体験に相当する干渉現象である．

もう一つは内から外へ向かういわば「押し出されていく」動きで，考想伝播から独語，衝動行為へと進展する精神運動幻覚がこれに当たる．第 1 例に示した自我漏洩症状の変遷について，著者ら [7] はその特徴を，

—漠然としたものから具体化・言語化してゆく流れ

と，

—支配・強制感の強まり

の 2 点にまとめたが，これは仮性幻覚の進展によく一致する．したがって，わが国で注目されている自我漏洩症状の一部を，仮性幻覚に含めてとらえ直すことも可能と思われる．

このようにフランスでいう仮性幻覚は，のちに多彩な統合失調症症状へと

発展する，知覚，思考，記憶，意志・欲動の広い領域にまたがる，いまだ未分化な症状ということになる．すなわち，自我の統制が緩み，本来そのもとにあった精神活動がひとり歩きし始める自動症に相当するが，この自動症を中心に症状の進展を精緻に記載した代表的なものが精神自動症 automatisme mental である．

　Gatian de Clérambault G [5] が，1920年代に提唱した精神自動症は，患者の精神に唐突に押しつけられる一群の病的現象で，小精神自動症と呼ばれる初期の非主題的，中立的な思考中断，思考奪取，先読み体験，記憶のよみがえり，考想化声などの仮性幻覚ないし干渉現象から，しだいに感覚性，具体性を帯びた幻聴を主体とする大精神自動症へと進展し，妄想は幻覚を説明する形で二次的に生じるとされている．しかしすべてが同じ経過をとるわけではなく，数多くの中間型や移行例があり，先に示した第2例のように，長期間，仮性幻覚の段階にとどまって体系化する例もあるように思う．

　精神自動症においては，一般に妄想から幻覚ではなく，幻覚から妄想へ進展すると理解されているが，これまで述べたフランスの幻覚研究の流れと自動症概念を考え合わせると，精神自動症で強調されているのは初期の仮性幻覚の段階である．すなわち幻覚から妄想ではなく，仮性幻覚から真性幻覚ないし妄想へと進展する，という点に彼の真意があり，ドイツにおいて幻覚のなかに無縁思考や自生観念，暗示，させられ体験などを含めて広く影響現象との関連で考える Schröder P（1926）の立場とも通じるものがある．

【第3例】40歳　女性

　37歳時に，恋愛関係にあったスーパーの店長の声で患者の行為を批評する幻聴，身体への影響体験，関係妄想で発病した．入院後，haloperidol 漸増で最大1日30mgを主とする薬物療法を行ったところ，2週目に身体への影響体験がなくなり，4週目には幻聴も消失した．同じころから「声は聞こえないが，同じ内容が外から店長の考えで入ってくる」と訴えるようになった．また「手足がしびれる，手も足もだるい，自分の手足じゃないみたい，さみしいから帰りたい」と心気・抑うつ的になり，無気力で終日臥床がちとなった．3ヵ月後「考えが入ってくるのは減ってきたが，自分では止められない」，10ヵ月後「1/3ぐらいに減って楽になった，入ってくるとつい頭のなかで考えてしまう」，12ヵ月後「店長の考えなのか自分のなのか混じり合って区別が

つかない．自分でしつこく考えているのかもしれない」，14カ月後「バカ，死ねとか短い言葉になってきた」，18カ月後「店長と自分がごちゃまぜになる，以前は絶対店長だと思ったのにわからなくなった」，25カ月後「外からは入らない，頭のなかにひとりでに浮かぶ，浮かんでくるのは自分の考えだが，内容は店長の考え」，30カ月後「店長はいなくなった，自分でひとりでに考えてしまう，自分で考えて自分で答えることもある，今思うと声は錯覚だった」と述べている．

　この例では治療により，まず身体への影響体験が消え，次いで幻聴の感覚性が失われて考想吹入のかたちになり，これに心気症，離人症やいわゆるpostpsychotic depression の状態が加わって遷延したが，1年後に自他の区別が他人から自分の方向へ混乱し始め，2年後に外在性が消えて自己所属性が回復し，病識も出るという経過をたどっているが，なお思考が完全には自我の統制下におかれていないかのような状態がうかがえる．すなわち回復過程はちょうど，精神自動症の逆をたどっているように見える．

まとめ

　統合失調症の仮性幻覚は，症候学的には自動症と支配・強制の要素を合わせ持ち，知覚，思考，記憶，意志・欲動領域のいずれもが含まれ，いずれにもなりきっていない未分化な症状である．その本質は自我障害と見られるが，支配・強制感が強まると影響現象やさせられ体験に，一方，感覚性が強まると幻覚の形へと発展するように思う．

文　献
1) Baillarger J: Des hallucinations, des causes qui les produisent et des maladies qu' elles caractérisent. Mémoires de l'Académie royale de médecine TomeXII, 1846.
2) Ceillier A: Les influencés. Encéphale, 19: 152-162, 225-234, 294-301, 370-381, 1924.
3) Dawson WS and Anderson EW: Aids to psychiatry. Baillière, Tindall & Cox, London, 1960.
4) Esquirol JED: Des maladies mentales. Baillière, Paris, 1838.
5) Gatian de Clérambault G: Œuvre psychiatrique. Presses Universitaires de France, Paris, 1942.
6) Goldstein K: Weitere Bemerkungen zur Theorie der Halluzinationen. Z. Gesamte Neurol. Psychiatr., 14: 502-544, 1913.
7) 萩生田晃代・濱田秀伯：自我漏洩症状の症状変遷について．精神医学，33：283-

289, 1991.
8) Jaspers K: General psychopathology (trans. Hoenig J & Hamilton MW) Manchester University Press, Manchester, 1962.
9) Jaspers K: Gesammelte Schriften zur Psychopathologie. Springer, Berlin, 1963.
10) Kandinsky V: Kritische und Klinische Betrachtungen im Gebiete der Sinnestäuschungen. Friedländer, Berlin, 1885.
11) Petit G: Sur une varieté de pseudo-hallucination. les autoreprésentaion aperceptive. Thèse, Bordeaux, 1913.
12) Séglas J: Leçons cliniques sur les maladies mentales et nerveuses. Asselin et Houzen, Paris, 1895.
13) Séglas J: Sur les phénomènes dits hallucinations psychiques. Arch. de Neurol., 59: 1-6, 1900.
14) Spitzer M: Pseudohalluzinationen. Fortschr. Neurol. Psychiatr., 55: 91-97, 1987.
15) 武井茂樹・濱田秀伯ほか：空想的な視覚表象が長期にわたり継続した1症例．日本精神病理学会第15回大会，岐阜，1992.
16) Taylor FK: On pseudo-hallucianations. Psychol. Med., 11: 265-271, 1981.
17) Tölle R（飯田真・市川潤・大橋正和監訳）：精神医学．西村書店，新潟，1991.

一級症状の幻聴に関する一考察

はじめに

　日ごろ統合失調症の診療において，Schneider K の一級症状を参考にすることは少なくない。特にそのなかに含まれる特有な言語幻聴は，近年の統合失調症の操作的診断基準にも取り上げられ広く知られている。しかしそれらの統合失調症像に占める位置づけや症状相互の関連が論じられることは比較的少ない。本論文は，一級症状の幻聴が統合失調症にどのような意味をもつのかについて，症候学的な立場から一つの見解を示すことを目的に書かれたものである。

1. 症例提示

　まず一級症状の幻聴を典型的に示した症例をやや詳細に記載し，次にこれを補足する目的で症状の部分的な不全例を数例あげることにする。いずれもプライバシーに配慮して病歴の一部を変更してある。
【第1例】女性　初診時21歳
主訴　言語幻聴。
家族歴　二人姉妹の長女。両親，妹，本人の四人暮らし。精神疾患の負因なし。
既往歴　特記すべきことなし。
生活歴　地方都市で出生，中学1年時に東京近郊へ転居。公立高校から短大に進学，成績中位で短大卒業後，アルバイトをしながら夜間専門学校に通学している。
病前性格　内向的で頑固なところがあり，他人の思惑を気にしやすい。
現病歴　中学1年（13歳）の転校時から，「田舎者」「暗い」と見られること

に劣等感をもち，取り繕って過ごしていたところ，強迫観念を抱くようになった．4という数字にこだわったり，電気を消す時にある方向を向くと不幸なことが起こる，という考えが侵入して不安になりスイッチを押し直す．

中学3年時，友人から「いつも笑っていて気持ち悪い」と言われ，それを契機に自然にふるまうことができなくなった．「笑ってはいけない，いや笑わなければいけない」と相反する考えが同時に生じ，表情や態度がぎこちなくなってしまう．自信がなく，自分の存在そのものが他人に迷惑になると思ってしまい，嫌われないように服装，表情，言葉づかいなどに過剰に気を遣う．

他人と一緒にいると自分と他人の境界がなくなり，あらゆることが出たり入ったりするように感じる．周囲と透明な管のようなものでつながっていて，自分が動くと振動が相手に伝わって嫌な思いをさせてしまうので自由な行動がとれない．高校3年ころから，自分の領域に外から他人の考えや意志が入り込んでくるようになった．土足で踏み込まれるように圧倒され抵抗できないまま，他人がこうしてほしいと思うつぼにはまって生活するようになった．

同じころから，他人を意識して言い訳をする内容が声になる．顔に劣等感があると，「こんな顔で迷惑かけてすみません」と自分の声で聞こえる．すれ違う人が自分を見て不快に感じているように思うと，「私は今，用事で出かけるところなので」と言い訳が聞こえる．自信がないことの他人への言い訳だが，自分に言い聞かせているような気もする．

頭のなかで自問自答し，考えをあえて声にしていることがある．心配なことを「笑っても大丈夫かしら」と自問して「大丈夫」と自答する．メモをとって確認するように，「大丈夫」と声に変換して確認する．そのままだと流れてしまう気がするので，もう一度念入りに考えて声にしている．一回だけなら声にならず，そこで意識を集中すると，まるで「閉じた蓋が開くように」あるいは「クルっと一回転するように」声になるという．

他人との昔の会話や電話でのやりとりが，ひとりでに蘇って頭のなかで再現される．話しかけてくる相手の声色や癖，特徴のある語尾などを再現し，それに答える自分との問答になる．はっきりとした声というより声と考えの中間のような感じがする．仮想の相手を立てて，いかにもありそうな内容の想定問答をすることもある．コマーシャルソングなど知っている曲がひとりでに蘇って，頭のなかに聞こえることがある．興味に関係なく出てきて，つ

い耽ってしまうので，洋服の一部を引っ張られるような束縛感がある。

　自分の意志で何かしようとすると，本来の自分と，他人の目を意識して行動する自分の二つに分裂して混乱する。自分を演じている俳優と，それがある目的（人あたりがいい，嫌われないなど）にかなっているか観察している演出家がいる。もう一人の自分が幽体離脱して自分を見ているようだ。行動を起こそうとすると，自分の声で実況中継のような説明が入る。右に曲がろうとすると，声が「右に曲がるぞ」と説明し確認するように聞こえてくる。自分の声だが話し方は他人のようでもある。行動に自信がないことを声が「杖」となって支えてくれる。声につかまりながら行動するほうが安心できるので異質感はあまりない。

　短大卒業後，自ら希望して精神科を受診した。症状の苦痛を訴え，思路の弛緩や感情鈍麻は見られず，疎通性は良好である。

治療経過　1日量としてスルピリド 150mg，ハロペリドール 3mg を単独ないし併用で経口投与したところ，声に含まれていた他人の感覚が消失し，次いで行動が少しずつ自分の意志に一致し始めた。

　3ヵ月後には，聞こえてくる声そのものが減り始めた。声の感覚性がなくなり，考えだけが吹き込まれてくる感じになる。考えと声が混じってどちらともつかない時がある。4ヵ月後，他人と自分とのつながりが少なくなった。すると他人の目を気にしなくなったので，何をしていいかわからなくなった。自分が歯を磨きたいのか，テレビを見たいのかわからない。6ヵ月後，気力がわかず根が続かない。心にぽっかり空洞が空いた感じで寂しくなる。12ヵ月後，声はさらに減ってきた。声が減ると自分の行動の確認ができず，支えを失って一時的にはかえって不安が増した。頼りなくなり，自分から聞こうとする姿勢があり，そうすると実際に聞こえてくる。

　26ヵ月後，考えが吹き込まれることが減り，頭のなかに浮かぶようになってきた。他人と自分の区別がはっきりし始め，他人の意志に束縛されることが少なくなった。35ヵ月後，声はあるようなないような感じまで減り，気がつくとまったく聞こえないことがある。42ヵ月後アルバイトを再開した。まだ行動はぎこちないが，以前に比べ自然にふるまえるようになった。

要約　13歳時に強迫現象，対人恐怖で発病し，関係妄想，両価傾向，二重自我，自他の混乱からさせられ体験，言語幻聴へと発展した21歳の女性。病像の中心を占めるのは一級症状で，思考の貧困や感情の平板化は目立たず人格

の崩れは少ない。脳器質疾患を示す検査所見はなく，気分障害を疑わせる所見に乏しく，ICD-10 と DSM-IV の診断基準も満たしているので統合失調症と診断した。治療後はまず体験の他者性が消失し，次いでさせられ体験と幻聴が並行して減り，6 ヵ月後にいわゆる精神病後抑うつが生じた。言語幻聴は感覚性を失って考想吹入になり，さらに侵入性を失って自生思考へと変化した。約 2 年後に自他の区別が戻り始め，束縛感の減少とともに自責が薄れて行動の自由が増し，3 年半を経過した現在は，自信のなさを持続しながら，状況に応じて対人恐怖と強迫症状が出没する神経症状態になっている。

【第 2 例】女性　初診時 25 歳

　四人兄弟の次女。気にしやすい性格で，小学生のころから強迫症状がある。横断歩道の白線を踏むと不幸になるのではないかなどと案じて，行動を束縛される。大学を中退し，サービス業に就職後から人目を気にするようになった。自分に何か落ち度があるのではないか，幼稚で社会に適応できないのではないかなどと考えて悩む。受診する 4 ヵ月前に，全身倦怠と不眠，2 ヵ月前には視覚，聴覚，嗅覚の過敏を生じ，煙草や生鮮食料品などの匂いが気になって外出できず，音が耳に突き刺さるようで耳栓をするようになった。

　初診時，言語幻聴，音楽幻聴を認めた。前者は三人（会社の上司二人と母親）と自分との対話で，それぞれが意見を自分に言ってくるが，声同士が話し合うことはない。後者は聞き慣れたクラシックのメロディがとりとめなく出てくる。リスペリドン 1 日 1mg を投与したところ，治療 1 ヵ月後に知覚過敏は改善し，幻聴の相手は複数から会社の最も苦手な一人に収斂していき，その人と自分との対話になった。負い目に感じていることを非難してくる他人に言い訳する自分という図式で，例えば「返事を延ばしているな」と言われ，「そんなことはありません」と答える。主に問いの部分に，時には答にも他人が「無言の圧力」のように浮かび上がってプレッシャーになる。

　3 ヵ月後，他人との対話のようにも，自問自答のようにも感じる。キャベツを 100 円で買うと，「80 円のにすればよかった」と非難する声が聞こえ，「それでいいんだ，大丈夫だよ」と自分で答える。答が思わず口から出て，ひとり言になることもある。

　4 ヵ月後，他人は消失し，まったくの自問自答になった。考えている内容が声になる。動作を起こす時も，自分で声に変換して確認している気がする。「さて風呂に入ろうか」などと，音声で口に出したり耳から入れると，あたか

も電車の車掌が「出発進行」と声で確認するように現実感が出るという。

要約 自責と反省の強い人格変化を生じた後，不定愁訴と知覚過敏で発病した25歳の女性。複数の他人との会話が，治療後には単数になり，さらに自問自答，考想化声へと推移した。脳器質疾患を疑わせる所見はなく人格の崩れも目立たないが，社会的機能の低下が明らかで，DSM-IVの統合失調症の診断基準も満たしている。

【第3例】男性　初診時29歳

二人兄弟の長男。大学卒業後，学習塾のアルバイトをしながら大学院に通っていたところ，2ヵ月前から複数の知人の声が聞こえる。初めは声同士が患者のことを「あいつは過激派に武器を渡した奴だ」などと噂し合っていたが，やがて各々が自分に向かって行為を批評してきた。いつも気にしている事がらや性的な劣等感にかかわる部分を指摘してくるという。

ハロペリドールを1日3mg投与して2ヵ月後に幻聴は消失したが，患者は疲れやすく意欲と集中力を欠き，無気力で寝てばかりいる生活が約7ヵ月続いた。一方，買ってきた電化製品が不良品ではないかとの考えが侵入し，強迫的に返品を繰り返した。

18ヵ月後，頭のなかに言葉がとりとめなく浮かんでくる。頭のなかで知人と空想の対話をする。話題によって相手を選び，例えばクラシック音楽の好きな同級生とは「ベートーヴェンの第九は何がいいかな」「カラヤンだよ」「ぼくはベームだな」などの問答を繰り返す。自分でやっているのに，いかにもその人が言いそうな内容を，声色や癖をつけ加えて対話の形に作り上げる。相手の問いと自分の答が，思わず口から出て独語の形をとることもある。

要約 言語幻聴で発病した29歳の男性。声同士の会話から行為を批評する形に転じ，幻聴の消失後，いわゆる精神病後抑うつを経て自生思考，問いかけと応答の形の仮性幻覚，独語へと変化した。発病後8年を経過しているが，無為自閉的な生活で社会機能の低下が著しく，統合失調症と診断した。

【第4例】女性　初診時25歳

二人姉妹の姉。内向的な性格だが，大学を卒業後，地方の公立高校で臨時教員をしている。

5ヵ月前から，自分の考えやプライバシーが周囲にもれていると感じた。店員の態度がいつもと違う，人びとが自分の一挙一動に注目して反応する，上司との噂が広まっているなどと訴えて，著者のもとを受診した。

初診時は考想伝播，被害と誇大的な主題の混じり合った関係妄想を認め，ハロペリドール1日3mgを投与して症状は一時軽減したが，治療は滞りがちで精神科病院に入院を繰り返した。

　30ヵ月後，患者が「第三者」と名づける男女複数の声が聞こえるようになった。声は外から行動をいちいち批評し，鼻をかむと「汚い」などと自分の弱点をついてくる。34ヵ月後，もう一つ別の声が聞こえ始めた。声の主は自分のすぐそばに存在を感じるが姿は見えず，患者は「おじさん」と名づけている。風呂を洗おうと考えると「洗ったほうがいい」と行為を先回りして言ってくる。自分のことを知りすぎていて，他人のような気がしない。通常はそれぞれの声が別々に自分に向かってくるが，「第三者」が自分の行為を批判すると，「おじさん」が自分に代わって答えてくれることがある。40ヵ月後，「おじさん」は消え「第三者」の声だけになった。

要約　考想伝播と関係妄想で発病した25歳の女性。行為を批評する幻聴が続いているが，自分の分身のような声が応答する場合が混じっている。脳器質疾患や薬物使用はなく，現実検討に乏しく病識を欠き，人格水準の低下も認めるので統合失調症と診断した。

2. 考　察

(1) Schneider K の一級症状

　Schneider K が統合失調症の一級症状を提唱したのは1938年ころとされているが，主著「臨床精神病理学」の記載[14]により広く知られるようになった。考想化声，行為を批評する声の幻聴，話しかけと応答の形をとる声の幻聴，身体的被影響体験，考想奪取，考想吹入，考想伝播，妄想知覚，感情や能動（欲動）や意志の領域における他からの作為や被影響のすべての9（ないし11）項から成っているが，これらは特有な3形式をとる言語幻聴，妄想知覚，自我（あるいは自我意識）障害にまとめることができる。

　Schneider K によると一級症状は，統合失調症の理論ではなく単に診断のみに関わるものであり，それも診断基準を示したものではないが，ICD-10，DSM-IV をはじめ，Spitzer RL ら（1978）の Research Diagnostic Criteria（RDC），Wing JK ら（1974）の Present State Examination（PSE）などの診断基準に，一

級症状が採用されているのは周知のとおりである。

1970年代以降の英語圏では各項目を統計的に処理して診断や予後を論じる見方がすくなくない[8) 10) 17)]。諸家の報告にばらつきがあるが，統合失調症患者に見られる一級症状の頻度は30〜70%，そのうち3形式の幻聴は10〜20数%と必ずしも多くはない。急性期に見られやすく慢性の残遺状態には少ないという点では複数の報告が一致しているが，一方統合失調症に対する特異性を疑問視する見方もあり，Carpenterら[3)]は一級症状は統合失調症の51%に認めるが，感情障害でも23%に見られるので，特異的ではないとしている。McGuffinら[9)]の双生児研究では，一級症状の遺伝性はほとんど見られない結果が得られている。Trimble[18)]は側頭葉てんかんの精神症状から一級症状を優位半球辺縁系の構造異常に関連づけている。さらにPETを用いて幻覚妄想が側頭葉内側面の局所脳血流量を変化させるとの報告や，SPECTを用いて幻聴がBroca領域の過活動をもたらす可能性を示した報告もあるが，いずれも厳密に一級症状の幻聴を取り上げたものではない[4)]。

(2) 症候学から見た3形式の言語幻聴

1) 考想化声

第1例の症状進展と消長を見ると，考想化声は自生思考と密接な関係があるように思う。自生思考は自我の統制が弛緩し，その下にあった思考が自動性を獲得してとりとめなく出てくる一種の自動症と見なすことができるが[7)]，常日ごろ気にかかっている事がらを堂々めぐりに反芻するうちに，自信のなさを補おうと自分に言い聞かせる部分が声に変わっている。病初期と回復期に出現するのは，声とも考えともつかない体験である。

自生思考が感覚性を帯びる機序は明らかではないが，第1例はあたかも「メモをとって確認するように」声に変え，第2例も「車掌がするように」声で確認すると述べているので，少なくとも初期段階では思考を声に変換しようとする患者自身による何らかの働きかけがあるように見える。「一度だけでは声にならず」「念入りに考えて声にしている」などの表現がこの働きかけを示しており，症状が軽減した時期に「自分から聞こうとすると聞こえてくる」という訴えも，患者の姿勢しだいで幻聴が変化する可能性を示すように思う。

第2例には幻聴出現前に知覚過敏が見られている。幻聴との関連は不明だ

が，ある種の準備状態のような役割を果たし，体験が感覚性を帯びやすくなるのかもしれない。

2) 行為を批評する声の幻聴

行為を批評する声の幻聴は，この行動を確認する考想化声がいっそう強まり，次の段階に至ったものと考えられる。自我の二重化が進み，第1例では幽体離脱のようにもう一人の自分が生じ，自分の行動を逐一観察して口をはさむ。本来は内省や自問自答であったものが，自我の二重化により外からの客観的な批評の形に変化したものではないだろうか。

声はしだいに他者性を帯びるようになり，第1例では自分とも他人ともつかないような微妙な表現になっている。内容も自分の意志の確認というより他者の目を意識した方向へ転じており，考想化声より支配・束縛性が強まっている。患者は煩わしいといいながら，低下している意志を支えてくれる「杖」のように頼りにするところもある。声の減少した回復期に，行動の確認ができずむしろ不安が増しているのはそうした表現であり，見方を変えるとそれだけ声に支配されていたことを示すようにも思う。

3) 話しかけと応答の形をとる声の幻聴

話しかけと応答の形をとる声の幻聴は，異なるいくつかの起源をもつように見える。第一は，記憶にある会話が表象として蘇り感覚性が強まったもので，聴覚性の記憶表象である。第二は，患者が行う自問自答が反芻するうちに，問いかけの部分に他者性を帯びてくるもので，結果的に他人からの話しかけあるいは行為の批評に患者が応答する形になる。

この第二の形が本来の話しかけと応答の幻聴と考えられるが，初期の他人は第2例のように，具体的な特徴を欠いたまま存在だけが立ち上がってくる。次の段階で患者は，会話の相手を知人に似せて声色や癖をつけ加えることが多い。さらに第1, 3例のように架空の状況を設定して，いかにもありそうな空想的な会話のやりとりに発展する。設定した場面の視覚表象を伴うこともある。

問いかけの部分は他人でも応答は患者自身であり，進展した例ではそれが独語になり外にもれ出て言語性精神運動幻覚（Séglas J）[15]の形をとる場合がある。第2例にこの形の独語が見られ，第3例では問いと答の両方が独語に転じている。

この形では他者性が出現しても対話の枠組みを残しており，応答できない

まま一方的に外から語りかけられることはない。その意味では行為を批評する形式のほうが，より支配・束縛性が強いと言えるかもしれない。

話しかけと応答の形に関しては，これを患者に直接話しかける声への応答と見るものと，複数の声同士が主として患者のことを間接的に話し合うと解釈する二つの立場がある13)。統合失調症症状としての成り立ちを考えると，自問自答に感覚性と他者性を帯びる現象がこの形式の幻聴の本質であり，他者性は通常まず問いかけの部分に生じるので，やはり前者を重視すべきであろう。

他人は一人とは限らないが，多くの場合，各々の声は独立して患者に話しかけてくる。第2例の回復過程を見ると，複数の声が単数になり，外在性と他者性が消えて自問自答になり，さらに考想化声，自生思考へと推移しているので，病的な進行はおそらくこの逆をたどるものと推測される。

複数の声同士が会話をする場合は比較的稀である。一つは，記憶に残っている人びととの会話がそのまま蘇る前述した記憶表象に近いものである。もう一つは，自問自答の問いと答の両方が他者性を帯びるもので，ある程度進行した症例に多いように思う。第2例は答の部分にも時に他人のニュアンスを感じる。第4例では2種類の他人が話し合うが，その一人は自分に代わって答えてくれる分身に近く，他人と自分の問答のようでもある。

第3例では，いきなり他人同士の会話に始まり，次に内容が同じまま個々の声による行為批評の形へと進展している。すなわち本来は自問自答であるべき位置に他者性が早期から出現しており，病勢が強く速い進行をたどったのではないかと思う。実際この例は他3例に比べて人格水準の低下が目立っている。

（3）統合失調症症状としての一級症状

一級症状を構成する3形式の言語幻聴を見ると，おおむね一定の進展経過をたどるようである。自分の存在や行為に自信がなく自問自答を繰り返すうちに，思考が声で確認するように感覚性を帯びて考想化声となり，これが幻聴の初期段階と見られる。Gatian de Clérambault[6]は，彼のいう精神自動症の初期症状として思考中断，考想奪取，先読み体験，記憶の蘇りなどの非主題的，中立的な干渉現象と並ぶ形で考想化声をあげ，こうした仮性幻覚からしだいに感覚性，具体性を帯びた幻聴へ進展すると述べている。統合失調症性

言語幻聴の第一段階は考想化声であり、しかも感覚性のない仮性幻覚から始まるように思う[7]。

次の段階に至ると声は他者性を帯びるが、行為の確認が自己を離れて外の他人からなされるように感じると干渉性を伴う行為批評になり、一方、問いかけの部分に他者性が生じると、他人から話しかけられ自分が答える対話の幻聴になっていくように思う。さらに他者性が応答にまで及ぶと、体験がすべて自分を離れて他人同士が会話をする形になるのではないだろうか。

このような言語幻聴の基礎をなすのは自我障害と思われる。自我障害は一級症状全般を特徴づけるもので、Schneider K はそれを自我・外界関門 Ich-Umwelt-Schranke の透過性亢進 Durchlässigkeit、あるいは自我の輪郭喪失 Konturverlust des Ichs とまとめている。第1例では自他境界の弛緩があり、自分が動くと他人に伝わって迷惑がかかるという考想伝播に近い症状を伴う対人恐怖から、嫌われないために、すべて他人の思うつぼにはまって生活するという進展をたどっている。したがって、いわゆる思春期妄想症から統合失調症への移行期と見なし得るが、こうした自我障害の上に思考が自動症化し、仮性幻覚がまず感覚性、次いで他者性を獲得して特有な言語幻聴が形成されるように思う。

第1, 2例には、言語幻聴のほか音楽幻聴が生じている。聞き慣れたメロディが不随意に蘇る音楽幻聴は、記憶表象から始まる仮性幻覚、自生体験であり、同じく自我障害の存在を示すものである[1]。仮性幻覚から幻聴への進展に応じた支配・束縛性の増強や、治療によりおおむねその逆をたどる回復経過も、自我障害との密接な関連を示すように思う。

村上[12]は、一級症状のさせられ体験を自我の一部が客観化されて外部の世界となること、妄想知覚を外部の世界が自我によって主観的に変形されることであり、両者あいまって自我と外界との境界の不明瞭化、およびこれとともに病的主観的な自我が再編成される過程をなすと述べている。諏訪[16]も一級症状を、統合失調症が自己の人格解体の過程において示す反応の様式ととらえている。ともに一級症状を統合失調症の基本障害そのものではなく、むしろそれに対する二次的な反応、損傷した部分を修復しようとする動きと見る点で一致している。

Bleuler[2]は、統合失調症の幻覚を反応性の二次症状に含め、機械論や感覚中枢の興奮による説明はとらず、全努力の表現と見なしている。Ey[5]の器質

力動説において，幻覚は陽性症状に属している．すなわち層構造をなしている人格の全般的な解体により生じた解放現象とされている．

幻覚の成立機序について，心理学的には投射 projection の機制から説明されることが多いが，Mourgue [11] は生物学的な立場から知覚の運動要素を重視した．すなわち幻覚患者には自律神経系の特殊な一次障害があり，本能と悟性の分離した離人状態のうえに運動姿勢 attitude motrice が働いて仮性幻覚が空間的客観化して幻覚に至ると述べている．運動姿勢の実体は十分に明らかでないが，自動症が感覚性を帯びる過程に患者側から何らかの働きかけを必要とすることを示唆しているようにも見える．Ey [5] が幻覚を「対象なき知覚」ではなく，知覚してはならない対象を誤って知覚してしまう病的現象を見て「知覚すべき対象なき知覚 perception-sans-objet-à-percevoir」と定義する根拠の一つもここにあると思われる．

その意味では，考想化声の構造は強迫現象に似ている．強迫は侵入してくる観念とこれを緩和しようとする行為からなるが，「大丈夫かしら」という不安な問いかけの侵入に対し，考想化声は「大丈夫」と声に直して確認せずにいられない強迫行為とも考えられるからである．実際，第1，2，3例には強迫症状の既往があり，その延長上に幻聴を位置づけることは必ずしも不可能とは言えず，Séglas [15] もこれに類した例をあげている．こう考えると，考想化声が対人恐怖の強迫的な反省の上に形成され，問いかけと応答の形に進展し，ついには言語性精神運動幻覚の強迫性発語に至る経過を，連続した現象として統一的に理解することができるように思う．

一級症状を構成する幻聴は，本来，これらを独立に見たてた統計処理にはなじみにくい．むしろ，その形成と推移をたどり，それぞれのもつ症候学的な意味や互いの関連を明らかにすることで，統合失調症の本質に迫る手がかりを与えてくれるように思う．

まとめ

（1）Schneider K が統合失調症において記載した一級症状に含まれる三つの形式の言語幻聴について，症候学的な見地から検討を加えた．

（2）言語幻聴の初期段階は考想化声であり，自生思考が自問自答を繰り返すうちに感覚性を帯びたものと見られる．次いで声が他者性を獲得し，行為

の確認と干渉をもたらすと行為批評の形をとる。問いの部分に他者性が生じると話しかけと応答の形に，問いと答の両方に他者性が及ぶと他人同士の会話の形になる。

(3) これらの幻聴は自我障害を基礎に，仮性幻覚から真性幻覚へ一定の進展をたどる。

(4) 統合失調症の幻覚の成立について，対人恐怖や強迫現象と関連させて若干考察した。

文　献

1) 馬場存・濱田秀伯・古茶大樹ほか：分裂病の音楽幻聴．精神医学 39：15-21, 1997.
2) Bleurer E（飯田真・下坂幸三・保崎秀夫ほか訳）：早発性痴呆または精神分裂病群．医学書院，1974.
3) Carpenter WT, Strauss JJ, Muleh S: Are there pathognomonic symptoms of schizophrenia? Arch Gen Psychiatry 28: 847-852, 1973.
4) Crichton P: First-rank symptoms or rank-and-file symptoms? Br J Psychiatry 169: 537-540, 1996.
5) Ey H: Traité des Hallucinations. Masson, Paris, 1973.
6) Gatian de Clérambault G: Œuvre psychiatrique. Presses Universitaires de France, Paris, 1942.
7) 濱田秀伯：分裂病の仮性幻覚．臨床精神病理 15：155-161, 1994.
8) Koehler K: First-rank symptoms of schizophrenia: Questions concerning clinical boundaries. Br J Psychiatry 134: 236-248, 1979.
9) McGuffin P, Farmer AE, Gottesman II: Twin concordance for operationally defined schizophrenia Arc Gen Psychiatry 41: 541-545, 1984.
10) Mellor CS: First-rank symptoms of schizophrenia. Br J Psychiatry 117: 15-23, 1970.
11) Mourgue R: Neurobiologie de L'hallucination. Lamertin, Bruxelles, 1932.
12) 村上仁：精神病理学論集 1. みすず書房，1971.
13) 中山道規・柏瀬宏隆：一級症状（Schneider, K.）の「幻聴」に関する解釈をめぐって．精神経誌 84：706-709, 1982.
14) Schneider K（平井静也・鹿子木敏範訳）：臨床精神病理学．文光堂，1972.
15) Séglas J: Leçons cliniques sur les maladies mentales et nerveuses. Asselin et Houzeau, Paris, 1895.
16) 諏訪望：内因性精神病と心因性障害．金剛出版，1987.
17) Taylor MA: Schneiderian first-rank symptoms and clinical prognostic features in schizophrenia. Arc Gen Psychiatry 26: 64-67, 1972.
18) Trimble MR: First-rank symptoms of Schneider: A new perspective? Br J Psychiatry 156: 195-200, 1990.

自責・加害的な強迫症状
——統合失調症性強迫への一寄与——

　強迫は脳器質疾患からパーソナリティ障害，神経症，内因精神病に至る広い範囲に認められる病的現象である。強迫症状と統合失調症との関連は従来から指摘されてきたが，統合失調症に見られる強迫が，ほかとは異なるどのような臨床上の特徴をもつのかについて論じられることは少ない。われわれは自責・加害的な反省を病像の前景とする強迫症状が，神経症と統合失調症の中間に位置するような例にしばしば認められ，他の統合失調症症状とも深く関わることを見いだしたので，若干の考察を加えて報告したい。統合失調症性強迫の特徴を抽出し，その意味を症候学的な立場から示すことが本論文の目的である。

1. 症例提示

　まず自責・加害的な反省が病像の前景に立つ強迫性障害の2症例を提示し，次に症状の共通部分をもつ診断困難例と統合失調症例を記載する。いずれも患者のプライバシーに配慮して，病歴の一部を変更してある。

【症例1】　女性　診断時35歳

　三人兄弟の長女，精神疾患の遺伝負因はなく，大学卒業後，事務職に勤務する独身女性。もともとは優等生で仕事もよくできたが，30歳ころから理由なく自信がなくなり，すべてが受け身に回るようになった。これまで確立してきたことが崩れていくようで，周囲の動きに左右され，雰囲気にのまれて流されやすくなった。性格はむしろ強気で人前で話すことも得意だったのに，全く変わってしまったという。自分の存在や体験がどこかしっくりいかず，他人との間を膜が隔てているようで実感が伴わない。

　32歳ころから，自分に何か落ち度があるのではないか，他人と自分の関係はきちんとしているか，周囲から悪く思われないかなどと過剰に反省するよ

うになった．これまで何気なくやっていたことがいちいち気になり，周囲の顔色をうかがいながら仕事をする．どうかして昔の自分を取り戻したいと思う．一人になるととりとめなく考えが浮かぶ．過去の場面，交わした会話，聞き慣れたメロディなどが，思い出そうとしないのに脈絡なく浮かんできてついふけってしまう．

　34歳ころから提出した書類が違っていたのではないか，帰宅時にロッカーの鍵をかけ忘れたのではないか，という考えにとらわれるようになった．そんなはずはないとわかっていながら，周囲に迷惑をかけてしまったという考えが拭えない．書類をもっていく場面，ロッカーを閉めた行動を頭のなかでビデオを巻き戻すように何回もシミュレーションし，車掌がするように「大丈夫」と声に出して確認する．

　不安を感じている本来の自分と，それを隠して周囲に合わせている自分と，自分が二人になる．頭の中で二人が「大丈夫かしら」「大丈夫だ」などと問答するが，自分で声に変えて確認することもある．もう一人の自分が他人のように感じられ，外から本来の自分を監視している気がする．

　同じころから鍵をかけ忘れたロッカーが半開きになっている場面や，なかの制服を盗まれて大騒ぎになる情景が頭のなかに映像で浮かんでくる．上司から叱責され始末書を書かされて，など次々に想像が発展し映像になって強く迫ってくると，あたかも現実に起こっているかのようで打ち消すことができない．不安で落ち着かず，夜警に電話をして確認してもらう．強迫を軽減する目的でクロミプラミン1日30mgを経口投与したが，眠気のために増量できず十分な効果が得られないまま1週間で中止した．

　やがて過去の過失ばかりでなく，まだ起こっていない未来のことも心配になり始めた．たくさんの仕事が回ってきたらどうしよう，知らないことを聞かれたらどうしようなどと，先へ先へと取り越し苦労して，その時に対応できない自分を想像して不安になる．仕事に変化の生じやすい月初めや月曜日は特に落ち着かない．周囲の人から嫌われている気がする．同僚や上司のわずかな仕草，言葉の端に，自分への悪意を感じてしまう．

　リスペリドン1日3mgの経口投与により，まず周囲の動作を自分に関係づけることがなくなった．次に二人の自分が一人に戻り，映像が迫ってこなくなり，さらに空想的な物語性が消え，過去の出来事がとりとめなく断片的に浮かぶのみで，確認行為も著しく減少した．初診から8年を経過した現在，

自信がなく新しい出来事に動揺しやすい無力性の人格変化を残しながら、おおむね日常業務に支障はない。

身体疾患や薬物乱用は認められない。回復時に行ったロールシャッハ・テストでは反応総数 23，M 7，FM 6 で内向傾向が活発で、CF 1 と情緒表現は少なく、P反応 6，H 1，Hd 9 と人間への関心が高く、顔や表情に関心が集中する。dr 5 と主観的、独断的な面が見られ、被暗示性が高く、演技性パーソナリティをもつ対人恐怖と判定されている。

【症例2】男性　初診時 14 歳

二人兄弟の次男、身体疾患の既往や精神疾患の遺伝負因はない。もともと考え込みやすい性格だが、13 歳ころから自分の行動や決断に自信がもてなくなり、発言を誤解されたのではないかと人目を気にするようになった。自分の意に反して口がひとりでに動き、変なことを言ってしまったのではないかと心配になる。記憶に確信がもてず、3 日間ほど周囲を観察して変わった様子がないと安心する。ほかにも非常識なことをしてはいないか、ノートに変なことを書いてはいないかと心配でたまらない。14 歳時、何かに命令されて手が勝手に動き、親指を下に向ける動作を強いられる気がする。「地獄に落ちる」というしてはならない合図をしたのではないか。外出すると口や喉が動く感じがして、つい悪口を言ってしまうのではないかと不安になる。テレビで飛行機事故を見て、「ざまあみろ」と失礼な言葉が出てしまうのではないかと心配で、歯ぐきに舌を押しつけて力を入れる。

初診時に 1 日ハロペリドール 3 ～ 6 mg，クロミプラミン 30 ～ 75 mg の投与により、手の動く感じや強迫症状は軽減した。15 歳時、高校進学後から不快な映像が次々に頭のなかに浮かび迫ってくるようになった。水道にお尻をつけた、便器に顔を入れた、便のついた手でピアノをひいた、靴のなかに便をしたなどの映像が迫ってくると、現実との区別がつかなくなり心配になる。不安を緩和するために、じっと座ってほかのイメージを思い浮かべて打ち消したり、「君は何もしていない」と医師に書いてもらう。16 ～ 17 歳時には、たまに確認する程度に回復し、服薬もとだえがちであったが、18 歳時、映像が再び頻繁に迫ってきてほかのイメージで打ち消せなくなってきた。気分が変わりやすく、わけのわからないものに内部で支配され、口は動かないのに考えが他人に伝わる気がする。

19 歳時、自分が本当に両親の子どもなのか心配になり始めた。幼い頃によ

く隣の家に行ったり，デパートの人ごみで父母が間違えそうになったという話を聞いたことがある。祖母から「おまえは，お兄ちゃんにそっくりね」と言われたことも，今にしてみると怪しい。DNA 鑑定をやってもらいたいという。成績は優秀で友人も多く，サークル活動にも熱心である。

【症例 3】女性　初診時 16 歳

　長子で身体疾患の既往も精神疾患の遺伝負因もない。中学までは成績中位で明るく元気だったが，14 歳ころより気弱で自分らしさがなくなり，周囲の言動に振り回されるようになった。他人が怒ったり悲しんでいると，自分のせいではないかと自分を責める。15 歳ころより，数字が気になる。決めた場所にものを片付けずにいられないなどの強迫症状を生じる。「ここはそうするな」という考えが頭のなかに生じ迫ってくるので，従わないと不幸になりそうで従わざるを得ない。特定の文字を抜いて話すので会話や音読が不自然になり，歩数を数えて歩くので，電車に乗り遅れて遅刻してしまう。迫ってくる考えは決まり文句で打ち消したり，手を組み替えたりして解消する。「これでいいんだ」と言葉になおして確認し頭のなかで自問自答する。16 歳ころから，触れたものに自分が残ってしまうように感じ始めた。自分がアメーバのように内から外に出ていき，その場に残る。スーパーの店内を一周すると棚に自分が引っかかり，棚を引きずって歩いているような気になる。同じ道をもう一度通ったり，同じものにもう一度触れると自分を取り戻せるが，「今，引っかかった」「今，戻った」と実感でわかるという。症状のために生活に支障はあるが，友人との交流や学校への適応は良好である。

【症例 4】男性　初診時 17 歳

　二人兄弟の次男，身体疾患の既往と精神疾患の遺伝負因はない。幼少時からおとなしく友人は少ないが，勉学は熱心で成績は優秀だった。14 歳ころから気弱になり，他人の目を気にするようになった。15 歳時，仲の悪い兄と争った後，兄の布団のあった畳の上に立つと足元に違和感があり，何かが抜けていく感じがした。以後，兄の歩いた道，乗った電車など兄の関係するものに接するたびに何かが漏れていく気がするようになった。漏れるものは，しだいに自分の考えであると確信した。高校入学後，考えは目，口，手足など体のどこからでも漏れるようになり生活が困難になった。漏れ出た考えが散らばっていると他人に迷惑がかかる気がして，考えを取り戻さずにいられない。取り戻すには同じだけの時間と場所が必要で，同じ場所に立ち気持ちを

集中させ，うなずきながら目をつぶる，逆戻りに歩く，息を止めて一気に吐く，口を開けて空気を吸い取るなど周囲からは奇異に見える独特な行為を工夫した。考えが漏れては取り戻す行為を繰り返して一日が過ぎてしまう。17歳より複数の精神科病院に入院を繰り返したが著しい改善はなかった。36歳ころから，家族に対する被害妄想を抱くようになった。父が音を立てて嫌がらせをする，母が自分を監禁しようと陰謀を企んでいる。考えが漏れるのも，父や兄が力を加えるために考えるそばから抜き取られると被害的に解釈するようになった。44歳ころから考えとは別に，考えのもとになる生命体のようなものが漏れるようになった。母の気に入らないことを考えると生命体が押し出され，喉元までこみ上げて口や目から漏れ出ていくという。感情鈍麻は目立たず疎通性も意外なほど良好に保たれているが，家族に対する妄想は持続し，自閉的で社会性に乏しく，入退院を繰り返し生産性のない生活を送っている。

2. 考　察

(1) 症候学的な特徴

　症例1，2の前景を占めるのは，「自分が何かをしてしまったのではないか」という観念が意識に侵入し，不合理であると知りながら振り払うことができず，不安を緩和する行為を繰り返す強迫症状である。「何か」とは，社会規範や道徳に反する「してはならない」ことであり，それをすると他人に迷惑をかける自分の落ち度である。すなわち強迫観念の内容が自責・加害的である点に特徴がある。記述現象学では強迫の形式面に重点が置かれ[20]，一方，力動的な立場からは観念内容の象徴性が重視される[19]ので，こうした症候学的な特徴はあまり注目されていない。Yale-Brown Obsessive Compulsive Scale (Y-BOCS) には，加害要素をもつ強迫観念が一群にまとめられている[12]が，自責要素はより広くどの群にも含まれているようである。

　自責・加害要素をもつ強迫症状はいくつかの特徴を有している。第一に，自覚的な人格変化に始まることである。第二に，視覚・聴覚表象などの仮性幻覚を伴う例が多い。第三に，いわゆる自我漏洩症状へ発展する例が見られる。以下，これらと強迫との関連について症候学的に考察をすすめたい。

1) 人格変化

　病初期の患者は以前とは別人のように自信がなくなり，人目を気にしておどおどするようになったと訴える。症例1は30歳，症例2は13歳からこうした人格変化を自覚しており，数ヵ月ないし数年後から強迫が生じている。その中核を占めるのは「すべてが受け身になった」(症例1)，「決断がつかなくなった」(症例2) という自己の無力・衰弱感である。Janet [13] は今日の強迫神経症，恐怖症，離人症，統合失調症の一部などを含む精神衰弱 psychasthénie という概念を立て，自我の統合機能である心理緊張 tension psychologique が全般に弛緩するために現実への適応が障害されて生じると考えた。その背景に心的エネルギーの低下が想定されているが，患者の訴える無力感は，意志の発動や精神諸機能の統合を可能にするこうした何らかの心的エネルギーの減退を疑わせる。

　患者は自身の無力性の変化を他人に気づかれてはいないかと周囲をうかがい，「悪く思われないか」(症例1)，「発言を誤解されたのではないか」(症例2) と対人恐怖を抱き，これを取り繕おうとする。低格化した自分が周囲に受け入れられない，あるいは悪影響を及ぼすことを恐れており，加害的なニュアンスが現れ始めている。すなわちまず無力性の自責感が先行し，次いで周囲を意識することから加害感が加わるように見える。

　症例1は自分の存在や体験の能動感消失を訴えており，離人症を伴っている。強迫と離人症の関連は従来から指摘されており [16]，Göppert [6] は強迫患者に行為の体験的・内的関与すなわち実行意識の欠如感を指摘している。患者は置かれている状態を苦痛に感じ，過剰に反省し誤りがないか確認するとともに，そこから何とかして脱しようとする。

2) 仮性幻覚

　同じ時期には，考えがとりとめなく浮かぶ自生思考や，記憶表象としての音楽幻聴 [1] が見られる。次の段階で症例1，2に迫ってくる映像は，外の客観空間ではなく内部の主観空間に出現する仮性幻覚である。仮性幻覚は自我の統制を離れて自動症化した思考や記憶が感覚性を帯びた現象と見られるが [10]，こうした映像には過去の記憶ばかりではなく，将来起きてほしくない空想場面が加わっている。すなわち患者は自ら空想加工を施して表象を作り上げているように見える。懸念はすでになし終えた取り返しのつかない失敗から，まだ起きてもいない空想上の過失へ発展する傾向があり，症例2の心

配も「変なことを言ってしまった」という過去から「つい言ってしまうのではないか」と未来へ広がっている。

一般に強迫が幻覚を伴うことは稀とされるが，表象ないし仮性幻覚は強迫表象あるいは強迫幻覚の名で記載がある。Séglas [21] は強迫観念から導かれたものを幻覚性強迫 obsession hallucinatoire，独立に生じるものを強迫性幻覚 hallucination obsedante と呼んで区別し，視覚・聴覚領域から全般感覚にも現れ，運動性の仮性幻覚である言語性精神運動幻覚が最もよく見られるが，真性幻覚もあり得るとしている。

空想性の視覚表象は束縛性が強く，患者はそのなかに引き込まれて逃れられない。症状最盛期には浮かんでくる映像があまりに真実味を帯びて迫ってくるので，患者は表象を現実と思い込んでしまう。このように表象が実体性をもつようになると，「不合理と知りながら」という強迫を特徴づける実在判断もつかなくなる。この段階に至ると視覚表象は主観空間にありながら，Jaspers と Goldstein のいずれの意味 [10] からも真性幻覚に近づきつつあるように見える。

3) 自我漏洩症状

症例 2 が「変なことを言ってしまった」あるいは「言ってしまう」と心配するのは独語恐怖であり，一種の自我漏洩症状である。自分から何かが漏れていると確信する自我漏洩症状が強迫と密接な関連をもち，「他人に迷惑をかけて申し訳ない」という自責・加害感をを伴い，対人恐怖やいわゆる思春期妄想症に発展することは従来から指摘されている [14]。

自我漏洩症状は，主体の内から外へ向かう動きと，他人の表情や動作を結びつける妄想的な自己関係づけからなる。この内から外へ押し出されていく要素を，著者ら [8] は自動症が運動性を帯びる一種の仮性幻覚と考え，臭いや視線など身体に密着した漠然としたものから，思考・言語化した具体的なものへ推移し，しだいに束縛が強まることを見いだした。症例 2 の独語恐怖は，口や喉が動く臓器幻覚ないし体感異常を伴っており，Séglas [21] のいう言語性精神運動幻覚に相当する。病初期には言葉が漏れた証拠を周囲の動きのなかに探っているが妄想解釈には至っていないので，仮性幻覚が先行し関係妄想は後から遅れて生じるように見える。

Gatian de Clérambault [5] によると，精神自動症の症状は中立・抽象的なものから主題的・具体的なものへと進展し，妄想は干渉現象，自動症を中心と

する初期の仮性幻覚を説明する形で二次的に生じるとされている。症例2の自我漏洩症状もおおむねこの流れをたどるように見え，数年後に自己の来歴に関わる関係妄想を生じている。

(2) 強迫の形成

上に述べた一連の症状，すなわち種々の表現で含まれる離人症，自動症，仮性幻覚，自我漏洩症状などはいずれも自我ないし自我意識の障害である。Schneider K [20] は強迫の基盤に自我障害を想定しているが，症例1，2の経過を見ると，強迫の形成をこれらの症状と関連づけて，同じく自我障害から説明できるように思われる。

強迫観念は自我障害の進行途上において，自生思考ないし自動症から派生するように見える。意識にとりとめなく浮かぶ自生思考は，二重自我を生じることにより「自分のものでありながら自分に無縁な」異質性が強まり，主観空間内に押しつけられる干渉現象，すなわち強迫観念へと転じていくのではないだろうか。強迫表象はさらにその一部が感覚性を帯びた仮性幻覚ではないかと思う。症例1は自生思考から強迫に移行する時期に二重化体験を訴えており，治療により強迫表象の侵入や束縛が減り，空想的な物語性が消失すると再び自生思考が出現している。

こうした自動症がさらに異質無縁化することである種の運動性を獲得し，内外の境界をのり越えて主体を離れていく段階が運動性の仮性幻覚，すなわち自我漏洩症状ではないだろうか。干渉と漏出は，意志に逆らう抵抗できない束縛性という面が共通しており，どちらも二重自我を基盤に置く仮性幻覚と見ることができる。

強迫行為とは，自我の二重化により異質無縁になりつつある体験を，主体が自己所属のものとして再確認し取り戻そうとする行為，一種の自助努力と考えると理解しやすいように思う。松本 [17] は強迫のなかに確かさを求める試みを指摘しているが，頭のなかで反復するシミュレーションや車掌のように声に直してみる症例1の確認行為は，病初期から現れている過剰な内省に通じるもので，希薄化しつつある体験を自身に繋ぎとめようとする努力のように見える。症例3，4に見られる考えや自分そのものを取り戻す行為は，自己所属性を再確認しようとする，より直接的な表現ではないかと思う。自責・加害的な強迫行為は基本的に確認強迫なのである。

(3) 症状の進展と疾患の位置づけについて

　自責・加害要素をもつ強迫は，症状の形成や進展の基盤に自我障害が想定されるのであるから統合失調症との関連が問題になる。症例1は身体疾患や中毒の既往がなく強迫観念と強迫行為を前景としているので，強迫神経症と診断するのが妥当であり，DSM-IV の強迫性障害の診断基準も満たしている。抑うつ気分はなく，早朝覚醒や症状の日内変動などの生物学的特徴も認めないので内因うつ病は否定的である。会社での適応低下があるものの全体の心的水準は高く疎通性も良好で，現時点では統合失調症を疑うことはできないが，自我の二重化による心的対話，被害的な関係づけ，真性幻覚に近い仮性幻覚など統合失調症に発展する症状を含んでいることも否定し得ない。

　症例2も強迫性障害であるが，言語性精神運動幻覚や考想伝播を伴い，異質な干渉から動作を強いられる点で自我障害がさらに進展している。Ceillier[4]が提唱した被影響症候群 syndrome d'infuluence は自動症と被影響観念からなるが，前者は運動性の仮性幻覚，空想的視覚表象，衝動行為などを含み，後者は自由喪失，被影響など異質な干渉を指している。Ceillier はこの症候群を感覚性幻覚を主とする Magnan の慢性妄想の対極に位置づけたが，症例2を被影響症候群すなわち自我障害を基盤に置く運動要素の強い一種の妄想疾患と見ることもできる。

　症例3は自責要素を残しながら，明らかな自我漏洩症状を伴う点で強迫性障害の範囲を逸脱するように思う。漏れ出るものが臭いや言葉ではなく全体的な自分という点が特異で，具体的な症状に結実する以前の未分化な段階ではないだろうか。強迫行為も不安を緩和するために打ち消したり，手を組み替えたりするほかに，迫ってくる観念に従わざるを得ずそのまま押し切られる行為が含まれており，むしろさせられ体験に近い。すなわち自我障害がさらに進展し，症状の構成が統合失調症に近くなっている。

　症例4は以前に学会報告[18]したが，ICD-10 や DSM-IV による統合失調症の診断基準を満たし，症候学的にも社会適応からも統合失調症と診断できる。観念が抜け出て周囲に迷惑をかけるという自責・加害感のために，漏れてしまった考えを拾い集める強迫行為が病像の中心を占めている。笠原ら[14]の第33例が本例に似ており，漏洩症状に考想奪取の要素と被影響，被害妄想が加わった自我漏洩型の統合失調症と見なすことができる。経過とともに強迫

行為はしだいに奇妙な組み合わせからなる常同的な儀式に変化しており，漏れる内容にも生命体という荒唐無稽な表現が加わっている．

このように見ると，自責・加害的な強迫症状を軸に，初期のパーソナリティ障害から神経症，妄想疾患を経て統合失調症に至る一連の流れを描くことが可能なように思われる．それぞれの病態水準は自我障害を基盤に互いに移行があり，すべてが同じ経過をたどるわけではなく，ある段階に長くとどまったり一過性の悪化や回復もあるように見える．

(4) 統合失調症の強迫症状

強迫と統合失調症との関連は，統合失調症性人格崩壊を防衛するという力動的な解釈と，共通の基本障害を有する内因精神病としての強迫病を考える人間学の立場から論じられることが多い[6)16)19)]．近年では functional MRI を用いて共通の生物学的基盤を推定する報告[15)]もあるが，統合失調症性の強迫にどのような症候学的特徴があるのかについて検討されたことは少ない．

松本[16)]は統合失調症に移行する強迫症状，あるいは強迫神経症か統合失調症か診断の微妙な例の多くが対人恐怖的色彩の強いことを指摘している．すなわち Kretschmer の自慰妄想で始まる青年期の敏感関係妄想，わが国の思春期妄想症や重症対人恐怖などに見られる強迫症状はいずれも自責・加害的であり，著者ら[9)]も以前に，統合失調症の自我障害が頓挫したように見える自責的な強迫症例を報告した．

一方，いわゆる寡症状性統合失調症の強迫症状に自責・加害要素が含まれることも知られている．Blankenburg[3)]の症例アンネ・ラウは，自分には「自然な自明性」が欠落しているという強迫観念から社会生活への自信を喪失し自殺に至っているし，Binswanger が多形性の単純統合失調症と診断したユルク・ツュントは，「女性の前で勃起し，それを気づかれて蔑まれるのではないか」という未来志向の強迫観念による社会的劣等感を訴えている．統合失調症に見られる強迫観念は，すべてではないにしても少なくとも初期には自責・加害要素をもつことが多いのではないかと思う．

さらに典型的な統合失調症症状のなかに，こうした自責・加害的な強迫から発展したと見なし得るものがある．著者[11)]は，自責的な内省を自ら声に直して繰り返し確認するうちに考想化声に発展した統合失調症症例を検討し，統合失調症の幻聴を強迫行為に近い症状ではないかと考えた．実際，症例 1，

3には二重化した人格の間で話しかけと応答に近いやりとりが見られるし，症例4の考えを取り戻す強迫行為も見方によっては，外在化した異質無縁な表象と主体との間に交わされる対話幻聴に近い症状としてとらえることもできる．小林ら[7]は統合失調症の独語幻覚を論じるなかで，強迫から幻覚に至るスペクトルを考え中間段階に妄想を置いているが，関[22]のいう自責的な統合失調症性加害妄想はここに位置づけられるように思う．著者は前述したように，解釈性の関係妄想はむしろ後になってから生じると見ているが，症例4に明らかな被害妄想を生じるのは自我漏洩症状の20年後であった．

統合失調症の強迫症状をこのように考えてみると，いまだ加害に至らない自責性をもたらす初期の無力性の人格変化こそが，最も軽い自我障害を表しているのではないだろうか．「雰囲気にのまれて流されやすい」(症例1) 状態とは，主体が外界との能動的な関わりを失いつつある，あるいは Schneider K のいう自我外界関門 Ich-Umwelt-Schranke の透過性が微かに亢進し始めた表現とも見なし得るからである．

こうした人格変化は Conrad の過敏な内省意識 bewußt empfundene Reflektiertheit や関根の過敏内省型に似ており，むしろ残遺期ないしいわゆる postpsychotic depression に記載されることが多いようである[23]．しかしこれまで見てきたように，明らかな統合失調症症状の出現する以前にも「パーソナリティ障害」や「神経症」のなかに認められるので，統合失調症の基本障害を考える手がかりになるかもしれない．

文 献
1) 馬場存・濱田秀伯・古茶大樹ほか：分裂病の音楽幻聴．精神医学 39：15-21，1997．
2) Binswanger L（新海安彦・宮本忠雄・木村敏訳）：精神分裂病．みすず書房，1961．
3) Blankenburg W（木村敏・岡本進・島弘嗣訳）：自明性の喪失．みすず書房，1978．
4) Ceillier A: Les influencés. Encéphale 19: 152-162, 225-234, 294-301, 370-381, 1924.
5) Gatian de Clérambault G: Œuvre psychiatrique. Presses Universitaires de France, Paris, 1942.
6) Göppert H: Zwangskrankheit und Depersonalisation. Karger, Basel 1960.
7) 小林聡幸・加藤敏：「独語幻覚」の精神病理学的検討——独語を主訴とした分裂病の一例．精神経誌 100：225-240，1998．
8) 萩生田晃代・濱田秀伯：自我漏洩症状の症状変遷について．精神医学 33：283-289，1991．
9) 萩生田晃代・濱田秀伯・水野雅文：強迫症状と分裂病——強迫病および精神自動症の観点から．臨床精神医学 20：1701-1706，1991．

10) 濱田秀伯：分裂病の仮性幻覚．臨床精神病理 15：155-161，1994．（本書 129 頁以下．「統合失調症の仮性幻覚」）
11) 濱田秀伯：一級症状（Schneider, K.）の幻聴に関する1考察．精神医学 40：381-387，1998．（本書 139 頁以下．「一級症状の幻聴に関する一考察」）
12) 浜垣誠司・高木俊介・漆原良和ほか：自己記入式 Yale-Brown 強迫観念・強迫行為尺度（Y-BOCS）日本語版の作成とその検討．精神経誌 101：152-168，1999．
13) Janet P: La force et la faiblesse psychologique. Maloine, Paris, 1932.
14) 笠原嘉編：正視恐怖・体臭恐怖——主として精神分裂病との境界例について．医学書院，1972．
15) Levine JB, Gruber SA, Baird AA, et al: Obsessive-compulsive disorder among schizophrenic patients: An exploratory study using functional magnetic resonance imaging date. Compr Psychiatry 39: 308-311, 1998.
16) 松本雅彦：分裂病と強迫症との関連について——主として文献的考察を中心にして．精神科治療学 7：1309-1320，1992．
17) 松本雅彦：こころのありか——分裂病の精神病理．日本評論社，1998．
18) 水島広子・斉藤正範・濱田秀伯ほか：「漏れていく考えを取り戻さずにはいられない」と訴える分裂病の1症例．東京精神医学会第 40 回学術集会．1994 年 2 月 26 日．
19) 西園昌久：強迫性障害の症候群．中澤恒幸・中嶋照夫編；強迫性障害．学会出版センター，pp71-86，1994．
20) Schneider K（平井静也・鹿子木敏範訳）：臨床精神病理学．文光堂，1972．
21) Séglas J: Leçons cliniques sur les maladies mentales et nerveuses. Asselin et Houzeau, Paris, 1895.
22) 関忠盛：分裂病性加害妄想について．臨床精神病理 1：195-209，1980．
23) 関根義夫：精神分裂病急性期経過後の一過性残遺状態，とくにその2類型について．精神経誌 90：395-413，1988．

考想化声

　自分の考えが声になって聞こえるという考想化声 Gedankenlautwerden は，1930年代に Schneider K が，話しかけと応答，行為批評と並列する形で一級症状に含めた統合失調症の代表的な言語幻聴である。しかし，彼に先立つ記載や臨床上の特徴に言及されることは少ない。われわれは本稿の前半でヨーロッパにおける考想化声概念の成立と変遷をたどり，後半においては統合失調症に占めるその症候学的な意義について，今日可能な展望を試みたい。

1. ドイツ語圏における概念の成立と展開

(1) Kraepelin E の 3 版

　考想化声は，Kraepelin の教科書 3 版（1889）に二重思考 Doppeldenken の名で登場する[25]。すなわち「われわれが二重思考と呼んだ，考えが後に声になる現象は明らかに幻覚である。これは通常，考えが音声（大きな声）になり，周囲に知られてしまい，その結果誰かが内容を読み取ったり，繰り返すこともある」と記されている。ここには早くも考想化声を特徴づける思考の反復，感覚性の付与，内から外への漏洩，他者の出現などの要素が含まれている。機序について彼は当時，求心神経線維の刺激により聴覚中枢が障害され二重像が生じると機械論的に考えていたらしい。

(2) Cramer A

　Cramer（1889）[9] は，筋感覚の病的刺激により運動器官，発声器官，眼球などに生じる運動表象の誤りを筋感幻覚 Muskelsinnhalluzination の名で記載した。発声器官の筋感幻覚は，内言語の会話や自分の思考を他人が発したかのように耳で聞く考想化声になると言う。また強迫現象，衝動行為，動作の強制などを考想化声に近縁の，合併しやすい症状と見なしている。ちなみに

Gedankenlautwerden の語は Cramer の命名と言われる。

(3) Meynert T

Meynert (1890, 1912) は，考想化声が必ずしも幻覚の形をとらず，むしろ仮性幻覚の様相を帯びていることを指摘し，自己関係づけ Eigenbeziehung を本質的な特徴と見なした。すなわち何らかの騒音を自分に結びつけ，錯覚的に解釈することで生じると言う[11]。

(4) Klinke

Klinke (1894)[24] は考想化声を，患者が考えると誰かがその内容を話すので，周囲に知られてしまう現象としてとらえ，メランコリー，マニー，錯乱，ヒステリー，てんかん，特にパラノイアとアルコール中毒に見られると述べた。また声になって聞こえないのに，誰かが思考内容を知っているという考想察知に近い例もあげており，外への漏洩性に重点を置いている。彼は，運動感覚は複雑なもので表象のみが筋運動をもたらすとは限らず，思考の音声化を Cramer のように聴覚要素の障害や発音要素の表象に還元することはできないとし，言語を聴覚的に形成する中枢の障害を考えている。

(5) Wernicke C

Wernicke (1894) は，考想化声を「自分の考えが声になる」という狭い意味にとらえ，彼のいう急性自己精神病 akute Autopsychose の初期に生じる予後不良の症状と考えた。大脳局在論の立場から根底に側頭葉の興奮があると見て，自生思考とは密接な関連をもち幻覚に移行するとしている[7]。同時代の Koppen (1896), Juliusberger (1898)[23], Döllken (1908)[10] らはいずれも，反射弓による機械論である。Wernicke の考えは，後にドイツでは Schröder, フランスでは Gatian de Clérambault が発展させる。

(6) Kraepelin E の 5 版，8 版

第5版 (1896) には次のように記載されている[25]。

「『二重思考』と呼ばれている奇妙な障害を通じて感覚錯誤をとらえると，興味深い解釈を得ることができる。それは本質的に患者の考えたことが『音声化 Lautwerden』することである。表象が浮かんでくる直後に，考えた言葉が

はっきりと声で聞こえてくる。この共幻覚は読書時にもっとも多く，まれには書字の際にも見られるので，言語表象がある強さで意識に押し入ってくる場合に生じるのである。言葉を小声や大声で発すると一般に幻覚性の反響は消えるが，ほかの幻聴はいつも残る。」

第8版（1909）には，次の点がつけ加えられている[25]。

「単純な思考中や，雑音などのとるに足らない認知に結びついて生じることがある。引き金となる過程に先行することも，続発することもある。すなわち声は，前もって言ってきたり，後から話してきたり，その両方のこともある。二重思考では，いつも聞こえるとは限らず，しばしば一種の内言語が関わるように見える。その際に思考が身にまとうのは音声像ではなく，運動性言語表象である。他の身体部位で言語を聞くのも，その本体は運動性言語表象の認知である。発声器官にある感覚を感じると述べる患者が何人かいる。Halbeyは聞いた説教が速記文字になって眼前に浮かぶのを見た幻視患者を報告している。」

ここにはCramerの筋感幻覚，Meynertの錯覚，Halbeyの考想可視などの考えが集約されている。機序として左第二側頭回の感覚性言語中枢の刺激亢進が想定されており，さらに運動性言語中枢へ興奮が拡大するとされている。それを決定するのは，日頃からどの言語手段を優先して用いているかであり，それが反応しやすくなっているためであると言う。

（7）Bleuler E

Bleuler（1916，1924）[6]は，考想化声は患者の思考と密接に結びついた幻覚であり，誤って二重思考と呼ばれているが，患者自身の考えが他人によって話されるように見える，と述べている。すなわち他者性の言語幻聴という部分に重点が置かれている。また読書時にもっとも生じ，目で数行を追う内容が声になるとも記載した。

（8）Schröder P

Schröder（1926，1928）[38][39]は，Wernickeの考えを発展させ，幻覚を単一の基本症状ではなく幻覚要素をもつ症候群としてとらえ，せん妄，言語性幻覚症，関係妄想を伴う気分異常，空想性幻覚症の四つをあげている。言語性幻覚症は急性アルコール幻覚症，早発痴呆，変質精神病，てんかん精神病，

進行麻痺などに生じるもので、ここに考想化声が含まれている。自分が考えると同時に話す、先回りして話す、後から話す、復唱する、戻って答えるなどの考想化声を自生思考や考想奪取に一連の仮性幻覚と見なし、その根底に思考や内言語の無縁感 Fremdheitsgefühl を置いている。また Jackson (1884) の進化と解体の考えを引用して、次のように仮性幻覚から真性幻覚への移行を認める立場をとっている。

「精神病患者が錯覚を信じたところで何ら驚くには及ばない。われわれが錯覚と呼ぶものは彼らにとっては知覚なのである。こうした錯覚等は病気から直接惹き起こされたものではなく、病気を免れて残存している機能の表出、なお存在し得たあるものである。彼らの錯覚等が彼らの精神なのである。」

2. フランス語圏における概念の成立と展開

(1) Esquirol JED, Baillarger J

幻覚の定義がほぼ確立し、症候学的に分離されはじめたころのフランスにおいて、まだ考想化声は知られていない。しかし Lévy-Valensi (1927, 1948) によると、Esquirol には「精神病患者は、考えが聞こえる現象を、自分の周囲に反響すると言う……彼が話そうとすると、天使の声がすべて先回りして述べる。読もうとすると語を発音する前に、同じ声が聞こえてくる。書こうとすれば声が筆記する」という記載があると言う[28]。

Baillarger (1842, 1846)[2] は、幻覚を精神感覚幻覚と精神幻覚に分けた。彼によると幻覚の成立には、記憶と想像の自動症、外的印象の遮断、感覚器官の内的興奮の3条件が必要で、初めの二つによる不完全な幻覚が精神幻覚である。すなわち精神幻覚は「誰かが考えを伝えてくる」「患者は考えの言葉を聴く」など、感覚性のない仮性幻覚を示している。そのなかに「精神病患者が聴くのは内なる秘密の声である」という考想化声を疑わせる記載や、「患者はもし望むなら、仮想の相手に問いかけ、その答を得ることもできる」問いかけと応答に近い記載がある。Baillarger は考想化声を明瞭な形で記載しているわけではないが、自動症が感覚性を帯びて幻覚に発展するという考えは考想化声の成立に示唆を与えるものである。

(2) Falret père & fils

Falret père（1854）[13] は，慢性デリールを形成期，体系期，最終期の3期に区分し，そこに見られる幻覚は言語幻聴が多いことを指摘した。また精神感覚幻覚と精神幻覚は程度の差にすぎず，幻覚と錯覚の区別も明らかではないとし，心的錯覚 illusion mentale という概念を提唱している。これは感覚ではなく知的（思考）障害によるもので，実際の感覚に荒唐無稽なイメージをつけ加える判断の誤りであると言う。

Falret fils（1878）[14] は，Magnan の慢性妄想病の経過を妄想解釈期，幻覚期，妄想体系期，誇大妄想期の4期に分けた。第一期から二期への移行期に心的錯覚が生じ，患者はしだいに思考を感覚に転化，外在化させるために声は外から聞こえるようになる。第三期では幻聴が変化し，断片的な言葉は独白 monologue になる。次いで人格が二重化したかのように，一方が考え他方がそれに答える心的会話 conversation mentale になる。そしてついには患者の思考が反響して聞こえ，考えが奪い取られると言う。

(3) Magnan V

Magnan（1884, 1892）[29] は，体系・進行的経過をとる慢性妄想病を提唱し，潜伏期，被害期，誇大観念期，認知症期の4期を規則的に経過すると述べた。幻聴は第二期に生じるが，まず要素的な「うなり」「ざわめき」で始まり，次第に内容のわからない「低い声」や「ささやき」になり，やがて大声で発音される言葉になる。このなかに考想化声が次のように記載されている。

「こうした例のなかに，自分の考えがすべてたちまちどこでも，まるでこだまのように反響することに気づき驚いて訴える患者がいる。考想化声（反響）l'écho de la pensée という現象である。『声』は患者の考えに答えることもある。この幻覚をもつ患者たちは『私の考えることが全部，同時に遠くで聞こえます。誰かが私の考えを奪い，もっていくのです』と述べる……さらに患者の一挙手一投足が大声で話されてしまうこともあり，考えはそれに相応する聴覚表象を呼びおこす生理状態を伴うのである。患者が服を脱ぐと『おや，シャツを脱いでるな』という声が聞こえる。こうした感覚障害はたいてい患者に一刻の猶予も与えず，絶え間なくあざけり傷つけ，おぞましく責めては脅かすのである……病気が進行すると皮質中枢が解放され，単語や文章，独白

などが患者の思考の流れを離れて生じてくる。すると，別のことを考えている患者に他者が語りかけ，それに患者が答える。前頭葉に立ち現れる患者と，皮質聴覚中枢内に位置する相手との対話 dialogue は，こうして成立する。後に感覚中枢の独立性がいっそう増すようになると，ある種の自動性を帯びて機能し，患者は会話に対してまるで傍観者のようになり苦痛を感じなくなる。告発人がいて，弁護人がいる。罵る声があり，一方で励ます声もある。やがて古典喜劇さながらに，第三の配役が加わる。それは取り上げられたさまざまな事がらに判決を下す群衆，コロスである。告発側がおもしろおかしく悪口を言う時は，コロスは笑ってやりすごすが，それも限度を越すと，コロスはたしなめて弁護側に味方する。」

ここには考想化声，問いかけと応答，行為批評の三つの形式の幻聴が記載されている。考想化声は思考の音声化と干渉現象を中心に描写されており，仮性幻覚が感覚性を帯びて幻覚へ移行する微妙な段階がとらえられている。問いかけと応答は独白から対話へと進展し，自問自答の問いの部分に他者が生じてくる様子も述べられている。経過とともに他者は単数から複数へ，内容も非難から支持へと変化し，他者と患者との間に交わされた対話が他者同士の会話になり，患者は次第に当事者から外れていくように見える。これに伴い，当初は患者の一挙手一投足をあげつらった行為批評も，異常体験に取り込まれて幻聴の内容を批評判定するようになる。

このようにフランスで考想化声に相当する écho de la pensée は，ドイツの Doppeldenken や Gedankenlautwerden とは独立に成立したようである。Burckard（1931）[7] は Gedankenlautwerden を hyperendophasie と仏訳したが，Séglas の rumination mentale を指す同じ用語と紛らわしいために広く定着するには至らなかった。一方，ドイツにも Gedankenecho（Stransky）の語がある[35]。

(4) Séglas J

Séglas（1892，1894）[36] [37] は，考想化声を内言語 langage intérieur の聴覚化と考えている。すなわち視覚，聴覚，運動などの皮質中枢にイメージとして局在し，互いに関連しながら思考に実体を与える内言語が，聴覚中枢の興奮により感覚性を帯びて外在化する言語幻聴の一種であり，主体は自分の考えを言葉にする以前に聴いてしまい，自己の思考が外部に反響するのを聴かずにはものを考えることができない状態になると言う。また同じ発想の延長上

に，内言語が運動中枢の興奮により衝動的な発語に至る言語性精神運動幻覚 hallucination psychomotorice verbale を記載している。この幻覚が優勢な体系妄想は精神解体が深く，被影響体験や人格の二重化を来すとされる。いずれも大脳局在論にもとづく機械論であるが，精神病幻覚の本質を言語性を特徴とする仮性幻覚に置いている。晩年の彼（1934）[12] は，幻覚を人格解体による言語自動症あるいは言語の疎外と考え，機械論的な立場を離れたかのように見える[26]。

(5) Ballet G

Ballet（1911，1913）[3] [4] は，考想化声を含む幻覚を人格解体にもとづく心的表象と考え，自ら提唱した慢性幻覚精神病の中核に位置づけた。人格解体は初期には，漠然とした不安や体感異常からなる一種の不全感 malaise として自覚される。次の段階で，意識下に抑圧されている心的表象は観念やイメージの自動症として意識に上り，さらに自己所属性を失い外部空間に客観性を帯びた幻覚となる。すなわち Ballet によると，自分の考えを誰かが声で繰り返す考想化声は人格解体の臨床表現であり，妄想は二次的に生じるとされている。

(6) Gatian de Clérambault G

Gatian de Clérambault [15] は 1920 年代に精神自動症を提唱したが，慢性幻覚精神病の観察がその理論形成の柱になっていることはよく知られている。精神自動症は中立，非主題的な干渉現象である小精神自動症（微細現象）から，感覚・運動性を帯びた幻覚を主体とする大精神自動症（粗大現象）へ機械的に進展する。考想化声は小精神自動症の最も初期に出現する闖入性の陽性現象 phénomène positif の一つで，感情的な色彩をもたない中立性に特徴があり，これから遅れて行為批評などが生じると言う。すなわち彼は考想化声を，言語幻聴の初期段階に現れる感覚性や客観空間への定位のない仮性幻覚と見ていることになる。形成機序として，電流の分岐により回路に異常な交通が生じたとする機械論的な説明がされている。

(7) Lévy-Valensi J

Lévy-Valensi（1927，1948）[28] は考想化声を，患者が考えるそばから，時に

は先回りして，声で繰り返し聞こえる現象としてとらえている。考想奪取や考想伝播などとともに考想流出 fuite de la pensée として一括し，Gatian de Clérambault と同じく精神自動症の中立ないし間接症状と見ている。また考想化声は稀で，読書反響や書字反響のほうが頻度が高く，感情的色彩を帯びると行為批評の形になると言う。

(8) Guiraud P

Guiraud (1925)[16] は幻覚を，意識に侵入する異質無縁な外来現象 phénomène xénopathique のなかでとらえている。考想化声は外から声の形をとって主体の観念言語表象に先行ないし後続する現象で，考想察知や考想伝播に発展し，心の内奥を侵犯されるような印象を与えると言う。この闖入感が患者に苦痛をもたらすとしており，同じく器質論に立ちながら中立性を強調する Gatian de Clérambault とは異なる見方になっている。

(9) Janet P

Janet (1932)[22] は考想化声の根底に支配感 sentiment d'emprise を置き，思考の反復化とそれが自己を離れて外から押しつけられるという二つの特徴を論じた。人間の行動は能動・受動の二面を有する社会的なもので，「語る」ことは「聴く」ことを予測して存在する。心的緊張が低下し行動の自発性が希薄になる精神衰弱において思考は反復し，語ると同時に聴く考想化声が生じる。さらに志向的客観化 objectivation intentionnelle の機制が加わることで，患者は他人から「語られる」，自分ではなく誰かが「反復している」と感じるようになると言う。

(10) Durand C

Durand (1941)[11] は考想化声のモノグラフを書き，内言語を知覚する際に二重性と異質性を帯びて錯覚される現象と考えて器質力動説の立場から説明しようとした。精神活動や人格の部分解体で生じる幻覚症性の考想化声と，均一全般性の解体で生じる妄想性あるいは仮性幻覚性の考想化声に二分し，陰性症状を器質性の機能欠損，陽性症状は内言語の無意識的要素の解放と見ている。

幻覚症性の考想化声では，陰性症状は側頭葉の中枢病変や聴覚器官の一側

性病変であり，陽性症状は心的色彩のない単純で未分化な感覚性の反響錯覚になり多くは一過性である．仮性幻覚性の考想化声において，陰性症状はパラノイア，統合失調症などで解体水準が異なり経過中互いに移行がある．陽性症状は解体の深さや生きた体験に応じて多様だが，妄想と結びついて考想察知，考想伝播，行為の二重化や批評などの形をとると言う．そして考想化声はより単純な幻覚症性の場合でも機械論的に説明できず，幻覚と妄想のさまざまな側面が分かちがたく結びついた外部作用症候群 syndrome d'action extérieur（Claude H）の概念から理解すべきであるとしている．

3．考想化声の症候学

ドイツとフランスでそれぞれ成立した考想化声は，症候学的にさまざまな要素を含んでいる．思考の反復，音声化，内から外への漏洩，他者の出現などであり，これらのどの部分を重視するかが考想化声に対する見解の相違になっている．

（1）思考の自動症と反復

考想化声に発展する思考は，一般に自生的に生起する思考である．「自分が考えようとする」意識的，能動的な思考ではなく，「外から押しつけられる」作為的，被影響的な思考でもなく，「頭にふと浮かぶ」思考という指摘が多い．少数ながら優格観念や強迫観念が考想化声に転じることも知られている．これらは疾患が進行していない初期の段階に多く，自己所属性は保たれているものの主体の実行意識はやはり希薄になっている．

すなわちいずれも自我の統制を多少とも離れた思考の自動症を指しており，Wernicke の自生思考をはじめ，Gatian de Clérambault が小精神自動症に記載した，思考が言語化されない形で解放される抽象解放 émancipation des abstraits，観念漏出 idéorrhée，記憶の無言の繰り糸 dévidage muet des souvenirs なども含まれる．器質力動説では何らかの機能欠損あるいは心的エネルギー低下によって，思考が解放される初段階ということになる．

こうした能動性の薄れた思考の特徴が反復性である．患者は「つい同じことばかり考えている」「とりとめなく自問自答する」などと訴える．実際に反復がそのまま音声化して「きれいですね，きれいですね」などとリフレイン

する考想化声を，臨床場面で見ることは少なくない．思考が，音声化に先立って反復することに注目したのは Janet であり，精神衰弱による反復マニー manies de répétition から考想化声への移行例を記載している[22]．こうした思考が本来向かうべき方向を失って堂々めぐりになる病態は，統合失調症の初期に現れる自責を伴う過剰な内省に通じるもので，背後に意志の減退あるいは何らかの心的エネルギー低下と，それによって引き起こされた無力性の人格変化の存在を疑わせる[20]．

(2) 思考の音声化，感覚性の付与

考えが自分自身の声になる考想聴取 Gedankenhören であり，狭義の考想化声はこの段階を指す．初期には主観空間内に考えとも声ともつかない仮性幻覚の形で生じるので，一種の錯覚 (Falret père, Durand) と見なされる根拠もここにある．

思考が感覚性を帯びる経緯は機械論的な説明が多いが，体験の無縁性 (Schröder)，人格解体 (Ballet) などを強調する見方もある．西丸 (1958)[33] は，辺縁意識にふと浮かぶ考えが声になるので，作為思考や妄想知覚などとともに背景体験の前景化であり，視覚より対象性の低い聴覚の領域に生じやすいと見ているが，こうした形をとるのは慢性期の患者に多い．初期の患者はむしろ「話し言葉で考える」「耳から音で入れると確かになる」などと訴える．濱田[19] は自問自答を自ら声に直して確認するうちに考想化声に発展した症例を検討し，少なくとも病初期には患者自らが思考から音声へ強迫行為に近い変換作業を行うのではないかと考えた．

(3) 思考の漏洩，運動性の付与

「考えを自分で知らず知らずしゃべってしまう」という運動性が優位に立つ症状で，Cramer の筋感幻覚，Kraepelin の運動性言語表象などがこの運動性を重視した概念である．意志の歯止めを失った抑制消失，あるいは外からの被影響性は明らかでないが，実行意識の減退と見なすこともできる．表象は運動性を帯びることで主体の内から外へ移行し「考えることが遠くで聞こえる」(Magnan)，「患者は思考を外在化させる」(Falret fils) などの表現で示される．

こうした自他境界を乗り越える内から外への移行はいわゆる自我漏洩症状

に通じるもので，言語衝動に至る Séglas の言語性精神運動幻覚や考想伝播などへ発展する。すなわち運動要素の付与は，体験の自己所属性が希薄になり，考想が異質無縁化して主体を離れる現象と見ることもできる。

(4) 他者性の出現

「自分の考えを誰かがしゃべる」「考えが他人の声で聞こえてくる」など，思考の自己所属性が失われ，他者由来に置き換えられる現象である。他者は内部の主観空間にも，外部の客観空間にも現れるが，初期は「どこか自分でないように感じられる」という無縁性だけが立ち上がる。見方によっては，表象の自己所属性が希薄化する一種の離人症とも言い得る。

次の段階に至ると「誰かわからない」「他人のようでも，自分の分身のようでもある」などと訴えられる。さらに進むと，患者はこの無名の存在に，身近のよく知っている人物の口調や癖などをつけ加えるが，時には物語の主人公や空想的な複数の人格に仕立て上げることもある。表象が具体性を帯びるのは患者からの働きかけを要するのである。言語性精神運動幻覚が他者性を帯びると憑依現象に近くなり，空想上の人物になりきって話したり，複数の声色を使い架空の人物を演じ分ける。一級症状の幻聴を伴う多重人格例として報告された症状[21]の一部は，このような他者性を帯びた考想化声からもたらされる可能性があるように思う。

4. 考想化声の周辺

(1) 読書反響 écho de la lecture

書物を読むと，自分ないし他人の声で同時に，あるいは，先回りして，または後について読まれるという現象で，Kraepelin, Bleuler, Lévy-Valensi らは，通常の考想化声より頻度が高いと述べている。Morel F（1933，1934）[30)31)] は，読書反響では考想化声に比べて言語の形成が連続的であり，個人差はあるとしてもほとんどの声が自分の読むより先に聞こえるという特徴をあげている。西丸（1958）[33)] はここでも，読むのではなく「何となく見ている」時に聴こえてくる辺縁意識の前景化を重視しており，村上（1954）[32)] も感覚的にとらえられた文字や文章が，患者が意味を理解しないうちに外界に投射さ

れる現象で，十分に意識化されない思考が幻覚化する過程を示すものと考えている。

少数ながらある程度能動的な読書が声になる場合があり，豊田（1960）[40]の症例20は本を読むそばから抜かれてしまい，それが声になって戻ってきたり他人の声で先読みされている。馬場ら[1]も自分で歌おうとすると他人に歌われてしまう音楽幻聴の形をとった例を報告した。先回りして読まれるのは他者の声が多く，読もうとする意志を外から奪われる考想奪取に近い他者性と被影響性の強い症状ではないかと思う。

読書反響は視覚刺激が聴覚という異なる領域の幻覚に転じる一種の反射幻覚である。感覚領域を共有する機能幻覚ではないが，言語性という共通基盤をもつので，機能幻覚と反射幻覚の接点に立つ現象と見ることもできる。日常の臨床では幻聴の出現前に感覚過敏を訴える例や，ほとんど消失している幻聴が生活騒音に混じって一過性に再燃する例を経験することがあるが，何らかの感覚性ないし言語性の刺激があると，思考が幻聴に転じやすくなるのかもしれない。

(2) 考想可視 Gedankensichtbarwerden

自分の考えが声ではなく文字になって見えるという現象で，これを Halbey（1908）は考想化声になぞらえて考想可視と呼んだ[17]。彼の提示した例は19歳で発病した緊張型早発痴呆患者で，自生思考から考想化声，次いで空中にクモの巣のように漂う浮遊物の幻視をを生じ，その中に教会で聞いた説教が速記文字で見えたものである。フランスでは Séglas（1894）が，ランプに「愛している」と書かれているのを見た妄想患者を言語幻視 hallucination visuelle verbale の名で記載した[26]。この患者は自分の考えを視覚化し，思考の写真として空間に撮影して遠隔地の人と交信できたと言う。

しかし考想可視はその後，統合失調症としての意義が確立されないままほとんど取り上げられていない。小野江ら[34]は統合失調症の考想可視が視覚領域に生じる言語性幻覚であり，考えを自ら書字化して確認せずにいられない強迫行為（考想化書 Gedankenschriftwerden, écrit de la pensée）に始まり，自我障害の進展に応じておおむね仮性幻覚から幻視への推移をたどることを示すとともに，考想可視を考想化声よりさらに低い人格水準で，主体が体験の自己所属性をつなぎ止めようとする一種の自助努力ではないかと考えた。

5. 考想化声における感覚性と運動性——まとめにかえて——

　統合失調症の言語幻聴の基礎をなすのは自我ないし自我意識の障害である。自我障害の上に思考が自動症化して仮性幻覚となり，感覚性と他者性を獲得し特有な言語幻聴が形成されると考えられるが，考想化声をその初段階と見なすことができる[18]。

　Schneiderに半世紀以上先立って，一級症状に相当する幻聴に注目したMagnanやFalret filsは，これらの進展経過を記している。Magnanは考想化声から行為批評，問いかけと応答へと進行し，問答は自問自答から他者と自分，他者同士の対話の順に進展すると見ている。Falret filsも思考は幻覚の初期に感覚化するが，対話に発展した後に考想奪取を伴う反響になるとしている。Gatian de ClérambaultやLévy-Valensiは中立的な考想化声に感情的色彩が加わることで行為批評の形になると見ている。濱田[19]は無力化した自己の意志を繰り返し確認する自問自答が感覚性を帯びて考想化声になり，それが他者からなされるように感じると行為批評に，自問自答の問いの部分に他者が生じると他者と自分の対話に，さらに他者性が応答にまで及ぶと体験がすべて自分を離れて他人同士の対話にそれぞれ進展すると考えた。

　こうした感覚性要素の展開に対し，考想化声を構成する運動性の仮性幻覚も，同じく自我障害を基盤に置くように思われる。感覚性の幻覚を前景とするMagnanの慢性妄想病に対し，運動要素の強い仮性幻覚を特徴とする妄想疾患にLévy Darras[27]の被影響精神病psychose d'influenceやCeillierの被影響症候群syndrome d'influenceがあり，自動症，二重自我，自他境界の希薄化，憑依妄想などの自我障害から成立している。

　能動意識が低下して生じる一連の運動性および異質無縁化の要素は，統合失調症の幻聴において感覚性要素に先行し，経過全般にわたるように見える。自生思考すなわち思考の自動症そのものが解放性の運動症状であるし，主体の意志に反して意識に侵入する強迫観念も見方によっては運動性の干渉現象である。さらに考想化声に移行するさまざまな思考障害はいずれも，運動性が優位を占めている。考想伝播は観念が音声化しないまま主体を離れて外へ移動する現象であり，考想奪取はこれに他者からの干渉が加わった症状である。考想察知は「周囲にわかるほど大きな声でしゃべってしまう」言語性精

神運動幻覚の直接的な表現である場合と，考想伝播に周囲の様子や人の表情を関連づける妄想解釈が加わる場合とがあるように見える．

考想化声は，統合失調症の自我障害から生じる運動・無縁化現象を中核に，主体による加工が施された複合症状と考えると理解しやすいように思う．その初段階はおそらく精神衰弱（Janet），不全感（Ballet）などの形で現れる心的エネルギー低下による主体の無力性変化であり，とりとめない自動症，思考の反復，自責的な内省などはここから派生した臨床表現と見なすことができる[20]．運動症状に感覚性を付与し，漠然とした無縁症状に他者の具体的で過剰な装飾を施すのは，体験の現実感を取り戻そうとする主体の自助努力ではないだろうか．このように考えると統合失調症の幻聴の治療経過において，まず感覚性が消失して考想吹入になり，表象が外から内へ移行し，次第に他者性が離れて自己所属性が回復し，主観空間内における強迫的な自問自答や自生思考へと変化していく一連の臨床事実を説明できるように思う[18][19]．

視点を思考の音声化ではなく，むしろ体験の運動性と無縁化に置いてみると，考想化声はやはり統合失調症に特有な精神病理過程を表現した症状と言うことができるだろう．それに伴って自我意識の変容を連想させる二重思考や，主体が誤ったイメージをつけ加える心的錯覚など，今日では忘れられたいくつかの概念も新たな意味を帯びてくる．損傷を受けた主体が病初期になかば能動的に加工を施した表象部分も，自我障害が進むにつれて主体を離れていき，やがてすべてが無縁・自動的になり，「いつのまにか考えが，あの人の声で繰り返し外から聴こえてくる」考想化声を成立させるのではないかと思われる．

文献

1) 馬場存・濱田秀伯・古茶大樹：分裂病の音楽幻聴（第2報）．精神医学 42：45-52, 2000．
2) Baillarger J: Des hallucinations, des causes qui les produisent, et des maladies qui les caractérisent. Mémoires de l'Académie royale de médecine, Baillière, Paris, 1846.
3) Ballet G: La psychose hallucinatoire chronique. Encéphale 6, T2: 401-411, 1911（三村將・濱田秀伯訳：精神医学 28：1185-1191, 1986）．
4) Ballet G: La psychose hallucinatoire chronique et la désagrégation de la personnalité. Encéphale 8, T1: 501-508, 1913（三村將・濱田秀伯訳：精神医学 28：1405-1414, 1986）．
5) Bechterew W v: Ueber das Hören der eigenen Gedanken Arch Psychiatr 30: 284-294, 1898.
6) Bleuler E (trns. by Brill A): Textbookof Psychiatry. Macmillan, New York, 1924.

7) Burckard E: Les conceptions psychiatriques de Wernicke. Thèse de la Faculté de Médecine de Strasbourg, 1931.
8) Ceillier A: Les influences. Encéphale 19: 152-164, 225-234, 249-301, 370-381,1924.
9) Cramer A: Die Halluzinationen im Muskelsinn bei Geisteskranken und ihre klinische Bedeutung. Akademische Verlagsbuchhandlung von Mohr, Freiburg, 1889.
10) Döllken: Ueber Hallcinationen und Gedankenlautwerdrn. Arch Psychiatr 44: 425-451, 1908.
11) Durand C: L'écho de la pensée. Doin, Paris, 1941.
12) Ey H: Hallucinations et déliers. Alcan, Paris,1934.
13) Falret J-P: Des maladies mentales et des asiles d'aliénés. Bailliére, Paris, 1864.
14) Falret J: Du délire de persécution chez les aliénés raisonnants. Ann Méd-Psychol 36, T2: 396-406, 1878.
15) Gatian de Clérambault G: Œuvre psychiatrique. Presses Universitaires de France, Paris, 1942.
16) Guiraud P: Les délires chroniques. Encéphale 20: 663-673, 1925.
17) Halbey K: Über das Symptom des "Gedankensichtbarwerdens". Allg Zeitschr Psychiart 65: 307-317, 1908.
18) 濱田秀伯：分裂病の仮性幻覚．臨床精神病理 15：155-161，1994．（本書 129 頁以下．「統合失調症の仮性幻覚」）
19) 濱田秀伯：一級症状（Schneider, K.）の幻聴に関する1考察．精神医学 40：381-387，1998．（本書 139 頁以下．「一級症状の幻聴に関する一考察」）
20) 濱田秀伯・村松太郎・山下千代ほか：自責・加害的な強迫症状．精神医学 42：29-35，2000．（本書 151 頁以下）
21) 保崎秀夫・萩生田（丹生谷）晃代：多重人格——その批判的考察．精神医学 41：122-132，1999．
22) Janet P: L'hallucination dans le délire de persécution. Rev Philosoph 57: 61-98, 279-331, 1932.
23) Juliusberger O: Zur Lehre vom Gedankenlautwerden. All Zeitschr Psychiatr 55: 29-37, 1898.
24) Klinke: Über das Symptom des Gedankenlautwerdens. Arch Psychiatr Nervenkr 26: 147-201, 1894.
25) Kraepelin E: Psychiatrie. 3 Aufl. Abel, Leipzig, 1889, 5 Aufl. Barth, Leipzig, 1896, 8 Aufl. Barth, Leipzig, 1909-1913.
26) Lanteri-Laura G: Les hallucinations. Masson, Paris, 1991（濱田秀伯監訳／田中寛郷ほか訳：幻覚．西村書店，1999）
27) Lévy-Darras: La psychose d'influence. Steinheil, Paris, 1914.
28) Lévy-Valensi J: Précis de psychiatrie. 3éd. Baillière, Paris, 1948.
29) Magnan V, Sérieux P: Le délire chronique à évolution systématique. Masson, Paris, 1892.
30) Morel F: L'écho de la lecture. Encéphale 28, T1: 169-183, 1933.
31) Morel F: L'écho de la lecture et l'écho de la pensée. Encéphale 29, T2: 18-31, 1934.
32) 村上仁：精神病理学論集．みすず書房，1971．
33) 西丸四方：分裂病体験の研究．精神経誌 60：1391-1395，1958．
34) 小野江正頼・濱田秀伯・神山園子ほか：分裂病の考想可視．精神医学 42：913-919，

2000.
35) Piéron H: L'écho de la pensée et la théorie des hallucinations, d'après M. E. Stransky. Ann Méd-Psychol 60, T1: 327-331, 1912.
36) Séglas J: Les troubles du langage chez les aliénés. Rueff, Paris, 1892.
37) Séglas J: Leçons cliniques sur les maladies mentales et nerveuses. Asselin et Houzeau, Paris, 1895.
38) Schröder P: Das Halluzinieren. Z Gesamte Neurol Psychiatr 101: 599-614, 1926.
39) Schröder P: Fremddenken und Fremdhandeln. Monatschr Psychiatr 68: 515-534, 1928.
40) 豊田三郎：二重思考について．お茶の水医学雑誌 8：219-241，1960.

♪♪♪♪♪♪

Intermezzo（間奏曲エッセイ） 2

【書評】ピエール・ジャネの復活——『症例マドレーヌ』*に寄せて——

はじめに

　本書『症例マドレーヌ』は，19世紀末から20世紀前半に活躍したフランスの哲学者，精神（心理）療法家そして精神科医ピエール・ジャネ（1859-1947年）の後期思想を代表する『苦悩から恍惚へ』全2巻（1926-28年），1000ページを越える著書の第1部「ある恍惚者にみる宗教妄想」の翻訳である。わが国にジャネを紹介したのはフランスに留学した京都大学精神科の今村新吉（1940）[1]，村上仁（1948）[2] らであり，後に関計夫[3]，高橋徹[4]，松本雅彦[5] らの翻訳も出ている。しかしわが国の精神医学は戦前がドイツ，戦後はアメリカを主流としていたので，その名が広く知られるには至らなかった。
　無意識の発見に貢献したジャネは，フロイトの陰に隠れて長く忘れられていたが，近年アメリカ経由で再び脚光を浴びるようになった。本稿ではジャネの思想をたどりながら，本書のもつ意義について述べることにしたい。

1. 人と生涯

　ジャネは1859年パリに，三人兄弟の長男として生まれた。曾祖父は書店を営み，父は法律関係の仕事につき，母はアルザス出身の敬虔なカトリック信者だった。弟は泌尿器科医で排尿の心身医学に関心があり，妹は結婚してもカトリック信仰を守り続けた。叔父ポールは高等学校で哲学を教え，後にストラスブールとパリの大学教授になったが，ジャネのよき相談相手であり，その進路に大きな影響を与えた。
　ジャネは，イグナチオ・デ・ロヨラ，フランシスコ・ザビエル，ジャン・カルヴァンらの学んだパリの名門校聖バルブ学院で初等教育を受け，ルイ・ルグラン高校から高等師範学校に進学した。1年先輩に哲学者のアンリ・ベルクソン，同級に社会学者のエミール・デュルケームがいた。22歳で哲学教授資格を得て，ル・アーヴルの高等学校で6年間教鞭をとった。心理学，精神医学に関心を抱いたのはこの頃からで，催眠，暗示の実験を行い，パリのジャン＝マルタン・シャルコー，イギリスのフレデリック・マイヤーズらと

知り合った。

　30歳でソルボンヌに文学博士の学位論文を提出した後，医学部に途中入学し，パリの高等学校で哲学教師を勤めながらサルペトリエール病院のシャルコーのもとでヒステリーの患者を診察し，34歳で医学博士論文を提出して卒業した。35歳で結婚，3人の子どもをもうけている。1902年テオデュル・リボーの後任としてコレージュ・ド・フランスの教授に就任し，10年間にヒステリーと精神衰弱，精神療法，病的感情など，後の主要な著作に結実する講義を行った。1904年ジョルジュ・デュマとともに『心理学雑誌』を創刊，以後の論文のほとんどをこの雑誌に発表し，国際学会への出席，招待も増えた。

　1935年コレージュ・ド・フランスを退任，39年80歳の祝賀記念論文集が刊行され，リボーの生誕100年記念会で講演した。第二次大戦のさなかに妻，弟，息子らの肉親や友人たちを次々に失い，1947年パリで世を去った。

　ジャネは孤独を好む，はにかみの強い少年で，16, 7歳ころ精神的な危機を体験したらしい。その後は教師，研究者としてさまざまな役職につき広範囲に活躍したが，ものごとに公平で会議への出席を怠らず，つつましく几帳面であった。専門書以外はあまり読まず，音楽，美術などにもさほど興味を示さなかったが，講義，講演は明晰で魅力的なものであったと伝えられている。手紙は必ず自筆でしたため，5000例を超える患者の記録を保管し，ほかに膨大な蔵書，散歩の途中で自ら採集，分類した植物のコレクションがあった。

　精神療法家としての卓越した力量は，診察に立ち会った多くの医師が賞賛している。患者を丁重に扱い，プライバシーに配慮し，訴えに真摯に向き合った。妄想を単なる症状として数え上げるのでも，馬鹿げたものとして否定するのでもなく，その奥にある真実にせまろうとしていた。作家レイモン・ルーセルも彼の治療を受けた一人であったが，その診療記録は5000例の患者記録とともに遺言で焼却されている。

2．初期の思想と仕事

　ジャネの思想を貫くのは，層理論とエネルギー論である。層理論とは，複数の機能が平面に並ぶのではなく上下の層をなし互いに関連するという考えをいう。イギリスの内科医ジョン・ヒューリングズ・ジャクソン（1835-1911年）は1880年代に，神経系の構造が進化に応じて反射的なものから自由度の高いものへと層をなしており，上の機能が下の機能を統合していると考えた。

脳病とは上の機能が脱落する陰性症状と，下の機能が解放される陽性症状からなるとする進化と解体の層理論は「ジャクソン学説 jacksonism」と呼ばれる。トマス・アクィナスのキリスト教世界観，ベネディクト＝オギュスタン・モレルの変質，ジークムント・フロイトの人格構造，イワン＝ペトロヴィチ・パヴロフの条件反射なども層理論である。

　ジャネは人間の意識あるいは意識的人格は，単純で低級な心的機能を統一したもので，上から下へ実在機能，利害関係のない行動，表象・記憶・想像，情緒反応，無意味な運動反応の5段階をなしていると考えた。実在機能とは外界を自己との関連において把握する，ベルクソンの「生への注意」に近いもので，現実に注意を集中し，有効な記憶を呼び起こし，自由と統一感を伴う行動をもたらす高い機能を指している。

　こうした心的機能の秩序を維持するために，心的エネルギーを必要とする。心理力 force psychologique は行為を遂行するエネルギー量であり，潜在的なものと顕在的なものがある。心理緊張 tension psychologique はエネルギーをどの心的機能に活用するかの能力を指し，機能の段階が上がるほど対応する心理緊張も高くなる。この心的エネルギーの考えにはウィリアム・ジェイムズらの影響があるとされる[6]。

　神経症とは，心理力が減退し心理緊張が低下するために心的機能が働かず，統制を欠く低級な心的活動が表面化した状態である。これが「心理自動症 automatisme psychologique」と呼ばれるもので，患者の人格全体に及ぶ全自動症と，一部がひとりでに活動する部分自動症がある。前者にカタレプシー，多重人格，夢遊症などが，後者に放心，自動書記，後催眠暗示などが含まれている。

　ジャネは神経症をヒステリーと精神衰弱 psychasthénie に二分した。ヒステリーは，意識の範囲が狭く（意識野の狭窄）なるために，これを逃れた低級な機能が孤立する状態である。人生における心的外傷や恐怖体験は，意識下に潜り込んで変形し意識下固定観念となる。意識下固定観念は，強迫観念のようにふだんは意識されないが，ヒステリーで意識野の狭窄が生じると，しばしば象徴的な形で症状に再現される。心的解体 désagrégation psychique あるいは解離 dissolution を生じると，人格の一部が離れる多重人格になる。

　精神衰弱とは，強迫，恐怖，チック，離人症，空虚感，不全感などを主徴とする慢性の神経症である。最も高級な実在機能が失われて生じるもので，

抽象的な思考や習慣的な行動は保たれているが，現実に適応した行動がとれず，これから離れた無意味な心的活動がむしろ活発化（派生現象）する。精神衰弱は主に強迫性障害や社交恐怖に相当するが，今日でいう境界性パーソナリティ障害，軽い統合失調症を含んでいる。

精神療法として心理的説得，自動症の利用，エネルギーの節約と獲得がある。心理的説得には，宗教・道徳的な説教，激励，理性に働きかける説得などがあり，患者に受け容れる知的能力と医師との信頼関係があれば有効だが，心理解釈や科学的根拠に乏しい。自動症の利用は，人為的に心理緊張を低下させる暗示や催眠を用いて意識下の低級な心理に働きかけるもので，一時的に著しい効果を見るが永続しない。

エネルギーの節約と獲得は，ジャネの考える神経症の本質に関わる治療である。社会から隔離して休息させ，置かれた環境を調整し生活指導を行うことは患者の負担を軽減しエネルギーの消耗を防ぐことができる。作業，再教育，薬物などは，利用されないままの潜在的エネルギーを動員し，催眠はこれを解放する。仕事の失敗や葛藤はエネルギーを奪い，一方，簡単なものでもやり遂げる達成感はこれを増加させる。

3．体系化と総合論

ジャネが自らの心理学を「人間行動の科学」として体系化させるのは 1920 年代である。人間の行動は原始的，反射的な段階から時間・空間的に拡大し，複雑で能率的な段階へと発展する。彼はこれを九つの傾性 tendance に分けているが，ここにはメーヌ・ド・ビランの影響が指摘されている[6]。

(1) 反射的傾性：外的な刺激に反応して直ちに行われる爆発的行動を指し，はじまると途中で止めることができない。反発，接近，排泄，摂取，性行為など。
(2) 知覚留保傾性：動物が獲物に対してとる行動のように，第一の刺激で傾性がうながされるが，行動を留保する待機期間をおき，第二の刺激を待って行動が完結する。二つの刺激の間にある知覚は，対象を構成し，対象と一定の関連をもつ行動である。
(3) 社会個体傾性：社会と自己に適合する複式行動。個人は同類の他者（仲間）に対して模倣，協同，命令，服従などを行うとともに，自己の行動を監視し統制する。集団行動は自己に価値を与え，それを周囲に認めさ

せる社会的価値付け valorisation sociale により可能となる。努力，疲労，悲哀，喜悦の感情（感得）も社会行動に伴う。
(4) 要素知的傾性：個人が出現し道具を作るなど複数の対象を結合する行動。話すことと話しかけられることから言語が，そこに居合わせない人への命令から記憶が，ものの用途を表象することから生産が，他人の生産活動を意識することから説明が生じる。
(5) 断定信念と直行傾性：役割的な人間が出現し身体行動と言語行動が分離する段階。言語は仲間に対してだけでなく，自分自身に話しかける内言語にもなり思考がはじまる。自分の願望や恐怖を事実だと信じ込むことを断定信念といい，作話や被暗示性に見られる。
(6) 反省信念と行動傾性：人格が時間的に構造化され自我の概念に達し，整合された記憶と意志による行動が現れる段階。仲間との議論が個人の内面で行われることを反省，行動をあらかじめ観念で試み，反省と修正を加えることを推論という。
(7) 理性労働傾性：自発的な仕事，真の労働が生じる段階。個人を越えた真理に導かれ，己に義務を課して率先，努力，忍耐するなどの能力であり，高い心理緊張を必要とする。
(8) 実験傾性：経験を考慮して行動する段階。社会習慣や固定した律法を疑い，吟味してより有効な可能性を発見する科学や芸術の出発点になる。
(9) 前進傾性：個人・独創的行為の最高段階。人間は自らの生きかたを実現し，仲間の個性も認めて親密な関係をもち，時間のなかで成長し開かれた未来に向かう。

4．症例マドレーヌと後期思想

　ジャネは 1930 年以降，神秘思想に傾き，宗教心理学をもとに対人的な社交感情の研究をすすめた。この後期思想を代表する著作が『苦悩から恍惚へ』であり，症例マドレーヌの記載がその中核を占めている。
　マドレーヌは 1853 年，北フランスのカトリック信者の家庭に四人姉妹の三女として生まれた。幼少時から発育が遅く虚弱だが，やさしく夢想的で感受性が強く，聖フランチェスコや聖テレジアにあこがれ信仰に篤かった。初聖体拝領後に周期性気分変調，現実逃避，無動，引きこもり，自分の落ち度を恐れる強迫が強まり，11 歳ころから悲哀から至福への恍惚発作を生じた。19

歳で清貧を求めて失踪，名を変え修道院，農家，病院などで働き，妄想的な献身生活を24年間続けた。37歳ころ両足に痛みを生じ，爪先立ちの奇妙な歩行をはじめ，神経炎やヒステリーを疑われて42歳時にサルペトリエール病院に入院，ジャネのもとに紹介された。6年余の入院期間を含め，日記，書簡などを通じて，ジャネはマドレーヌを22年間にわたり臨床的に観察し続けた。本書はその記録である。それはおおよそ五つの状態に分けられる。

(1) 均衡状態：内面と現実の均衡が保たれた健康状態。歓びと悲しみに激しさがなく，発病前と治療後の晩年に見られる。
(2) 誘惑状態：不安を主徴とする状態。強迫観念，自問自答，疑惑癖に捉えられ，悪魔の誘惑に誘い込まれる。
(3) 枯渇状態：空虚感 sentiment du vide の支配する状態。すべての感情が萎縮し，歓びも悲しみもなく現実感が失われる。
(4) 苦悶状態：道徳的な痛みを感じる状態。幻覚，妄想に支配され，自分の行為がすべて罪であると感じ，神に見捨てられた苦しみを受ける。
(5) 慰安状態：外的活動が減少し歓びと愛を感じるマドレーヌに特有な状態。外界の刺激にわずかに反応する瞑想の時期，神と完全に一致して刺激に反応せず無動，恍惚になる時期がある。

　均衡状態が破れると心理緊張が低下する誘惑状態がくる。誘惑状態になると現実の活動は困難だがなお反省信念の段階にとどまる。次いで枯渇状態へ進み，1，2日後に断定信念の段階である苦悶状態に転落する。数日後に突然，恍惚が訪れ，より軽度な1，2週間の慰安状態を経て再び均衡状態に戻る。病期には長短があり，そのいくつかを欠くこともあるが，マドレーヌは20数年間おおむねこのような経過を繰り返した。診断はドイツ学派でいう非定型精神病，フランスでは気分変調性統合失調症と呼ぶものに近い。

　ジャネはマドレーヌに寄り添うように症状を観察，記録し，治療的に関与した。入院2，3年後から回復のきざしが現れ，発作の深さや期間が減少し，49歳を過ぎると苦悶と恍惚は稀になり，晩年の10年間はほぼ消失している。今日のように有効な薬のない時代に，精神療法のみでこれだけの成果をあげたことは，俄かには信じがたいほどである。

　『苦悩から恍惚へ』には「信仰と感情に関する研究」という副題がついている。したがってマドレーヌを介したジャネの感情論，宗教精神医学の集大成でもある。18世紀啓蒙思想のなかで成立した近代精神医学において，感情は

理性，思考に比べて一段低い位置におかれてきた。枯渇から苦悶，さらに恍惚へと移行する理性では捉えにくい，言葉では表現できない感情変化はマドレーヌの精神症状，行動の基底をなすものである。ジャネは感情を，外界と内界の刺激に反応する行動を促進したり抑制したりする調節機能と考え，努力，疲労，悲哀，喜悦の四つの基本感情を記載した。努力と疲労は車のアクセルとブレーキに喩えられ，過大な努力感情は強迫症状をもたらす。悲哀感情は行動への恐怖，喜悦感情は行動が成功してもなおエネルギーが余っている状態である。こうした調節機能が失われるところに，すべての感情が枯渇する離人症に近い空虚感が生じる。

対人行動の調節機能を果たすものは社交感情 sentiment social である。社交感情は愛と憎しみを基調に，主客未分化な茫漠とした状態から徐々に発達し，自我意識の確立を待って出現するが，対人行動は物体や動物を対象とする場合とは異なり，他人の感情を自分に取り入れながら複雑かつ臨機応変に調節される。行動や思考の能動性が減退する病的な状態では，社交感情が混乱し，これらの主体性を他人に帰せしめる社交客観化 objectivation sociale が生じ，妄想に特有な被注察感，被害感をもたらすとされる。

苦悶，恍惚のなかでマドレーヌの示した爪先立ち，聖痕に似た傷跡，下肢の拘縮などは，理性では理解しにくい奇妙な所見として軽視されがちなものであるが，彼女の宗教的な内面を表現している。ジャネは信仰を，断定信念の段階で初めて出現すると見た。はじめは集団の指揮者と交わされる愛し愛される感情，庇護し庇護される行動は，この段階で言語化，象徴化され，現実を離れた信仰，愛，希望を育む原始宗教に発展し，さらに反省信念の段階で神，聖霊という概念が現れるとする。古代において集団の勝利，指揮者との愛であった恍惚は，やがて見えない存在への不安を伴う祈りに昇華される。苦悶状態に転落していたマドレーヌが恍惚を経て均衡状態に向かう観察を通して，ジャネは興奮を伴う愛の信仰が一時的に心理力を動員して心理緊張を高めるとして，ここに恍惚体験の意義と宗教の本質を見ている。

5．ジャネとフロイト

ジャネとフロイトはともに一時期，サルペトリエール病院のシャルコーのもとに学んだ。当時のヒステリー研究が，各々の理論の出発点になっている。フロイトも当初はジャネと同じく，ヒステリーの原因を心的外傷や恐怖体験

への耐え難い情動がもたらす意識変容であると考え，心的解体ないし解離に相当する現象を二重意識 Doppelbewußtsein と呼んだ。すなわち二人は，1890年代半ばにはほぼ同じ結論に達していた。やがてジャネが心理緊張や自動症に向かうのに対し，フロイトの関心は幼少時の出来事へ向かう。ヒステリー研究に関して前者は主に体験の形式を重視し，後者は内容に重点を置いた。

1893年シャルコーが死亡すると，その催眠学説への反動が生じる。サルペトリエール学派とは，19世紀末から20世紀初頭にシャルコーの衣鉢を継ぎサルペトリエール病院を拠点に活躍したジュール・セグラ，フィリップ・シャランら一群の精神科医であるが，彼らはこのころ脳研究で台頭し始めたドイツ精神医学，特にエミール・クレペリンの仕事に関心があり，多少とも反心理学の立場をとった[7]。当時のジャネはコレージュ・ド・フランスで講義を続けるのみで，大学や有力病院に席をもたず時代の流れから取り残されていった。

フロイトがヨーゼフ・ブロイアーとの共著『ヒステリー研究』を発表するのは1895年である。ここにはジャネが引用され，症状の無意識的な意味と解釈，意識化への抵抗，抑圧，転移，葛藤などの概念が用いられており，精神分析の誕生を告げる書とされている。しかしフロイトはしだいに患者の語る幼児期の性体験や虐待を，事実ではなく空想にすぎないと考えるようになる。この転向を境に精神分析はヒステリーや催眠から離れ，心的外傷の研究には消極的になった[8]。

ジャネは終生，精神分析を自説の亜流として批判し続けた。フロイトもまたヒステリー研究を離れるとジャネを無視し，再び会おうとはしなかった。精神分析が徐々に浸透し始めた1910年代以降，フロイトの信奉者たちはジャネを激しく攻撃したが，皮肉なことにフロイトと袂を分かった精神分析学者のほうがむしろジャネと近い位置にある。カール＝グスタフ・ユングはパリでジャネを聴講して以来引用を絶やさず，アルフレート・アドラーの劣等性学説がジャネの影響を受けて成立したことはよく知られている。

ジャネはフランス国内では弟子もなく孤立していたが，独自の精神療法で知られるアンリ・バリュク，ジャクソニズムを発展させ器質力動説を確立したアンリ・エー，向精神薬を臨床に適用したジャン・ドレーからは高く評価されていた。ジャネはアメリカに親近感を抱き，1904年から36年まで数回訪れ，セントルイス，ボストン，シカゴ，プリンストン，ニューヨークなど

で講演している。フロイトが生涯にただ一度1909年にアメリカを訪問し，歓待されたにもかかわらず否定的な印象を抱いたこととは対蹠的である。しかしその後のアメリカ精神医学は，第二次大戦によるヨーロッパ主要大学の壊滅的な打撃，多くの精神科医の亡命などにより精神分析を中心に大きく発展する。1940年代にアメリカ精神医学会の会員数は3000人を越え，若い精神科医の大半が精神分析をめざした。一方のジャネは，ここでも急速に忘れられていった。

アメリカ精神医学において精神分析が衰退し，これに代わって生物学が台頭する分岐点は1960年代半ば，目に見える形に現れるのは1970年代以降である。ジャネの復活は1980年代を待たねばならない。ベトナム戦争の帰還兵に生じた心的外傷，幼児虐待との関連から注目され始めた多重人格の説明に，精神分析ではなく解離概念が都合よく当てはまり，広く用いられるようになったからである。

ジャネとフロイトの大きな違いの一つは宗教観にある。フロイトはユダヤ民族の精神形成をモーセに託して関心を寄せたが[9]，宗教を強迫神経症と断じて終生無神論を貫いた。ジャネも表面的には無神論者とされている。しかし子どもたちにキリスト教教育をすすめ，後年は自ら神秘思想に近づいて信仰に関する論文を書いており，必ずしも無宗教とは言い切れない。この点は晩年カトリックに帰依したベルクソンに似ている。

ジャネがマドレーヌに施した精神療法は，単に心的エネルギーの機械的調整にとどまらない宗教的色彩を帯びた独特なもので，一種のモラル療法 **traitement moral** にほかならない。モラル療法とは18世紀末にイギリスのハック・テューク，イタリアのヴィンゼンツォ・キアルジ，フランスのフィリップ・ピネル，アメリカのベンジャミン・ラッシュらにより推進された精神療法の原型で，キリスト教的な愛を基盤に患者の陥った悪に共感し，親切な世話，訓練，作業，娯楽などを通じてその人間性を高め，希望を与える霊的，精神的な働きかけを重視した。しかしモラル療法は時間と手間がかかりすぎることから，入院患者が増えるとしだいに行われなくなり，ロマン主義的な古めかしい印象とキリスト教の地盤低下，そして何より自然科学の目覚しい発展と成果によって衰退を余儀なくされ，早くも19世紀半ばには省みられなくなった。

フロイトとジャネは，同時期に無意識の領域に分け入り，ほぼ同じ所見を

もとに別々の体系を築いた。前者が人間の本性を性欲，エスと見て19世紀的な自然科学観にこだわり心的因果律を思い描いたのに対し，後者は機械論を脱して神秘的な人間救済へと向かったように見える。

おわりに

長い忘却の後に復活したジャネは，その思想のごく一部，今日の主流である行動主義理論や生物学的精神医学に受け容れられやすい初期の機械論に過ぎない。宗教色の強い後期思想はまだ手付かずのまま残されている。本書が重い扉を開いてジャネの全貌に光を当て，脳科学と薬物全盛の現代に，独自の精神病理学と精神療法を復活させる端緒になることを願う。

参考文献
1) 今村新吉：ピエール・ジャネー氏の最近の精神病理学研究．今村新吉精神医学論文集．精神医学神経学古典刊行会．1975.
2) 村上仁：ジャネの精神病理学の体系とベルグソン．精神病理学論集Ⅰ．みすず書房．1971.
3) ジャネ（関計夫訳）：人格の心理的発達．慶應通信．1955.
4) ジャネ（髙橋徹訳）神経症．医学書院．1974.
5) ジャネ（松本雅彦訳）：心理学的医学．みすず書房，1981.
6) エレンベルガー（木村敏・中井久夫監訳）：無意識の発見——力動精神医学発達史（上・下）．弘文堂，1980.
7) 濱田秀伯：パラフレニーとフランスの慢性妄想病群（Ⅰ，Ⅱ）．精神医学 27 (3)；256-265, 27 (4)；376-387, 1985.（本書2頁以下）
8) ハーマン（中井久夫訳）：心的外傷と回復．みすず書房，1992.
9) フロイト（渡辺哲夫訳）：モーセと一神教．ちくま学芸文庫，2003.

＊ピエール・ジャネ『症例マドレーヌ——苦悶から恍惚へ——』松本雅彦訳，みすず書房，2007年刊．

ジャネとフロイト

ピエール・ジャネ（1859-1947年）は，フロイトと同時期に無意識の領域に分け入り，精神分析とは別の体系を築いたフランスの哲学者・心理療法家・精神科医である。二人はともに一時期パリで，サルペトリエール病院のシャルコーに師事して学んだ。当時のヒステリー研究が，それぞれの理論の出発

点になっている。

　当時のフロイトはジャネと同じく，ヒステリーの原因を心的外傷や恐怖体験への耐え難い情動がもたらす意識変容であると考え，ジャネの言う「心的解体 désagrégation psychique」ないし「解離 dissolution」に相当する現象を「二重意識 Doppelbewußtsein」と呼んだ。すなわち 1890 年代半ば，両者ほぼ同じ結論に達していたのだが，その後は異なる方向へ歩むことになる。ジャネが患者の心理緊張や自動症など体験の形式を重視したのに対し，フロイトは幼少時の出来事など体験の内容のほうに関心を示したのである。

　初期のジャネは，複数の機能が上下の層をなし互いに関連するという層理論にもとづき，人間の意識あるいは意識的人格を単純で低級な心的機能の統一体と見なして，上から下へ 5 段階の層（実在機能，利害関係のない行動，表象・記憶・想像，情緒反応，無意味な運動反応）をなしていると考えた。

　こうした心的機能の秩序を維持するには心的エネルギーを必要とする。ジャネは，行為を遂行するエネルギー量を「心理力 force psychologique」，それをどの心的機能に活用するか定める能力を「心理緊張 tension psychologique」と呼んだ。心理緊張は，機能の段階に対応し，上の層に行くほど高まってゆく。そして彼によれば，神経症とは，心理力が減退し心理緊張が低下するために心的機能が働かず，統制を欠く低級な心的活動が表面化した状態であるという。これを彼は「心理自動症 automatisme psychologique」と名づけた。

　ジャネは神経症をヒステリーと精神衰弱に二分したが，そのうちヒステリーとは，意識の範囲が狭くなるために，これを逃れた低級な機能が孤立する状態を指す。彼は，人生における心的外傷や恐怖体験は意識下に潜り込んで変形し，意識下固定観念となると考えた。ヒステリーで意識野の狭窄が生じると，ふだんは意識されないこの意識下固定観念が，しばしば象徴的な形で症状に再現されるのである。また，心的解体あるいは解離が生じると，人格の一部が離れる多重人格になるという。

　他方，フロイトは 1895 年，ブロイアーとの共著で『ヒステリー研究』（本全集——岩波版フロイト全集（以下同）——第 2 巻所収）を発表した。精神分析の誕生を告げるこの著作において，フロイトはジャネの『心理自動症』（1899 年）を「興味深い本」として紹介し（同巻 11 頁），またブロイアーは「ヒステリーの学説の多くが彼に負っているし，我々も多くの点において彼に同意するのであるが，彼はヒステリーの原因と発生について，我々が共有し難いよ

うな見解を展開している」と述べ,『精神の偶有症状』(『ヒステリー者の精神状態』第2巻,1894年)におけるジャネの見解を紹介・批判している(同292頁以下)。しかし,やがてフロイトは,患者の語る幼児期の性体験・虐待を事実ではなく空想にすぎないと考えるようになり,この転向を境にヒステリーや催眠から離れ,心的外傷の研究には消極的になっていった。

そしてフランス精神医学界においても,1893年にシャルコーが死亡すると,その催眠学説への反動が生じる。20世紀初頭のフランス精神医学は,精神障害の脳研究で台頭し始めたドイツ精神医学に関心をもち,多少とも反心理学の立場をとったので,ジャネの心的エネルギー学説は時代の主流から取り残されていった。

こうしたヨーロッパの精神医学界の潮流を背景として(もちろん,そこには精神分析の台頭も含まれる),ジャネはアメリカに親近感を抱くようになった。1904年以降,数回にわたって渡米し,セントルイス,ボストン,シカゴ,プリンストン,ニューヨークなどで講演もこなしている。フロイトが生涯ただ一度のアメリカ訪問(1909年)において,この国に否定的な印象を抱いたのとは対蹠的である。しかし,皮肉なことに,第二次大戦後のアメリカ精神医学は,精神分析を中心に大きく発展した。壊滅的な打撃を受けたヨーロッパの主要大学に所属していた精神科医が数多く亡命し,とりわけ若い精神科医の大半が精神分析家を目指したからである。1940年代にアメリカ精神医学会の会員数が3000人を越すなか,ジャネはここでも急速に忘れられていった。

だが,1960年代半ばを分岐点に,精神分析の勢いにも陰りが見え始める。これに代わってアメリカ精神医学に台頭したのが生物学であり,70年代以降,その傾向は明白なものとなった。そして80年代に入ると,忘れられていたジャネの思想が復活する。それは,ベトナム戦争の帰還兵に生じた心的外傷や,幼児虐待との関連から注目され始めた多重人格の説明に,解離概念がよく当てはまったからであった。こうしたアメリカ経由のジャネ復権の流れを受けて,本国フランスでも,近年ジャネの著作・講義録が多数復刻されている。

ジャネは終生,精神分析を自説の亜流として批判し続けた。フロイトもまたヒステリー研究を離れるとジャネを無視し,再び交わろうとはしなかった。精神分析が徐々に浸透し始めた1910年代以降,フロイトの信奉者たちはジャネを激しく攻撃したが,フロイトと決別したユング,アードラーらはむしろジャネを高く評価している。

ジャネとフロイトの違いは，両者の宗教観において顕著に現れている。フロイトは近親相姦と殺人を禁止する人類の道徳律の起源をトーテミズムに求め，ユダヤ民族の精神形成をモーセに託すという形で独自の宗教論を展開したが，自らは終生無神論を貫いた。もちろん宗教と無縁だったわけではなく，文化一般に対する程度にはつねに関心を寄せ続け，無信仰ながらユダヤ教を生活背景とし，一方，キリスト教にはアンビヴァレントな感情を抱いていたらしい。精神分析に傾倒するプロテスタントの牧師プフィスターと親密な交流があったことも知られている（「オスカル・プフィスター博士著『精神分析的方法』へのはしがき」〔本全集第13巻所収〕参照）。

　フロイトは1907年の「強迫行為と宗教儀礼」（本全集第9巻所収）以降，しばしば宗教について論じたが，なかでも1927年に発表された『ある錯覚の未来』（本全集第20巻所収）が彼の宗教観を示す代表的な著作と言えるだろう。ここでフロイトは宗教を，圧倒的な自然の猛威，運命や死の前に無力な人間が，心理的な救いを求めて抱く幻想ないし錯覚（Illusion）と見なしている。フロイトによれば，幻想は必ずしも誤謬ではないが，人間の欲求から生じる妄想に近いものであり，神とは自然を人格化したものにすぎず，神と人との関係は，父と子の関係に見られる激しさと親しさを併せもっているという。そして彼は宗教を，父子関係に生じるエディプスコンプレクスに似た抑圧から生じた，人類の発達史における「強迫神経症」と考えた。したがって，いずれ人間が神と宗教から離反することは必然であり，我々はこの成長期のただなかにいるのだと言う。

　一方，ジャネも表面的には無神論者とされている。しかし彼の母親と妹は敬虔なカトリック教徒であったし，彼自身，子どもたちにキリスト教教育をすすめ，晩年には信仰に関する論文も書いており，その生涯を通じて必ずしも無宗教とは言えなかった（この点は，高等師範学校の一年先輩で晩年にカトリックに帰依したベルクソンに似ている）。そして70歳に達した1930年以降，ジャネは神秘思想に傾き，宗教心理学にもとづいた対人的社会感情の研究に傾倒したのである。

　こうしたジャネの後期思想を代表する著作が，1000ページを越える『苦悩から恍惚へ』全2巻（1926-28年）である。特有な苦悶と恍惚を繰り返す症例マドレーヌの22年間にわたる診療記録がその中核を占めている。この書物には「信仰と感情に関する研究」という副題が付けられており，ジャネの感

情論・宗教精神医学の集大成とも言えるだろう。18世紀啓蒙思想のなかで成立した近代精神医学において，感情は理性・思考に比べて一段低い位置におかれてきた。枯渇から苦悶，さらに恍惚へと移行する，知性では捉えにくい，言葉ではうまく表現できない感情変化は，マドレーヌの精神症状・行動の基底をなすものであった。

ジャネがマドレーヌに寄り添うように行った心理療法は，心的エネルギーの機械的調整にとどまらず，彼女の宗教的な内面にまで踏み込んだ独特なものであった。マドレーヌには入院の2, 3年後から回復のきざしが現れ，発作の深さや期間が減少し，苦悶と恍惚は晩年の10年間はほぼ消失している。有効な薬のない時代に，心理療法のみでこれだけの成果をあげたことは信じられないほどである。

この著作が執筆された1920年代，ジャネは自らの心理学を「人間行動の科学」と呼んで体系化していた。彼の考えによれば，人間の行動は原始的・反射的な段階から時間的・空間的に拡大し，複雑で能率的な段階へと9段階に発展する。集団の指揮者と交わされる，愛し愛される感情，庇護し庇護される行動は，しだいに言語化・象徴化され，現実を離れた信仰・愛・聖霊という概念が現れる。古代において集団の勝利，指揮者との愛であった恍惚は，やがて見えない存在への不安を伴う祈りになる。ジャネは，苦悶に転落していたマドレーヌが恍惚を経て均衡状態に向かう観察を通して，興奮を伴う愛の信仰が一時的に心理力を動員して心理緊張を高めるとして，ここに恍惚体験の意義と宗教の本質を見たのである。

このように両者の晩年における宗教観を比較すると，フロイトが人間の本性を性欲・エスと見て自然科学にこだわった心的因果律を思い描いたのに対し，ジャネの後半生は神秘的な人間救済へと向かったように見える。

編集後記

実のところ，これまで本誌（『臨床精神病理』）の掲載論文を，ほとんどまともに読み終えたことがない。長く難解で，興味を覚える前に息切れしてしまうからである。これでは編集委員に加わっても，大きな顔はできない。

精神病理学は，日常の臨床を学問のレベルにまで洗練させたものである。

臨床だけをやっていても精神病理にはならないが，患者さんを見ないで本ばかり読んでいても，やはり精神病理とは言えないだろう。患者さんが病気を通して何を言おうとしているのかを聴き取り，それを知るために文献を調べ，自分なりに理論を組み立て，さらにその整合性を検証するために再び患者さんと向き合う。これを繰り返してたえず磨きをかける必要がある。

　Jaspers K は 30 歳の若さで精神病理学総論を書いた。今日に読みつがれる精神病理学のバイブルである。彼はその後哲学に転じてしまったので，築いた理論を臨床の場で自ら検証することができなかった。記載の一部に，臨床事実と合わないところがあるのは，このせいであろう。Gatian de Clérambault G が，精神自動症の構想を抱いて講義や書類に使用したのはかなり早く，1898 年ころと言われる。しかし理論として公表したのは 1920 年であり，20 年余の臨床経験がその裏付けに費やされている。この年に彼は初めて学会に 3 症例を提示して基本概念を述べ，2 年後に慢性幻覚精神病をもとに定義づけを行った。一つの概念を完成させるには，これだけの準備と辛抱がいる。

　精神病理学は待ちの学問である。期限に間に合うように手際よく研究計画をたてたり，狙い通りの実験ができるわけではないので，患者さんが現れるまで，話してくれるまで，ものごとが見えてくるまで，待たねばならない。いつ訪れるのかもしれない，もしかすると一生こないかもしれない，その時をただ待っている精神病理学者とは，たいてい気の長い人であり（例外もある），出世・名誉欲のない人である（かなり例外もある）。

　それでも，待つなりの姿勢というものはあるにちがいない。目の前のできごとが見えるかどうか，一瞬のうちに移り過ぎてしまう症状を捉えきれるかどうかは，待っている側の蓄積しだいだからである。何かしら勉強をはじめると，不思議に目あての患者さんにめぐり合うと，昔からよく言われるのはこのことであろう。

　論文は，臨床をやっている誰にたいしても，心理学系の人にも生物学系の人にもわかるように書くべきである。そして同じことを述べるなら，簡潔な表現のほうがよい。偏奇館焼失後に岡山に疎開した永井荷風は，「行李蕭然として諸方に流寓」と記した。さまざまな思いをこめた苦難の日々が，この一行に凝縮されている。

　精神病理学者が語るのではない。語るのは患者さんであり，精神病理学者はそれを助け，足りないところを補い，手を添えるに過ぎないのである。

Ⅲ　人間学

精神医学史から見た人間学

　人間とは何かという問い，人間そのものへの関心は人類の歴史とともに古くからある。Kant I は『論理学講義』において，哲学の全分野を次の四つの問いに要約した。
1. わたしは何を知ることができるか。
2. わたしは何をなすべきか。
3. わたしは何を望むことが許されるか。
4. 人間とは何か。

　第一の問いには形而上学が，第二の問いには道徳が，第三の問いには宗教が，第四の問いには人間学が答えるとした上で，最初の三つの問いは最後の問いに関連するので，結局これらすべてを人間学に還元することができるとしている。

　現代の哲学的人間学は 1920 年代のドイツに現象学をもとに成立した。中心を占めるのは Scheler M（1874-1928）であり，これが精神医学にとり入れられたのが人間学的精神病理学である。スイスの Binswanger L, Boss M, ドイツの Tellenbach H, Blankenburg W, フランスの Minkowski E, オランダの Rümke HC, van den Berg JH, イギリスの Laing RD らの名をあげることができる。世界の精神医学全般のなかで人間学はごく限られた影響にとどまったのだが，1950〜60 年代のドイツと日本で最も隆盛になった。

　喜び，悲しみ，憎しみ，愛など，私たちの精神生活を豊かに彩る感情は，理性と感性を対置したギリシャ以来，非合理的なものとして看過されてきた。de Spinoza B は情欲が人間の理性を曇らせると考え，Kant は理性にのみ根源性を認め，倫理学から感情を排除している。啓蒙主義のもとに成立した近代精神医学においても，Esquirol JED の著作に見られるように，精神病とは人間が熱情，情念 passion に支配され，理性を失った状態と見なされてきた歴史がある。

　Scheler は，感情のなかに「何かについて感じる」すなわち Brentano F の言

う志向性をもつ感受あるいは感得作用を区別し，これを感覚感受，生命感受，魂的感受，霊的感受の4段階に分けた。Scheler による感情の層的区分を，Schneider K が彼の精神病理学に採用したことはよく知られている。

このような感情分析をもとに Scheler は，主著『倫理学における形式主義と実質的価値倫理学』(1913-16) において Kant の形式主義倫理学と，Nitzsche FW, Bergson H ら生の哲学を統合し，感情が知的作用に先行する実質的かつアプリオリな情緒的価値倫理学を提唱した。彼によると，人間が世界と最初に関わるのは合理的な知的認識ではなく，何かしらの価値を非合理的に感受することにある。

価値は持続するほど，分割されにくいほど，基礎に置かれるほど高く，さらに高くなるほど満足が深くなり，相対的なものから絶対的なものへ向かう。シェーラーは，それぞれの感受に対応する価値を記載し，価値の高低，序列そのものは，あらかじめ決まっており，アプリオリな普遍妥当性をもつことを強調している。高い価値を実現する意志が善であり，悪とは低い価値を選ぶ意志である。人間は本質的に，より高い価値を求めて生きようとする存在である。また一方で，時代の要請や状況に応じて柔軟に価値の優先順序を変え，新しい価値を発見しながら適応する存在でもある。

精神障害ではしばしば，ある価値への固執，価値の転倒が生じる。摂食障害の患者は，健康より体型の維持を優先する。Nicoulau E が 1892 年に記載した死恐怖 thanatophobie は，死を極端に恐れるあまり自殺に走る価値の転倒である。被害妄想の形成について，人がどうしても変えられない外界を，内面の価値を転倒させることで自ら錯覚し，倒錯した復讐をとげるルサンチマンと考えることも可能である。

Scheler の人間学は，ギリシャ・古典思想（ヘレニズム）をもとにした哲学，ユダヤ・キリスト教思想（ヘブライズム）をもとにした神学，近代科学・発達心理学思想をもとにした自然科学の三つの思想圏を統合しながら，進化論によらず動物と人間の本質的な差異を強調し，近代哲学の主観性，主体性を乗り越えて，人間に関する統一した理念を回復することを目的としている。彼は 1928 年に『宇宙における人間の地位』を発表し，より本格的な哲学的人間学を構想していたが，同年これを果たすことなく54歳で急逝した。キリスト教会に対しては生涯にわたり接近と離反を繰り返したが，その思想基盤は終始カトリック信仰にあった。

人間学的精神病理学は，さまざまな精神障害を理解する重要な要素を含んでいるが，当時わが国の著作は哲学に偏りすぎてどれも難解である．その理由は同時代の Husserl E や Heidegger M に比べて Scheler が過小評価されてきたこと，宗教特にキリスト教神学への理解が乏しかったことによると思う．これはわが国で Kierkegaard S の神学的側面を排除し，哲学のみを受け容れてきた事情に似ている．2007 年に通算 1000 号を越えた岩波書店の『思想』誌に Scheler は一度も取り上げられたことがなく，Binswanger の中心思想がキリスト教の愛に置かれていること，Merleau-Ponty M の現象学や Frankl VE の実存分析が Scheler 思想の発展的継承であることは今日なお十分に理解されていない．人間学とは人と人との間にとどまらず，人と神との間に生じる課題，水平と垂直方向に延びる二つの異なる次元に展開する学なのである．

　Jaspers K は精神医学に哲学を持ち込むことに慎重な姿勢を崩さなかった．しかし臨床精神医学は自然科学ではなく人間学にほかならないのであるから，そのなかには哲学にとどまらず宗教，神学も含まれるに違いない．私たちは精神医学史から学びながら，裾野が広く偏りのない新しい人間学的精神医学を構築すべきだと思う．

MAO阻害薬（Safrazine）による Optico-neuropathyの一例

はじめに

monoamine oxidase inhibitor（以下 MAO-I と記す）は精神科領域で一時，抗うつ薬として広く使用されたが，肝障害をはじめとする副作用のために，今日その適応は限られている。われわれは MAO-I（safrazine）の長期投与により optico-neuropathy を生じた一例を経験したので報告する。

1. 症例報告

【症例】I. K　34歳　男　会社員
　主訴：両下肢の異常感覚，歩行障害，視力低下。
　家族歴：長兄がうつ病，母方の従妹が自殺している以外に精神疾患はない。
　既往歴：18歳時から躁うつ病の診断で精神科病院に5回の入院歴がある。入院，外来を通じて抗精神病薬の levomepromazine, haloperidol, perphenazine, 抗不安薬の diazepam, 睡眠薬の amobarbital, nitrazepam, 三環系抗うつ薬の amitriptyline, imipramine などが種々の組合せで投与されているが，同一の薬物が長期間連続投与されたことはなかった。また飲酒は1日1合程度，煙草は1日20本，シンナーやボンド遊びの経験はない。
　現病歴：昭和51年1月17日より某精神科病院にうつ状態で，6回目の入院をした。safrazine は昭和51年3月にはじめて投与され，この年は3月から4月にかけて内服で1日15mgずつ5週間，10月から12月にかけて1日30mgずつ4週間の2回であり，それ以外の期間はほかの抗うつ薬，抗精神病薬に置きかえられている。しかし昭和52年1月からは1日15〜30mgが神経症状発現まで連続的に投与されており，併用薬は diazepam 1日15〜30mg

のみである。

　昭和52年5月中旬から，右足先にはじまり，ついで左足先にもしびれを感じるようになり，また両足先に感覚鈍麻を訴えるようになった。患者は「ビリビリする」「足の皮が厚くなったような，サポーターでしめつけられるような感じがする」などと訴え，このような感覚異常は昼夜の区別なく持続性で，左右対称性にしだいに上行し，5月中旬には両膝付近に達したが上肢には出現しなかった。なお，自発痛や圧痛は認められなかった。また，下肢に脱力はないが歩行時にふらついて倒れやすくなり，さらに5月下旬より両眼の視力低下を訴えたため，6月6日にすべての投薬を中止し，6月6日北里大学病院内科を受診した。

　来院時現在：身長171cm，体重63kg，栄養良，脈拍64整，血圧134-84，頭部，頸部に異常なく，皮膚はやや乾燥するも発疹を認めず，眼瞼，眼球結膜に貧血，黄疸はない。心拡大はなく，心音純，胸部打聴診上で正常。腹部に異常所見なく，肝，脾は触知しない。下腿に浮腫を認めず，足背動脈は正常に触知する。側彎や凹足も認められない。神経学的所見：意識清明。視力は右0.3，左0.5，瞳孔は正円同大，対光反射，輻輳反射ともに正常。両側視野の中心部に赤－緑に対して軽度の比較暗点を認め，眼底では両側乳頭に軽い temporal pallor があり，眼科にて球後視神経炎と診断された。眼球運動は正常，眼振は見られず，その他の脳神経領域に異常は認められない。両上下肢の筋力はよく保たれ，筋萎縮，fasciculation などはなく，筋トーヌスも正常，tremor などの不随意運動は認めない。歩行はやや wide based，失調性で tandem gait は不可能だが steppage は見られず，爪先立ち，片足立ちは可能である。深部反射は上肢で正常，下肢では両側膝蓋腱反射，アキレス腱反射は対称的に亢進しており，Babinski 徴候は陰性である。上肢の感覚は正常だが，両下肢の膝上10cm以下に自覚的には dysesthesia を，他覚的には温・痛覚，位置覚，振動覚のいずれもほぼ同程度の低下を認め，障害は末梢ほど強く，Romberg 徴候は陽性である。協調運動では踵膝試験が両側とも拙劣である以外は正常である。膀胱直腸障害，起立性低血圧，陰萎，発汗異常は認めない。

　検査成績（表1）：一般諸検査には異常が見られず，血中のMAO，ビタミンB₁₂の値，髄液所見も正常範囲である。筋電図（昭和52年6月16日）は上肢の右側上腕二頭筋，総指伸筋，尺側手根屈筋，骨間筋，母指対立筋，下肢の両側外側広筋，前脛骨筋，腓腹筋でいずれも正常。運動・感覚神経伝導速

表1 臨床検査成績 (カッコ内は正常値)

検尿, 検便：正常	CPK	45 U. (8-80)	水様透明	
赤 沈 10 mm/時	Aldolase	1.5 U. (0.5-3.1)	細胞数 2/3, リンパ球	
一般血液検査：正常	HBD	67 U. (37-167)	蛋 白	20 mg/dl
血液化学	MAO	12 U. (10-40)	糖	57 mg/dl
TP 7.2 g/dl	Vit. B_{12}	880 pg/ml (460-1140)	電気生理学的検査	
A/G 2.0	胸部レ線検査：正常		針電極による筋電図：正常	
GOT 18 U.	心電図検査：正常		運動神経伝導速度 ：正常	
GPT 14 U.	100g OGTT		感覚神経伝導速度 ：正常	
Al-P 9 U.	前：88, 60'：129, 20'：76 mg/dl		反復刺激 ：正常	
BUN 17 mg/dl	髄液検査			
Creatinine 0.9 mg/dl	初圧 118, 終圧 102 mmH$_2$O			

度に遅延や潜時の延長はなく, 10〜40 Hz 反復刺激によっても waxing, waning 現象は認められなかった.

　左腓腹神経生検(昭和52年6月22日)の結果, 光顕では大径有髄線維の数がやや減少しているが, 明らかな脱髄や軸索の断裂, 染色性の低下はなく, 間質にも細胞浸潤, 血管の変化などの炎症所見は見られない. ときほぐし法では有髄線維に著変はないが, 一部 Ranvier 絞輪付近に軸索腫脹が認められる. 電顕では大径有髄線維の髄鞘の構造はよく保たれているが, 軸索内に著明な mitochondria, neurofilament の増加があり, 時に中央部に空胞や myelin body を認め, いわゆる軸索変性像, 特に Pawlik ら[1] のいう初期の変化を呈している. 一方, 小径有髄線維や無髄線維には著変がない.

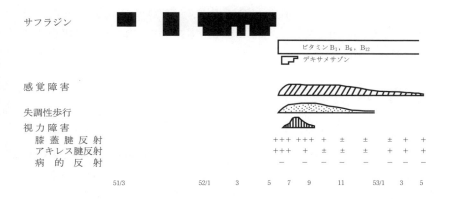

図1　臨床経過

経過（図1）: safrazine 中止後，感覚障害の上行は停止したが，自覚的，他覚的症状はしばらく不変で一過性増悪は見られなかった。6月24日よりビタミン B_1, B_2, B_{12} を投与し，さらに7月7日より8月3日までにステロイド（dexamethasone 2.0 mg／日より漸減）を追加したところ，6月下旬から視力に改善が見られはじめ，6月30日は右0.6，左0.7，7月13日は右0.9，左1.0，8月3日には右1.0，左1.2とほぼ病前に復し，比較暗点も消失した。一方，感覚障害は7月下旬から自覚的にも他覚的にも軽減しはじめ，同じ頃から歩行困難も少なくなり，踵膝試験や Romberg 徴候にも改善が認められた。また，下肢の深部反射は7月下旬から低下しはじめ，8月下旬には膝蓋腱反射，アキレス腱反射とも，両側ごく微かに認める程度まで減弱した。12月上旬には歩行はほぼ正常，下肢の失調も目立たなくなったが，感覚障害は上限が両膝下に下降し程度が軽くなったものの残存し，下肢の深部反射はなお低下した状態にとどまっていた。昭和53年5月下旬，下肢深部反射はほぼ正常に復し，歩行は安定し，踵膝試験正常，Romberg 徴候陰性で日常生活に支障はないが，軽い感覚障害が続いている。なお経過を通じて筋萎縮，脱力などの運動障害は出現せず，Babinski 徴候はつねに陰性であった。

小括：本症例は次のように要約される。すなわち，34歳の男性に躁うつ病治療の目的で MAO-I の一種である safrazine 1日 15〜30 mg を diazepam と併用して，210日間にわたり総量 4,725 mg（連続では 3,360 mg）を経口投与したところ，神経症状の発現を見た。その特徴は，1) 亜急性に生じた両下肢 stocking type の sensory polyneuropathy と ataxia，2) やや遅れて発現した両側の球後視神経炎である。末梢神経生検で病変の主座は軸索に認められ，薬物中止により視力障害は2ヵ月，ataxia は5ヵ月で改善したが，感覚障害は軽減しながら1年以上続いた。

2. 考　按

本症例は神経障害を惹起させるような内科疾患が認められず，その臨床的，病理的特徴は toxic neuropathy を疑わせる。しかし有機溶剤，重金属との接触はなく，chloramphenicol をはじめとする抗生物質や chinoform などの投与も発症前に行われておらず，神経症状の消長と時間的因果関係が密接なのは safrazine と diazapam のみである。調べ得た範囲で diazepam には本症例のよう

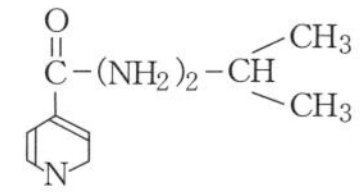 O=C−(NH₂)₂−CH(CH₃)(CH₃) (pyridine)	iproniazid
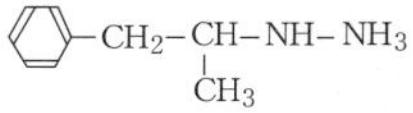 (phenyl)−CH₂−CH(CH₃)−NH−NH₃	pheniprazine
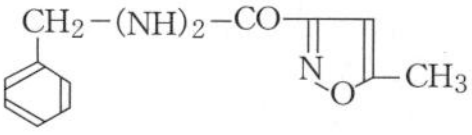 (phenyl)−CH₂−(NH)₂−CO−O−N=C(CH₃)	isocarboxazide
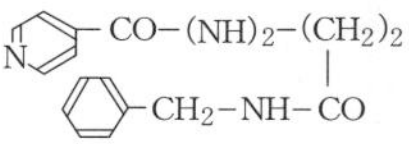 (pyridine)−CO−(NH)₂−(CH₂)₂−CH₂−NH−CO−(phenyl)	nialamide
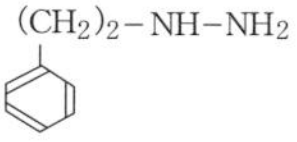 (phenyl)−(CH₂)₂−NH−NH₂	phenelzine
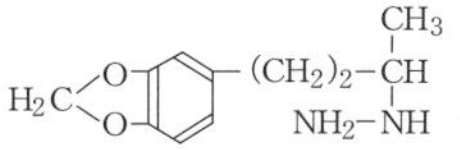 H₂C(O)(O)(benzodioxole)−(CH₂)₂−CH(CH₃)−NH₂−NH	safrazine

図2 safrazine と主な MAO-I の構造式

な神経症状の報告はないので，safrazine と optico-neuropathy の関連を検討した。

　1952年，Delay らは抗結核薬の isoniazid に気分高揚作用のあることを指摘したが，これをきっかけに 1955 年には isoniazid の isopropyl 誘導体である iproniazide が最初の MAO-I 系抗うつ薬として登場した。しかしまもなく MAO-I に肝障害，高血圧発作などの重篤な副作用のあることが判明し，一方，やや遅れてより副作用の少ない三環系抗うつ薬が開発されるに及び，1960年米国で iproniazide が発売中止となったのをはじめとして次々に市場から姿を消していった。safrazine（β-pipe-ronylisopropylhydrazine）は本邦で合成された MAO-I で，MAO 阻害能が強いわりに肝障害が少ない[2]と言われており，1963年頃から抗うつ薬として登場し，1976〜1977年時，臨床的に使用されている唯一の MAO-I である。safrazine と代表的な MAO-I の構造を図2に示す。

　MAO-I による神経系障害の記載は，この薬物が頻用された 1955〜1965年の 10 年間にほぼ限られている。その大部分は起立性低血圧，インポテンツ，排尿困難，便秘，浮腫などの自律神経症状[3]であるが，視神経あるいは末梢神経症状を呈した症例は，表2にまとめたように約50例報告されている。性

表2 MAO-I による optico-neuropathy の報告例

報告者	年齢,性	薬物名	総投与量 (mg)	期間 (日)	視神経症状	末梢神経症状	その他
Mitchell 1955	60 M	IPN	45700	183	眼底静脈のうっ血	—	深部反射亢進, 複視, 振戦, 脳症
Scanlon ら 1958	F	IPN			—	末梢神経炎	
Alexander ら 1959		IPN	5600	35	視力低下	—	深部反射亢進
Bailey ら 1959		IPN	1250～		—	paresthesia, 脱力	ataxia
Kinross-Wright 1959	47 F	PHZ	375	15	視力低下, 暗点	脱力, 感覚障害	ataxia
	28 F	PHZ	437.5	35		脱力	ataxia
	54 M	PHZ	650	26	視力低下	—	
Gillespie ら 1959	62 F	PHZ	3675	147	視力低下, 色弱	—	
	40 F	PHZ	4025	161	〃	—	
	46 F	PHZ	4025	161	〃	—	
	42 F	PHZ	525	21	〃	—	
	57 F	PHZ	2231～2975	119	〃	—	
	46 M	PHZ	3500	140	〃	—	
Holt ら 1960		ICZ	84～168	14～21	—	—	深部反射亢進
		PHZ	420～840	14～21	視力低下	—	〃
Idenstöm ら 1961	34 M	PHZ		210	視力低下	—	
	69 F	PHZ	3240	270	視力低下	—	
	51 F	PHZ	4680	390	—	多発性神経炎	下肢の浮腫
Jones 1961	59 F	PHZ	2605	133	視力低下, 色弱	—	
	59 F	PHZ	965～3850	154	暗点, 乳頭蒼白	—	
	48 F	PHZ	3123	266	視力低下, 黄視	—	
	40 F	PHZ	3100	133	視力低下, 色弱	—	
	59 M	PHZ	1263	70	色弱	—	
	46 M	PHZ	500～1925	77	色弱, 暗点, 乳頭蒼白	—	
	47 F	PHZ	3128	175	視力低下, 色弱	—	
	53 F	PHZ	5878	329	色弱, 暗点	—	剖検例
Advidsson ら	41 F	PHZ	2115～2820	235	視力低下, 色弱	—	
	48 M	PHZ	〃	〃	〃	—	
	67 F	PHZ	〃	〃	〃	—	
Delay ら 1962		OMX	1150～1180	48	—	paresthesia	
	76 M	OMX	1500～1800	60	視力低下, 色弱		
Frandsen ら 1962	68 M	PHZ	1800～3600	150	視神経萎縮	—	
	45 F	PHZ	2160～2430	240～270	暗点, 乳頭蒼白	—	
	46 F	PHZ	1620～2520	180～210	〃	—	
	32 F	PHZ	1620	180	視力低下, 色盲	—	
	37 F	PHZ	1350～2880	90～120	乳頭蒼白, 色盲	—	
Palmer ら 1963	53 F	PHZ	1080～1800	180	視力低下, 色盲	—	
	41 M	PHZ	4380	1年	〃	—	
	66 F	PHZ	1080	180	〃	—	
	53 M	PHZ	1440	120	〃	—	
Simpson ら 1963	50 M	PHZ	4050	450	視神経萎縮, 色弱	—	
De Smedt ら 1964	53 M	NLM	5750	29	—	歩行障害, 感覚障害, 脱力, 筋萎縮	筋注, 髄液異常
	61 M	NLM	6500	42	脱髄所見		筋注, 剖検例
Joseph ら 1965	78 M	OMX	1200	60	視力低下, 色弱	—	
	44 M	OMX	2100～2520	42	暗点, 昼盲	—	
	40 M	OMX	2400	120	視力低下, 色弱	—	
自験例 1978	34 M	SFZ	3360～4725	210	視力低下, 暗点	感覚障害	ataxia

IPN: iproniazide, PHZ: pheniprazine, ICZ: isocarboxazide, OMX: octamoxine, NLM: nialamide, SFZ: safrazine

別が記されたものでは男：女＝17：25でやや女に多く，年齢は28～78歳にわたっている。症状発現までの投与期間15～450日と投与総量84～45,700 mgは，各薬剤における常用量の差を考慮してもかなりばらついている。しかし短期間に発症した場合はいずれも1日投与量が比較的大量で，かつ発症後，投与を中止せず減量のみで神経症状の回復した例[4)5)]もあり，Jones[6)]は症状の発現は薬物の投与総量より，むしろ1日投与量に関連すると述べている。

　視神経障害は眼科領域からの報告が多く，漠然とした視力低下ではじまり，赤―緑色弱[4)6)7)8)]あるいは色盲[9)10)]，昼盲[7)]，xanthopia[6)10)]，中心暗点[5)6)7)10)]の出現や眼底で乳頭のtemporal pallor[6)10)]，optic atrophy[8)10)]を見た例も報告されている。optic neuritis[11)], retrobulbar neuritis[7)]と記載されたものはあるが，papillitis, papilledemaという記載は見られない。投薬中止により大部分は数週から数ヵ月かかって徐々に回復するが，optic atrophyに陥った場合は回復が困難である。Frandsen[10)]によれば，色盲は視野の鼻側から耳側に向って回復し，緑より赤色感覚の回復が早いという。De Smedtら[12)]の剖検例では，視神経の脱髄と乳頭黄斑線維束の全長にわたる繊維性gliosisがあるが，臨床症状のより軽いJones[6)]の剖検例にはoptic tractが外側膝状体に達する直前の部位に局所的な炎症，脂肪変性，脱髄が認められており，障害が末梢から生じることを疑わせる。

　四肢の末梢神経障害の報告は少ないが，ほとんどが両下肢に対称性のpolyneuropathyで，その内容はparesthesia[11)13)], numbness[5)]，灼熱感，蟻走感などと記載された感覚障害[5)12)]を主徴とし，時に脱力[5)]，筋萎縮[12)]などの運動障害が加わる。筋電図には神経原性変化が見られるが，筋原性変化の混在した例[12)]もあり，髄液に蛋白増加の見られた例[12)]もある。De Smedtら[12)]の第2例では上肢にも障害が及んでおり，剖検で多発性神経炎と後索の脱髄を認め，さらにオリーブ核，歯状核，外側前庭核の萎縮とgliosis，プルキンエ細胞の脱落，大脳皮質の神経細胞の菲薄化，橋・延髄錐体路の軽いgliosisなどの中枢病変も見られている。視神経障害とpolyneuropathyの合併例は，文献上2例にすぎない。

　本症例では発症当初の深部反射は亢進しており，myelo-neuropathyとも考えられた。しかし，文献上にもpolyneuropathyが目立たず深部反射亢進のみ記載された例[14)15)]が散見され，そのいずれもほかの錐体路徴候を欠き，

MAO-I 大量投与による動物実験[16)17)]でも錐体路に明らかな変性を見たものはない。polyneuropathy にも初期には一過性の深部反射亢進を見ることがある[18)]とされて，一方，MAO-I と作用機序の類似が指摘[5)13)]されている amphetamine の服用でしばしば不明の反射亢進が見られる[19)]ことから，本薬物によって motoneuron の興奮性の亢進が生じた可能性も考えられる。

　本症例に見られた下肢の ataxia は，深部感覚障害と Romberg 徴候陽性を認め小脳症状を欠くことから，いわゆる sensory ataxia と考えられる。文献上，この点に関する詳細な臨床観察は乏しいが，Kinross-Wright の 1 例には眼振や slurred speech が見られており，前述の剖検例[12)]や，下オリーブ核に病変を認めた動物実験結果[17)]もあるので，小脳性の要素が含まれている可能性も否定できない。なお小児に pheniprazine を投与した Perlstein[20)]の報告では，110 例中 1 例に ataxia の発症を見ているが，視力障害や polyneuropathy の記載はない。

　safrazine による視神経ないし末梢神経障害の詳しい報告はこれまでないが，本薬物の臨床使用経験中に金子ら[21)]は 46 例中 1 例に感覚異常を，三浦ら[22)]は 72 例中 3 例に視覚異常を見たとしている。ataxia の記載はないが，ふらつき[21)]，身体動揺感[22)]などと記されたものに含まれている可能性もあり，野村ら[23)]の 1 例にはめまいと構音障害が，別の 1 例には深部反射亢進が見られている。本症例は文献上に見られる MAO-I による神経症状と矛盾せず，一方，safrazine の副作用にこれを疑わせる記載が見られることから，本症例が呈した optico-neuropathy は safrazine に起因すると見なしてよいと思う。

　MAO-Iによる neuropathy の発現機序は明らかにされていない。構造，作用の点で isoniazid と類似することから pyridoxine 欠乏に原因を求める見解が多い[7)12)]が，これをあらかじめ投与していても発症を予防し得なかった例[11)]もあり，また臨床的に isoniazid neuropathy では表在感覚の方が深部感覚より障害の程度が強く，病理学的にも大径線維は変性を免れる傾向がある[24)]とされているので，本症例とはやや相違がある。MAO は mitochondria の外膜に局在し，細胞呼吸によるエネルギー転換過程の一部を荷うと考えられており[25)]，MAO の障害はこのエネルギーを必要とする axoplasmic flow[26)]に何らかの影響を及ぼす可能性もある。また，同じく optico-neuropathy を惹き起こす二硫化炭素に MAO を阻害する作用があり，神経症状との関連が推測されている[27)]ので，薬物による neuropatuy とされているものの一部には，MAO の障

害を介して発症するものがあるかもしれない。なお，病変の視神経への選択性については，視神経ミエリン鞘に MAO 活性が高いとする指摘[28)29)]や，視神経構造の特殊性と血管の豊富さを強調した見解[30)]などがある。

　MAO-I は現在臨床に使用されることが少ないので，その神経障害も注目されていないが，神経系の代謝に直接影響し得る薬物であり toxic neuropathy と metabolic neuropathy との接点に立つという意味から，neuropathy の発現機序を考える参考になると思われる。

　本論文の要旨は，第 65 回日本神経学会関東地方会（昭和 53 年 6 月 24 日）にて発表した。

文　献

1) Pawlik F, Bischoff A et al.: Peripheral nerve changes in thiamine deficiency and starvation, an electron microscopic study. Acta Neuropathol. (Berl.), 39: 211, 1977.
2) 西沼啓次：抗うつ剤としてのモノアミン酸化酵素阻害剤，精神経誌，65：614，1963.
3) Lévy J & Michel-Ber E: Incidents et accidents provoqués chez l'homme par les inhibiteurs de la monoamine oxydase (IMAO) examinés sous l'angle de leurs effets pharmacologiques specifiques et secondaires. in Proceedings of the European Society for the study of Drug Toxicity, ed. by Baker SB de C, Boissier JR & Koll W, Vol. 9, Toxicity and side-effects of Psychotropic Drugs, Excerpta Medica Foundation, Amsterdam, 1968, p. 189.
4) Gillespie L Jr, Terry IL et al.: The application of a monoamine-oxidase inhibitor, 1-phenyl-2-hydrazinopropane (JB-516), to the treatment of primary hypertention. Am. Heart J., 58: 1, 1959.
5) Kinross-Wright, VJ: Discussion of the article of Pomeranze. Experience with JB-516 and other psychochemica. Ann. N. Y. Acad. Sci., 80: 840, 1959.
6) Jones III O W: Toxic amblyopia caused by pheniprazine hydrochloride (JB-516, Catron). Arch. Ophthalmol., 66: 29, 1961.
7) Joseph E & Berkman N: Complications oculaires dues aux inhibiteurs de la monoamine-oxydase (IMAO). Presse Méd., 73: 1627, 1965.
8) Simpson JA, Evans, JI et al.: Amblyopia due to pheniprazine. Br. Med. J., 1: 331, 1963.
9) Palmer CAL: Toxic amblyopia due to pheniprazine, Br. Med. J., 1: 38, 1963.
10) Frandsen E: Toxic amblyopia during antidepressant treatment with pheniprazine (Catran). Acta Psychiatr. Scand., 38: 1, 1962.
11) Delay J, Deniker P et al.: Essais Préliminaires d'un nouvel inhibiteur de la mono amine-oxydase, l'hydrazino-2 octane (D. 1514), comme anti-dépresseur. Encéphale, 51: 517, 1962.
12) De Smedt, R, Gambetti, P et al.: Aspects neurologiques de l'intoxication par la nialamide. Acta Neurol. Belg., 64: 708, 1964.
13) Bailey S d'A, Bucci L et al.: Comparison of iproniazid with ohter amine oxidase inhibitors, including W-1544, JB-516, RO 4-1018, and RO 5-0700. Ann. N. Y. Acad. Sci.,

80: 652, 1959.
14) Mitchell RS: Fatal toxic encephalitis occurring during iproniazid therapy in pulmonary tuberculosis. Ann. Intern. Med., 42: 417, 1955.
15) Holt JP, Wright ER et al.: Comparative clinical experience with five antidepressants. Am. J. Psychiatry, 117: 533, 1960.
16) Palmer AC & Noel PR: Neuropathological effects of prolonged administration of some hydrazine monoamine oxidase inhibitors in dogs. J. Pathol. Bacteriol., 86: 463, 1963.
17) Maling HM, Highman B et al.: Neurologic, neuropathologic, and neurochemical effects of prolonged administration of phenylisopropyl-hydrazine (JB 516), phenylisobutylhydrazine (JB 835), and other monoamine oxidase inhibitors, J. Pharmacol. Exp. Ther., 137: 334, 1962.
18) 井形昭弘・有馬寛雄：ビタミン等の欠乏によるニューロパチー．内科シリーズ 26，末梢神経障害のすべて，亀山正邦編，南江堂，東京，1977，p. 126.
19) 伊藤宏：薬理学．英光堂，東京，1969．p. 148.
20) Perlstein, MA: The use of JB-516 in neuromuscular conditions in pediatrics. Ann. N. Y. Acad. Sci., 80: 843, 1959.
21) 金子仁郎・谷向弘ら：新しい抗うつ剤 β-piperonylisopropylhyerazine (safrazine) のうつ病像に対する臨床使用実験．精神医学，5：547，1963．
22) 三浦岱栄・伊藤斉： β-piperonyl-ilopropyl hydrazine (Safrazine) の抗うつ作用についての臨床的検討，精神医学，5：467，1963．
23) 野村章恒・与良健ら：うつ病，うつ状態に対する safrazine の使用経験．精神医学 5：469，1963．
24) Le Quesne PM: Neuropathy due to drugs. in Peripheral Neuropathy, ed. by Dyck PJ, Thomes PK & Lambert EH, Saunders Co., Philadelphia, 1975, p. 1269.
25) Greenawalt JW: Localization of monoamine oxidase in rat liver mitochondria. in Advavces in Biochemical Psychopharmacology, ed. by Costa E & Greengard P, Vol. 5, Monoamine Oxidases New Vistas, Raven Press, New York, 1972, p. 207.
26) 黒川正則：脳・神経系の代謝と機能（V）シナプス，e）軸索内の物質輸送．代謝 12：341，1975．
27) Hopkins A: Toxic neuropathy due to industrial agents. in Peripheral Neuropathy, ed. by Dyck PJ, Thomes PK & Lambert, EH, Saunders Co., Philadelphia, 1975, p. 1216.
28) Harkonen M, Mustakallio A et al.: Monoamine oxidase. activity in the peripheral nerve myelin. J. Neurochem., 13: 269, 1966.
29) Shanthaveerappa TR & Bourne GH: Monoamine oxidase distribution in the rabbit eye. J. Histchem. Cytochem, 12: 281, 1964.
30) Behrman S: Optic neuritis, papillitis, and neuronal retinopathy. Br. J. Ophthalmol., 48: 209, 1964.

無力妄想

はじめに

　無力妄想 asthenic delusion は著者の造語である。強力性のパラノイアの対極に位置する無力性，すなわち確信に満ちた他罰・闘争的な体系妄想ではなく，不安と疑惑のなかを揺れ動きながら，自己を卑下して引きこもりがちになる軽い非体系妄想を指している。ある時はパーソナリティ障害に，ある時はいわゆる神経症にも見えるこの妄想が，統合失調症とその周辺領域の症状形成を考える示唆を与えてくれる。本稿の目的は，精神病理学の立場から無力妄想の概念を紹介することにあり，具体例を1例あげながら，症候学，転帰，症状形成，治療を述べ，その臨床に占める意義を示すことにする。

1. 歴史的な展望

(1) ドイツ語圏

　19世紀のドイツにおいて思考，知性面の機能精神障害を広く包括する概念であった偏執狂 Verrücktheit を，パラノイアへと発展させたのは Kraepelin E である。彼は一方で今日の統合失調症の先駆概念である早発痴呆を，他方で気分障害に相当する躁うつ病を念頭に置きながら，偏執狂を縮小し，妄想疾患としてのパラノイアを確立していった。教科書第5版(1896)において，パラノイアは「分別が完全に保たれながら持続性で揺るぎない妄想体系がきわめてゆっくりと形成されてゆく」慢性に進行する不治の妄想と定義され，第6版(1899)ではそのうち幻覚のあるものは早発痴呆へ移され，エネルギッシュに復権行為を繰り返す好訴妄想が中核になった[27]。
　19世紀末から20世紀初頭にかけて，こうした強力性のパラノイアに対し

て，無力性の妄想が注目され始めた．Friedmann M [11]は1905年に，30歳台の女性に生じる治癒性の被害妄想を，軽症パラノイア型 milde Paranoiaform の名で記載した．幻覚は見られず，分別は保たれ，適応能力の低下もなく，3年前後の経過で治癒に至る．彼はこの妄想を，ある素質の上に葛藤体験が加わって発病するパラノイアの変種と考えた．

Gaupp R [13]は1910年に，従来のパラノイアとは対蹠的な臨床像の頓挫パラノイア abortive Paranoia を記載している．弱力性体質をもつ25～45歳の男性に徐々に現れる被害関係妄想で，幻覚は見られず，空想・誇大的でなく論理性が保たれ，利己・闘争的ではなく，むしろ自己卑下，抑うつ傾向が病像を支配し，寛解と増悪の経過をたどり部分的な病識をもつ．妄想を育む弱力性の体質とは，良心的で自信がなく，小心翼々と他者の目に気をして反省を繰り返す性格傾向を指しており，後に述べる Claude H の統合失調体質に近い．

Kretschmer E [28]は1918年に，性格，体験，環境の要素からなる敏感関係妄想を提唱した．土壌になる敏感性格は，基本的にやさしさ，弱さ，傷つきやすさなど無力優位ながら，同時に強力性の自尊心や野心を併せもつ特徴がある．こうした性格の人に，不全感や敗北感を伴う体験が加わると，内的緊張が高まり妄想に転化するという．

こうした流れを受けて教科書第8版（1909-15）の Kraepelin は，初めて軽症パラノイアや頓挫パラノイアの存在を認めている．この版では好訴妄想が心因疾患に分類され，パラノイアは傷つきやすさと自負がまじりあって社会適応が困難になる少数の妄想に限定されることになった．以後，その独立性や統合失調症との関連をめぐる議論が絶えない[27]．

(2) フランス語圏

フランスにおけるパラノイアの原形は，Esquirol JED（1838）[9]の記載したモノマニー，すなわち発揚・熱情性の部分精神病である．Sérieux P と Capgras J [41]は1909年に，多様な妄想解釈を形成しながら拡散的に発展する解釈妄想病と，執拗な支配観念にとらわれ慢性興奮のなかで損害の補償を求めて行動する復権妄想病を記載した．前者は Kraepelin の第8版のパラノイア，後者は好訴妄想に相当する．今日のフランスにおけるパラノイアとは，一般にこの二つの類型をあげるが，いずれもパラノイア人格の上に生じる強力性の妄想で，互いに移行がある．

一方，無力優位の妄想もさまざまな名称で記載されている。Ballet G は 1892 年に，マスターベーションや放蕩に関する心気的なこだわりと引け目が強く，周囲から嫌がらせをされると訴える自責的被害者 persécuté auto-accusateur を学会報告した。Séglas J [39] は 1894 年にこれを取り上げ，ふつうの被害妄想患者とは対照的に控えめな性格で，些細な性的，宗教的な過ちを誇張して自分を恥じ，向けられる非難をやむを得ないと感じる点に特徴を置いた。

これらをふまえて Arnaud FL [2] は 1903 年に，慢性体系妄想を発揚型と抑うつ型に分け，後者に一次性体系自責妄想 délire systématique primitif d'auto-accusation を記載した。内気で小心だが，自尊心が強く挫折しやすい，いわば敏感性格者の妄想で，外に向かう遠心性ではなく，ひたすら自身の人間性にこだわり，自分は人間として生きる資格がないと思いこむ。幻覚はなく知的活動も十分に保たれ，潜伏期，状態期，常同期の 3 病期で進展し，最終段階でも認知症にはならないとされる。

Claude H [7] は 1926 年に，闘争的なパラノイア体質とは対蹠的に，夢想的，現実逃避的な統合失調体質を記載し，これが病的な類統合失調症 schizomanie に進展すると考えた。類統合失調症は，自閉的で知的解離を示し，困難を回避するために急性錯乱や衝動行為を起こすが病識は保たれている。

Capgras J [6] は 1930 年に，解釈妄想の無力類型を，新たに弱力性解釈妄想 délire d'interprétation hyposthénique の名で記載した。周囲の出来事，偶然の一致を自分に結びつける点で解釈妄想と同じ構造をもっているが，迷いと憶測を繰り返して確信に至ることがない。入院は不要で精神療法にある程度は反応し，長い寛解時には社会生活も可能だが，完全に治癒することはないとされている。彼はこの妄想を精神衰弱とパラノイアの中間ないし移行型と見て，Friedmann M の軽症パラノイア型，Gaupp R の頓挫パラノイア，Kretschmer E の敏感関係妄想などに近いと考えた。

（3）わが国

統合失調症と神経症の両方の特徴をもち，どちらにも当てはまらない一群の患者は従来，境界例，偽神経症性統合失調症などと呼ばれてきた。こうした境界領域において，わが国では 1960 年代から，自分の体から悪臭が漏れ出て他人から嫌われると確信する一群の青年患者が，自己臭症あるいは自己臭恐怖などの名で注目されるようになった。体感異常を伴い，多くは自責と微

小妄想を前景に単一症候性に経過するが、一部は統合失調症に移行する。疾患分類上は重症対人恐怖、思春期妄想症、パラノイアなど議論がある[24)32)]。

藤縄[12)]は1972年に、自己臭恐怖、自己視線恐怖、考想伝播、独語妄想などに共通する、自分から何かが外に漏れ出ていく、という要素を自我漏洩症状としてまとめた。妄想は被害ではなく微小・罪業主題をとり、体系化に乏しい。外から内へ侵入する被影響現象とは対極に位置する統合失調症の一類型とも見なされる。

関[40)]は1980年に、世界へ害毒を流していると訴える5例の女性を、統合失調症性加害妄想として報告した。いずれも良心的、責任感の強い性格をもち、体験の方向が遠心的で、狭義の自我意識障害を欠き、自他未分化で妄想的他者は現れず、自分が将来犯す可能性のある罪を先取りする未来志向で物語性に乏しく、自己の存在を否定して世界秩序の回復を図ろうとするコタール症候群の巨大妄想に類似した側面をもつという。彼はこの妄想を、パラノイアに代表される解釈を主体とする迫害妄想の対極に位置づけた。

中安[35)]は1980年代に、顕在発症に先立つ初期統合失調症の主症状として、自生体験、気づき亢進（知覚過敏）、漠とした被注察感（まなざし意識性）、緊迫困惑気分を抽出した。これらのなかにも、自分のせいで相手を嫌な気分にさせると悩む自責の強い無力性の患者が含まれており、緊迫困惑気分から対他緊張を生じ、加害・自罰性へ進展したものとされている。

著者が無力優位の妄想患者に関心を抱いたのは1970年代後半である。40歳以降に初発する遅発性妄想が回復期に無力性のうつ状態を生じること[16)]、パラノイアの典型とされる嫉妬妄想にも敏感関係妄想に似た無力性の類型が見られること[36)]に気づいた。臨床経験を積むうちに、エネルギッシュで乱暴なパラノイア、衝動行為を繰り返す境界例患者が、こころの奥深くに低い自己評価を抱えており、統合失調症の幻聴が実は自責の声であり[18)]、被害妄想はその強迫的な自責を他罰にすりかえたものとして理解できるようになった[19)]。無力妄想の語を使用したのは1994年である[17)]。2002年にこれらをまとめ、Ey Hの器質力動説、Laborit Hの侵襲学を援用して、無力妄想の本質が外部環境の支配から独立しようとする主体の自由にかかわる問題にあり、進化した脳をもつ人間に宿命的に内在する病態であることを論じた[21)]。

2. 症例呈示

19歳　女性

　生来明るく元気な子だったのに，14歳ころから人前で緊張しやすくなり，理由なく気分が落ち込むようになった。明るい未来が開かれず，何をしても失敗し，たとえ達成できても虚しい気がして，生きていることそのものが辛い。理想を掲げて気高く生きる自信がなく，他の人が楽に生活している様子が不思議でたまらず，価値のない自分を責める。

　15歳時，読書のストーリーはわかるが，作者の意図がうまくつかめない。音楽を聴いても，音の羅列が体内を通り過ぎるだけで共感することができない。外界の遠近感が無くなり，景色が平板に見え，目の前の人が遠くに感じたり，手にもっている携帯電話が小さく見えたりする。自分の身体に確かな実感がもてない。わからないので必死につかもうとしてもがくと，動作がぎこちなくなる。空白な未来が不安で，予定や約束をたくさん入れ，疲れるのもかまわず毎日のように外出する。

　16歳時，一人でいるととりとめなく考えが湧いてくる。聴きなれたCMソングがよみがえる。過去の思い出などがイメージで出てくることもある。自問自答を繰り返し，ついとらわれて長時間ふけってしまう。遠くを走る車の音が耳について離れず，光がまぶしくなり，視野の周囲までくっきり見える。エアコンの音が工場の騒音のように大きく，かけている毛布がまるで岩のように重く感じる。

　17歳時，周囲から圧倒され，すべてが受身にまわるようになった。人目が気になり，非難されているように感じる。他人と自分を比べてあせってしまう。誰もがもっている当たり前のものを自分はもちそこなっている。ものごとを知らず幼稚で，そばを通るだけで他人に不快を与えている。人間として生きている意味がない，他人から見放され，見捨てられると思ってしまう。

　18歳時，全身倦怠と集中力低下を訴え，進学を断念して部屋に閉じこもりがちとなった。近況を知らせる友人からの年賀状を見るのが怖い。彼らの大学入学，就職など新しい活動を知ると，自分一人が取り残されていくように感じる。他人と会うのは怖いが，一方で誰からも愛されたい。自分の考えにこだわり，我を通そうとして家族をふりまわす。親の愛情が実感として感じ

られない。特に「早く進路を決めるように」「世間の常識では」という話題になると，「自分をわかってくれない」と怒り出し，家族に当たりちらす。

19歳時，自分をコントロールできず，衝動的に傷つけたくなる。周囲の出来事にまきこまれやすく，両親が口論すると自分のせいではないかと思い，不安で声が出なくなる。一方，世間を醒めた目で見るようにもなってきた。頭のなかで自分を責める声が聴こえる気がする。明瞭な声ではなく声と考えの中間で，自問自答のようでもあり，責める部分に他人のようなニュアンスもある。初診時のDSM-Ⅳ-TR[1)]による診断は，Ⅰ軸は社交恐怖，Ⅱ軸は境界性パーソナリティ障害である。

3. 症候学

感情面では，漠然とした全般性不安と，軽い持続性の抑うつ気分のなかにある。何をしても失敗しそうな将来への予期不安，周囲から忌避される見捨てられ不安の形をとりやすい。気分変動，空虚感，絶望感，アンヘドニア（快楽消失），対人場面で緊張しやすい対人恐怖，他人を傷つけたのではないかと悩む加害恐怖，自責的になる一面で無感情にもなる。

思考面では，一人でいる時にとりとめない考えが湧いてきて，堂々巡りする自生思考が見られる。集中力が低下し，軽い連合弛緩があり，表面的なことはわかるが，会話に含まれた意味，ドラマの意図などが捉えられない。知らない外国語を聞いているようだ，などと訴えることもある。周囲の出来事をすべて自分に結びつける関係妄想は，無力妄想の主体となる症状である。患者の自己評価は低く，主題は基本的に微小妄想であるが，一過性の被害妄想を抱くこともある。いずれも半信半疑，浮動性で，ある程度は訂正と了解が可能な妄想様観念である。確信に近い優格観念や侵入性の強迫観念になることもあるが，体系妄想にはならない。

知覚面で目立つのは，感覚鈍麻と感覚過敏，知覚変容である。耳がつまって聞き取りにくい機能性難聴，食事の味がつかみにくい味覚障害を訴えて耳鼻科や口腔外科を受診することがある。一方，遠くの音，生活騒音，陽光，かすかな臭いなどが強く感じられ，普段は気にとめない視野の周辺，身体の位置や習慣動作などに注意を奪われる。内部の主観空間には仮性幻覚を生じる。聴覚領域には聞きなれたメロディがよみがえる聴覚表象ないし音楽幻

聴[3]，頭のなかで反省，反芻する自問自答，視覚領域には過去の場面が映像で浮かぶ記憶性視覚表象[33]などである。いかにもありそうな架空の会話や空想表象，言葉が外に漏れ出る言語性精神運動幻覚，考えが声になって聴こえる考想化声[20]を伴うこともある。

解離性ないし転換性症状として，一過性の失声，運動障害，健忘，もうろう状態，意識消失発作，ガンザー症候群などを生じることがある。

意志・欲動面では，意欲が減退し無気力で自発性が低下する。微小妄想による自責を恐れ，他人との争いを避けて自ら身を退き，自閉的になりやすい。一方で抑制がきかず，過食，過量服薬，自傷などの衝動行為，確認を主体とする強迫行為を生じることもある。

こうした精神活動全般の中核を占め，多彩な症状をもたらすもとになるのは自我意識の障害である。Jaspers K[23]は，自我意識を能動性意識，単一性意識，同一性意識，外界に対立する自我意識の四つに区別した。これら自我意識の脱落と症状との関連は，5の病像の形成の項で述べることにする。

4. 経過と転帰

多くは10歳台後半の青年期，早ければ7歳ころ，遅いと30歳を過ぎてから人格変化の形で発病する。最初は患者の内面に，何かが失われて自分が低格化したという無力性の自責感と，未来が閉ざされて生きていきにくい束縛感を生じる。Hecker E[22]が破瓜病に記した「はっきりとしない，言いようのない悲哀感と心的な被圧迫感」，Ballet G[4]が慢性幻覚精神病の初期に重視した不全感，あるいは Conrad K[8]の言う統合失調症のトレマに近いもので，臨床的には漠然とした軽い抑うつにも見える状態である。病初期には必ずしも持続的でなく，しばしば「理由なく落ち込みを繰り返す」などと訴える周期性気分変調の形をとる。症状未分化な一種のパーソナリティ障害であるが，この段階で内面の変化を周囲に気づかれることは少なく，自ら精神科を受診することもほとんどない。

数ヵ月から数年後に，内的な体験は身体と外界へ広がり，現実生活の困難や社会的コミュニケーションの支障をもたらす。中核をなすのは加害的な対人恐怖ないし社交恐怖である。患者は，低格化した自分に負い目を感じ，周囲に不快を及ぼしていると確信し，家族や世間から見捨てられることを恐れ

る。世間を恐れて引きこもりがちとなり，些細なことに傷ついて食行動の異常や，リストカット，抜毛などの自罰行為に走り，学業や就職が長続きしない。この段階における診断は，前景に立つ病像によりいわゆる境界例，さまざまな神経症，摂食障害，適応障害，ストレス反応など多岐にわたる。患者の外見や疎通性は十分に保たれているものの，こだわりが強く変化を嫌うので，どこか不安定でバランスの悪い印象を気づかれることがある。

　一般に無力妄想は，状況に応じて寛解と悪化を繰り返しながら動揺性に経過するが，さらに進行して病像が変化する例もある。すなわち，言語幻聴と被害妄想を生じて統合失調症に，復権行為が頻発してパラノイアへと進展する可能性をもつ。治療開始から寛解までに，およそ2～3年を要する。

5. 病像の形成

　Ey H [10]は，Jackson JHによる神経系の進化と解体の理論を発展させ，新ジャクソン学説あるいは器質力動説の立場から，精神機能の最上層に解剖学的構造とは対応しない時間展開をもつエネルギー体系を想定した。何かしら不明の，おそらくは非特異的な侵襲が加わり，最も上位でかつ最も脆い層に軽い全般的な解体を生じると，自由な生の流れは弛緩し，患者は自らを時間化 sich Zeitigen（Heidegger M）させて未来を開くことができなくなる。この自由の制限 restriction of freedom が，器質力動説でいう陰性症状に相当するもので，無力妄想の基本障害である。

　主体の自由が制限された最も早い表現は，精神活動全般を司る自我意識，とりわけその同一性意識に現れる。同一性意識が脱落すると，時間軸に沿った自我の一貫性が失われるので，患者は視点を内部で自在に移動させることができず，過去と未来の狭間に立つ自己の「いま」を定位できない。体験に実感がなく，昔のことはよく思い出せず，直前のできごとははるか以前に起きたかのようである。断片化した過去は自我の制御を失い，自生思考や記憶表象などの自動症になる。一方，未来への展望は開かれず，患者は目的を見失い，いま何をなすべきかがわからなくなる。それは自らを未決定の未来に投げ，「いま・ここ」を超越して高みを志向する自由を奪われることであり，患者は言い知れぬ空虚感，絶望感，アンヘドニアのなかに置かれる。「理想が描けない」「生きる意味がわからない」など，自己評価の低い自責的な訴えは

ここから生じる。

　自我意識の障害は，しだいに能動性意識，単一性意識，外界に対立する自我意識へと広がり，離人症，二重自我，自我境界の希薄化などをもたらす。離人症では，外界，記憶，行動などの現実感，空腹や満腹感などの身体感覚が希薄になり，家族の愛情や言葉に込められたニュアンスが捉えにくくなる。患者はしばしば他人との距離がうまくとれない，と訴える。刻々と変化する相手との心的距離がつかみにくいので，不自然に馴れ馴れしく，唐突に高飛車になりやすい。自生思考，記憶表象などの自動症は，二重自我を生じることにより，異質なものが意識に押しつけられる強迫観念，強迫表象へと転じてゆく。自我境界に障害が及ぶと，患者は周囲にまきこまれ，雰囲気にのまれて気押されるので，なすことのすべてが受身に回りがちになる。自我境界が微かに破綻した状態を，Schneider K [38] は自我・外界関門の透過性亢進と呼んでいるが，自己評価の低い患者が些細な状況変化に動揺し，出来事をすべて自分に結びつけるところから自我漏洩症状へと発展する。

　Conrad [8] はゲシュタルト分析の立場から，統合失調症の初段階にある患者は視点の変換ができず，全体の関連系から脱落するために背景と前景の区別がつかなくなり，自責感，不信感，罪業妄想を抱くと考えた。視点を自分から離し，立場を変えてさまざまな角度から見ることができないと，客観的な自己像が描けず，対象の捉えかたも一面的になる。患者は他人と比較して自分の欠点を詮索し，世間からどう見られるかばかりを気にして，むしろ周囲のほうを自分に合わせようとする。自分には何かが足りないと強迫的に反省する「自然な自明性の喪失」(Blankenburg W) [5]，世間から見放されることを恐れる「見捨てられ不安」(Masterson JF) [30]，対象を部分的にしか捉えられない「部分対象関係」(Klein M) [26]，白か黒か，all or none な「反立的態度」(Minkowski E) [31]，境界性パーソナリティ障害にしばしば指摘される他人への操作 manipulation [36] などを，このように考えると症候学的に理解しやすいように思う。

　器質力動説の陽性症状とは，上層の脱落部分を補う下層の活動表現とされている。患者が制限されつつある自由を取り戻し，精神的ホメオスタシスを維持するために自ら行う対処行動 coping のことであるが，無意識的な場合は一種の防衛機制と見なすこともできる。いずれも行き過ぎた過剰な形をとり，かえって患者の不自由を増強する結果になりやすい。不安や恐怖を機械・反

射的に回避するものが解離症状であり，患者なりに工夫をこらし力動的な解消を試みると強迫行為になる．

　視点を未来に動かせず，先が読めない不安（明日雨が降ったらどうしよう，寒くはないか，暑くはないか，今笑っているこの人が急に怒り出したらどうしよう）な患者は，しばしば未来を先取りする行為を起こす．先のスケジュールを隙間なく入れ，空白を埋め尽くした予定表に従って生活することにより，未決定の要素を排除しようとする．これは統合失調症患者に特有のありかたとして，わが国で微分回路的認知の優位（中井久夫）[34]，アンテ・フェストゥム構造（木村敏）[25] などの名称で注目されてきた現象に相当する．

　現実感のなさ，不確かな印象を確かにするために，患者は複数の感覚を動員し，自らの知覚レベルを１段階高く設定し直す．これが患者に内的な過度覚醒をもたらし，外界に対して感覚過敏，実体意識性，妄想知覚の本質属性などを，身体には心気症，異常体感などを引き起こすのである．衝動的な過食，リストカットやピアス，自問自答を声に変換して耳から入れる考想化声[20]，表象の空想加工[33] なども，こうした確認強迫の側面をもっている．

　自由が制限されて能動的に行動を起こせない患者は，行動を決めてくれる規範を，具体的な形で外に求めようとする．患者は世間と自身を納得させやすい法律，資格，成績，順位など，目に見えるものしか信じることができない．摂食障害の患者が頑なに数値（カロリー表示，体重計の目盛）にこだわるのも，境界性パーソナリティ障害の患者が流行に敏感（今シーズンに皆が身につけている服，誰もが知っているブランド）で浪費（店員からの賞賛，一目で高額とわかる装飾品）に走り，記念日の行事やプレゼントの値段にこだわるのも，それを達成することで低い自己評価を補い，世間から見捨てられまいとする過剰な自助努力である．

　自分の能力に実感がもてず，状況を客観的に把握できない患者は，周囲の干渉や助言を嫌い，誰にも相談なく唐突で無謀な行動をとりやすい．十分な準備や見通しのないまま一人暮らし，自分探しの旅（僻地放浪，離島生活など），海外留学，大学院，難関の資格試験，文学賞への応募，結婚，出産などに走り，失敗は必ずしも良薬にならず，成功してもただちには自信の向上に結びつかない．

6. 治　療

　無力妄想の進行は一般に破壊的ではなく，患者自身にも周囲にもそれと気付かれず，数年〜数十年を緩慢に経過した後に受診する場合が多い。その間に，陰性症状と陽性症状，患者の自助努力，年齢的な成長，自生的回復などが混じり合い，病像を複雑にする。治療者が最初になすべきは，これらを整理し，治療方針を明らかにすることである。

　薬物療法の目的は，病気の進行を阻止し，過剰な生体反応を抑制し，自己治癒の機制をうながすことにある。Laboritは，侵襲学の立場から病気を，侵襲を受けた生体が環境に対する自律性を保とうとして起こす不調和反応と見て，その治療には生体の防御反応を強化するのではなく，逆にすべての物質代謝を低減させる人工冬眠を提唱した[29)][42)]。これを無力妄想の陽性症状にも適用できるとすれば，単一受容体に選択性の高い，賦活効果にすぐれた薬物より，複数の受容体に鎮静効果をもつ薬物（chlorpromazine, sulpiride, quetiapine, perospironeなど），時には通電療法（ECT）が有効である。

　無力妄想の病像はうつ状態にも見えるが，一般に抗うつ薬の効果は乏しい。三環系抗うつ薬やセロトニン再取り込み阻害薬（SSRI）は，睡眠障害，抑うつ気分，自発性低下，強迫症状などにある程度有効であるが，患者を過度覚醒にし，抑制を消失させて衝動行為を助長する場合も少なくないので，第一選択にはせず，抗精神病薬による効果を確認した後に併用する。気分変動や周期性気分変調に対しては，むしろ炭酸リチウム，抗てんかん薬（carbamazepine, sodium valproateなど）が有効である。これらを組み合わせ，症状の推移を見ながら修正を繰り返し，最終的には複数の系のバランスを整える少量の処方に収斂させる。

　精神療法の目的は，無力な患者を支え，自助努力の方向を是正し，社会的な自立を促すところにある。自己評価が低く，内面に深刻な自責を抱える患者を，まず全体として受け容れる態度で接する。それには解釈を主体とする古典的な精神分析，認知の歪みを修正する認知行動療法ではなく，むしろ支持的な個人精神療法が望ましい。治療者は患者の生きていきにくさ，辛さに共感し，不安から逃れるために，見捨てられないために，自責を軽くするために，逸脱行動に向かわざるを得ないことを，了解することから始める。

薬物により考想化声，妄想，強迫などの陽性症状が消失すると，患者はかえって支えを失い，見通しの定まらない空虚感の中に陥りやすい。精神病後抑うつと呼ばれる段階で，脱落性の陰性症状に回復時の目覚め現象 awakenings が混じり合う，不安定で複雑な病像である[15]。無力妄想の全経過中，患者にも治療者にも試練となるこの数ヵ月間は，精神療法を最も必要とする期間である。治療者は患者に，再び病的な対処行動に戻ることなく，現実に生きる場所と安全を保障しなければならない。それは寄り添いながら当面の目標を設定し，生活態度を改善し，患者の自立への歩みを少しずつ確かなものにするモラル療法あるいはスピリチュアル・ケアである。

精神病後抑うつを脱し，自己評価が上向き，回復の軌道が見え始めた患者に対しては，視点を内外で恐れずに移動させることを促す。他人の立場に立つ，対人関係を上から見るなどの視点の変化により，等身大の自己像を描くことが徐々に可能になる。治療者は患者に特定の理念や価値観を押し付けるのではなく，患者自らが過去の対人緊張を修復し，まだ少し残る自責を抱えながら周囲と新しい関係を築くことを見守るのである。

7. 無力妄想の意義と疾患分類上の位置づけ

無力妄想は独立した疾患形態ではなく，統合失調症を中核に，妄想性障害，メランコリー，パラノイア，パラフレニー，摂食障害，社交恐怖，強迫性障害，全般性不安障害，解離性障害，身体表現性障害，適応障害，気分変調症，境界性パーソナリティ障害，回避性パーソナリティ障害など，周辺領域の多様な精神障害の基底をなし，これらを結ぶ要となる病態である。

前景を占める症状しだいで，ある時はパーソナリティ障害に，またある時は神経症にも，軽い精神病にも，正常にも見える。不安抑うつを基調とするが，内因うつ病とは，感情と意欲の症状が均等でなく，自我意識の障害を伴い，微小妄想の主題が日常卑近を越えて形而上学的になり，内省や詮索の執拗すぎる点などが異なる。

Ey H は，急性精神病を意識野の病態，慢性精神病を人格の病態と見て，後者が解体レベルに応じて互いに移行しあうパーソナリティ障害，神経症，慢性妄想ないし統合失調症，認知症の表現をとると考えた。無力妄想も人格全体の解体であるから，その最も早い段階は症状未分化なパーソナリティ障害

の形をとる。すなわち，これまでとは異質な人格が生じる人格発展の屈折であり，この不連続が無力妄想を，生来性の異常人格，発達障害に還元できない根拠である。見方を変えれば，従来は妄想を育む病前性格，体質などと言われてきたものが，経過中の病像にすぎないということである[37]。さらに統合失調症やパラノイアを，病態が進行して人格水準が低下し，病像変化と特有な社会困難を現した無力妄想の後半段階と考えることも，人生後半期に不安，うつ，微小妄想を生じるメランコリーを無力妄想の遅発型と見なすことも可能である。

　無力妄想の概念を導入することで，病気の全体像を捉えることができ，そのなかに占める患者の位置を知ることができるだろう。それは例えば，ある時は摂食障害，ある時は強迫性障害などと入院ごとに診断が変わる患者，どの操作的診断基準をも満たさない患者を正しく理解することである。また，目の前の患者が境界性パーソナリティ障害なのか，それとも統合失調症のはじまりなのかという果てしなく繰り返された議論に終止符をうち，統合失調症における発病とは何かという問題や，早期診断・治療のプログラムに再検討を促すことでもある。こうして精神病理学は，これまで生物学，心理学，現象学などが別々に探求し，異なるアプローチを行ってきた対象を，同じ臨床の場に重ね合わせる役割を担うのである。

　無力妄想はまた，本来の健全な精神，人間存在のありかたを改めて考え直す機会を与えてくれる。その診療を通して治療者は患者とともに，精神障害を単純に脳科学に還元し得ないという印象を抱かざるを得ず，自分の意志で未来をきり拓くこと，より高みを目指して生きようとすること，他人と協調しながら個を保つことなどが，人間にどのような意味をもつのかについて，深く思いをめぐらせる。そして精神医学の臨床には，知識や技術ばかりでなく，それらを越えてこころを通わせる側面が，どうしても欠かせないことに思い至る。生きる意味を信じる治療者のみが，それを失った患者に勇気を与えることができるからである。

文　献

1) American Psychiatric Association（高橋三郎・大野裕・染矢俊幸訳）：DSM-Ⅳ-TR 精神障害の分類と診断の手引. 医学書院, 2003.
2) Arnaud FL : Psychoses constitutionnelles. Traité de pathologie mentale. (Ballet G ed.) Doin, Paris, 1903.

3) 馬場存：精神分裂病の音楽幻聴に関する精神病理学的研究．慶應医学 75：285-299, 1998.
4) Ballet G: La psychose hallucinatoire chronique et la désagrégation de la personnalité. Encéphale 8 T1: 501-508, 1913. (三村將・濱田秀伯訳：精神医学 28：1405-1414, 1986.)
5) Blankenburg W（木村敏・岡本進・島弘嗣訳）：自明性の喪失．みすず書房，1978.
6) Capgras, J: Le délire d'interprétation hyposthénique, délire de supposition. Ann méd-Psychol 88 T1: 272-299, 1930.
7) Claude H, Borel A, Robin G: Démence préecoce, schizomanie et schizophrénie. Encéphale 19: 145-151, 1924. (萩生田晃代・濱田秀伯訳：精神医学 33：1015-1023, 1991.)
8) Conrad K（山口直彦・安克昌・中井久夫訳）：分裂病のはじまり．岩崎学術出版社，1994.
9) Esquirol JED: Des maladies mentales considérées sous les rapports médical, hygiénique et médico-légal. Baillére, Paris, 1838.
10) Ey H（大橋博司・三好暁光・濱中淑彦ほか訳）：ジャクソンと精神医学．みすず書房，1979.
11) Friedmann M: Beiträge zur Lehre von der Paranoia. Monatschr Psychiatr Neurol 17: 467-484, 532-560, 1905. (茂野良一・佐久間友則・大橋正和訳：精神医学 35：91-98, 209-216, 1993.)
12) 藤縄昭：自我漏洩症状群について．分裂病の精神病理 1（土居健郎編）．東京大学出版会，1972.
13) Gaupp R：Paranoische Veranlagung und abortive Paranoia. Centrablt Nervenheilkunde Psychiatrie NF 21: 65-68, 1910.
14) Gunderson JG（松本雅彦・石坂好樹・金吉晴訳）：境界パーソナリティ障害——その臨床病理と治療．岩崎学術出版社，1988.
15) 萩生田晃代：精神病後抑うつ状態（postpsychotic depression）を示した精神分裂病の経過類型に関する研究．慶應医学 67：1033-1050, 1990.
16) 濱田秀伯：40歳以降に初発する幻覚妄想状態の臨床的研究——特に予後の見地から．慶應医学 55：111-132, 1978.（本書 41 頁以下）
17) 濱田秀伯：精神症候学．弘文堂，1994.
18) 濱田秀伯：一級症状（Schneider, K.）の幻聴に関する 1 考察．精神医学 40：381-387, 1998.（本書 139 頁以下．「一級症状の幻聴に関する一考察」）
19) 濱田秀伯・村松太郎・山下千代ほか：自責・加害的な強迫症状．精神医学 42：29-35, 2000.（本書 151 頁以下）
20) 濱田秀伯・小野江正頼：考想化声．精神医学 43：8-16, 2001.（本書 163 頁以下）
21) 濱田秀伯：精神病理学臨床講義．弘文堂，2002.
22) Hecker E（渡辺哲夫訳）：破瓜病．星和書店，1978.
23) Jaspers K（内村祐之・西丸四方・島崎敏樹ほか訳）：精神病理学総論（全 3 巻）．岩波書店，1953.
24) 笠原嘉編：正視恐怖・体臭恐怖．医学書院，1972.
25) 木村敏：分裂病の時間論——非分裂病性妄想病との対比において．分裂病の精神病理 5（笠原嘉編）．東京大学出版会，1976.

26) Klein M（小此木啓吾・岩崎徹也ほか訳）：羨望と感謝．メラニー・クライン著作集 5（小此木啓吾・西園昌久・岩崎徹也ほか編），誠信書房，1996．
27) Kraepelin E, Lange J（内沼幸雄・松下昌雄訳）：パラノイア論．医学書院，1976．
28) Kretschmer E（切替辰哉訳）：敏感関係妄想．文光堂，1962．
29) Laborit H（山口與市・土屋雅春・川村顕ほか訳）：侵襲に対する生体反応とショック：人工冬眠法の原理と応用．最新医学社，1956．
30) Masterson JF: Treatment of the adolescent with borderline syndrome (a problem in separation-individuation). Bull Menninger Clin 35:5-18, 1971.
31) Minkowski E（村上仁訳）：精神分裂病．みすず書房，1954．
32) 村上靖彦：「思春期妄想症」30年間の研究の流れ．臨床精神病理 23：3-12，2002．
33) 森本陽子：統合失調症における視覚表象の形成と経過に関する精神病理学的研究．慶應医学 81：31-47, 2004．
34) 中井久夫：分裂病の発病過程とその転導．分裂病の精神病理 3（木村敏編）．東京大学出版会，1974．
35) 中安信夫：分裂病症候学．星和書店，1991（増補改訂版，2001）．
36) 西園文・萩生田晃代・深津千賀子ほか：「敏感嫉妬妄想」の一症例．臨床精神病理 9：305-314，1988．
37) 斎藤正範・濱田秀伯：分裂病とパラノイア人格の関係についての1考察．精神医学 38：1281-1286，1996．
38) Schneider K：Primäre und sekundäre Symptome bei der Schizophrenie. Fortschr Neurol Psychiatr 9:487-490, 1957.
39) Séglas J: Leçons cliniques sur les maladies mentales et nerveuses. Asselin et Houzeau, Paris, 1895.
40) 関忠盛：分裂病性加害妄想について．臨床精神病理 1：195-209，1980．
41) Sérieux P, Capgras J: Les folies raisonnantes : le délire d'interprétation, Alcan, Paris, 1909.
42) 土屋雅春：生体反応とアグレッソロジー．日本医学館，1994．

退行期うつ病とメランコリー問題

はじめに

メランコリー melancholia は，depression が定着する前のうつ病の旧名であるが，近代以降に限っても多義である。Pinel P のメランコリーは，部分精神病のことで妄想性障害が含まれていたし，弛緩メランコリー melancholia attonita は緊張病の昏迷に近い病像を指した。DSM-III に登場するメランコリーとは興味や歓びの喪失，気分の無反応のほか，早朝覚醒，体重減少，症状の日内変動など生物学的色彩の強い内因うつ病（大うつ病）の特徴である。

Kraepelin E のメランコリー Melancholie は，うつと妄想を前景とする初老期ないし退行期精神病である。この記載から退行期うつ病の概念が生じ，その疾病分類学的な位置づけをめぐる問題が今日まで続いている。

1. Kraepelin E の教科書におけるメランコリー記載

Kraepelin によるメランコリー概念の変遷について，主要な版をたどりながら問題点のおおまかなアウトラインを描くことにする。初版 (1883) は状態像によって分類されており，抑うつ状態のなかに単純メランコリー Melancholia simplex と妄想を伴うメランコリー Melancholia mit Wahnideen が含まれている。第2版から第4版までは Melancholie が独立した項になっている。第4版におけるメランコリー周辺の分類は次のようである[26]。

   第4版 (1893)
  III．マニー
  IV．メランコリー
  V．ワーンジン
  VI．周期性精神病

Ⅶ. 偏執狂（パラノイア）

　第5版（1896）は疾患単位への分類転換をとげた著作として知られる。すなわち全体が先天性と後天性に二分され，周期性精神病とパラノイアは体質性精神病として前者に，メランコリーは退行期精神病として後者に分類された。急性の幻覚妄想をさしたワーンジンは分類から消えてしまう[27]。

　第6版は早発痴呆，躁うつ病が確立された版とされている。メランコリーは5版と変わらず，退行期精神病の下位群に位置している[28]。躁うつ病とメランコリーが別立てになったことから，退行期うつ病の独立性をめぐる議論がはじまることになる。

　　　第6版（1899）
　Ⅴ. 早発痴呆
　Ⅵ. 麻痺性痴呆
　Ⅶ. 脳疾患による精神病
　Ⅷ. 退行期精神病
　　1. メランコリー
　　2. 初老期侵害妄想
　Ⅸ. 躁うつ病
　Ⅹ. 偏執狂（パラノイア）

　Kraepelinの弟子Dreyfus GLは，1907年にメランコリーに関する著作を出している[10]。彼は1892〜1906年の期間にハイデルベルクに入院した患者のうち，Kraepelin自身がメランコリーと診断した81例に疑わしい4例を加えた85例（全5518例の1.54%）を調査した。2例が誤診とされ，最終的にメランコリーとして残るのは79例であるが，70%以上が女性であり，圧倒的に女性が優位である。54%に循環性要素の既往があり，経過を見ると66%が治癒，25%が合併症で死亡，認知症に達した9%は脳血管障害を併発したためと解釈された。すなわち彼によると，メランコリーは躁うつ病の特殊型にすぎないことになった。Dreyfusはスイスの精神科医で，1879年にバーゼルに生まれ，ヴュルツブルク，ハイデルベルクに学び，1905年からミュンヘンでKraepelinとともに仕事をした。その後フランクフルトに移り，1957年にチューリッヒに没している。

　Kraepelinはこの見解をそのまま受け入れたように見える。Dreyfusの著書に寄せた序文には「かつてメランコリーと名づけた病気を，躁うつ病の大枠

から分離独立させるに足る十分な理由はもはや存在しない」と記した。これをふまえて以下のように，第8版からメランコリーの項は消えてしまう[29]。

第8版（1909-15）
Ⅶ．老年・初老期精神病
Ⅷ．甲状腺精神病
Ⅸ．内因性認知症化
　1．早発痴呆
　2．パラフレニー
Ⅹ．てんかん精神病
Ⅺ．躁うつ病

メランコリーの大半は躁うつ病に，一部は初老期精神病に吸収され，記載は分散して取り入れられている。その結果として，躁うつ病に空想性，妄想性の症状が組み入れられ，混合状態の比重が増すことになった。そしてKraepelinはメランコリーの語に，年齢や症候学的なニュアンスを与えず，躁うつ病のうつ病相の意味で用いるようになった。

2．退行期メランコリーへの注目と独立性の提唱

40〜65歳に初発する一群のうつ病は，性格，症状，経過，転帰などに特徴があり，退行期メランコリー，退行期うつ病，初老期うつ病などと呼ばれている。ドイツにおいてはKraepelinの影響が大きく，以後の教科書に退行期メランコリーが独立した項として記載されることはなかった。Lange J（1926）[30]，Bumke O（1929）[7]らは退行期メランコリーの特徴を認めながら，独立性を疑わしいとしている。Bleuler E（1934）[6]は，退行期メランコリーの独立性は否定しながら，発病がゆるやかで，引きこもり，不穏で制止が被われ，焦燥が強く経過が一回性であるなどの特徴をあげている点でKraepelinの考えに全面的に同意しているわけではない。

ドイツ以外では，退行期うつ病の特徴が抽出され，むしろその独立性が主張された。フランスではCapgras J（1900）[8]とGaussen C（1911）[15]が学位論文にまとめ，Halberstadt G（1928, 1934）[17][18]もKraepelinのメランコリーを受け入れている。1970年代までどの教科書にも記載され，一般の臨床にも広く使用された。

柔軟性に欠ける強迫的な病前性格はしばしば指摘されている。Titley WB（1936）[40]は，退行期メランコリー，躁うつ病，正常の3群を各10例ずつ比較して，興味の範囲が狭く，変化に対応できず，非社交的，過剰な道徳性，潔癖などを抽出した。Palmer HDら（1938）[32]は，50例の退行期メランコリーを同数の躁うつ病と比較して，強迫，抑圧，内向性，サド・マゾヒズム，性的不適応，妄想傾向などをとらえ独立疾患であるとした。

症候学的には，精神運動制止が少なく，不安・焦燥が強く，妄想（罪業，心気，虚無）をいだきやすいとされている。Gillespie RD（1929）[16]は，反応うつ病と自律うつ病 autonomous depressionに分けた。自律うつ病とは躁うつ病，性格の発展，統合失調症を含む不均一な群であるが，4例の退行期メランコリーをその下位群と位置づけ，心気愁訴が前景に立ち，感情の深みがなく，病識が不十分で予後不良とした。Hoch Aら（1922）[22]は，予後不良な因子として消化器系の心気妄想，感情と興味の抑制を抽出し，Henderson DKとGillespie（1932）[21]は，退行期メランコリーを強い不安で制止を欠き，現実感に乏しく心気妄想をもつ独立した単位と記載した。

退行期に特有な身体的，心理的な要素は，早くから指摘されている。特に閉経をめぐる女性の問題としてとりあげられた。エストロゲンが治療に用いられたのは1930年代であり，Werner AAら（1934）[42]は，いわゆる退行期メランコリーは閉経の症状にすぎず，エストロゲンこそが特異的治療であると述べている。

その後，エストロゲンの治療効果は軽症以外には不十分であることが明らかになり，Wittson CL（1940）[44]は閉経と時間的関連がある例は50%に満たないこと，Novak E（1940）[31]は閉経に関連する症状の大半は生理の停止する10年前から始まっており，エストロゲンが有効なのは血管運動症状のみであるとしている。さらにBennett AEら（1944）[4]が，エストロゲンの無効な75例にECTの著効を報告したことにより，退行期メランコリーの治療にエストロゲンに代ってECTが注目されるようになった。

Freud S（1915）[14]は「悲哀とメランコリー」において，愛着の対象を喪失した心理過程とメランコリーが，自責から自己評価を低下させる点で類似性があるとしている。病的な喪においては世界が空虚になり両価的な葛藤が前景を占めるが，メランコリーでは自己が失われた対象に同一化して空虚になるという。

しかし以後の精神分析は，年齢と精神病症状を理由に，退行期メランコリーの研究には消極的になった。Fenichel O（1945）[11]は，退行期メランコリーの精神分析的なメカニズムは十分知られていないと述べた上で，強迫的な防衛機制の破綻と見ている。1940 年代の半ば以降新たに，退行期の女性に対する力動的な視点が現れた。Deutsch H（1945）[9]は，エディプス的葛藤は，2 度目は青年期に，3 度目は退行期に直面すると述べ，Benedek T（1950）[3]は女性の退行期を，青年期と同じく自己同一性に直面する対人関係の再構成期と見ている。Fessler L（1950）[12]は，この年齢に発病する非内因うつ病の女性患者に見られるヒステリー性格に注目し，退行期メランコリーを閉経女性のヒステリーと見ている。Arieti S の編集したアメリカ精神医学ハンドブック（1966）のなかで，Szalita AB[38]は退行期メランコリーを口愛期への固着と関連づけている。

このように退行期メランコリーは特異性が強調され，ICD-8（1964）およびその影響を受けて作成された DSM-II（1968）において退行期メランコリーは独立項目になっている。

3. 退行期メランコリーの存在否定と関心の低下

1950 年代後半から，実証的な研究が現れ始めた。一方で抗うつ薬の登場とその効果，うつ病の単極型と双極型の分離などによる均一な対象の抽出であり，他方では症状評価尺度とコンピューターの導入による多数例の統計処理がある。こうした動きは，むしろ退行期メランコリーの独立性を否定する結果をもたらした[33)34)]。

Tait AC ら（1957）[39]は，退行期に入院した 54 例の女性患者からヒステリー，アルコール症，遅発統合失調症などを除いた 29 例の内因うつ病を検討し，奇妙な心気症，虚無妄想，焦燥は少数例に見られるにすぎず，ほかの年齢に生じるうつ病とのあいだに症候学的な差はないと述べた。Kiloh LG ら（1963）[25]は，143 例のうつ病を年齢別に比較し，心気症と焦燥は 40 歳以上と以下で差がないことを示した。Hordern A（1965）[23]は，137 例の女性患者に対する抗うつ薬の効果から退行期メランコリーの症状を加齢によるものと考えた。Rosenthal SH ら（1967）[35)36)]は，100 例の女性患者を年齢別に 3 群に分けて比較し，40〜59 歳の退行期患者はそれ以下の若年齢群，それ以上の高年齢群

との間に，従来から指摘された焦燥，心気，制止，罪責感，不安，身体妄想，強迫性格などの面で差を認めなかった。

　Angst J ら（1973）[1]は，遅発性の単極うつ病は早発性のものに比べて 1 回の病相は長いものの，観察期間を十分にとれば 4 ～ 6 回の反復性があるとした。Winokur G（1974）[43]は，単極うつ病を早発性の depressive spectrum disease，遅発性の pure depressive disease に分け，後者は便秘，焦燥，体重減少が多く，血縁にアルコール依存や社会病質者が少ないとしているが，心理要因や閉経の関与には否定的である。Weissman MM（1979）[41]は，422 例の女性単極うつ病を 45 歳未満，45 ～ 55 歳，56 歳以上の 3 群に分けて検討し，睡眠障害，身体化，不安，うつ，無感情の症状や，全般的重症度，うつ病の既往，発病時のストレス要因に差がなく，退行期メランコリーの存在に否定的な見方を示した。

　これらの結果は，性格，症候学，経過において退行期メランコリーの独立性を否定することになった。これを受けて ICD-9（1975），DSM-III（1980）には採用されず，後者の用語集には「退行期メランコリーは，かつては更年期の人に見られる激越性うつ病を記述するのに用いられたが，最近ではこのような患者は他の年齢のうつ病患者と区別されていない」と記されている。Hamilton M（1986）[20]も，退行期メランコリーはうつ病がこの年齢に初めて発病したにすぎないので，診断カテゴリーから棄却することが望ましいとしている。

　現在の ICD-10（1992），DSM-IV-TR（2000）もこの流れに沿っている。そして退行期メランコリーへの関心がなくなり，論文そのものが発表されなくなっている。Rosenthal SH（1968）[37]はジフテリアや天然痘と同じ道をたどったと述べている。今日，退行期メランコリーは Kraepelin が 100 年前に考えたとおり，躁うつ病（気分障害）のなかに吸収され消滅したようである。

4．メランコリーの復活と今日的な意義

　躁うつ病に吸収される前のメランコリーを読み直してみよう[28]。不安で心気的な前駆症状に始まり，病像の中核を占めるのは微小妄想であり，特に否定，罪業主題をとりやすい。この妄想は，時には過去にさかのぼり，時には宗教的な色彩を帯びて「生きる意味がわからない」「人間としての価値がな

い」などの，自己の存在に関わる深刻な表現になる。日常卑近なレベルを越えて拡散する傾向があり，「世界で一番劣っている」「世界中の人に迷惑をかける」など，微小妄想でありながら空想，巨大性（偽メガロマニー）を帯びやすい。

発展した否定妄想はコタール症候群になる。コタール症候群とは，臓器に名を借りた自己価値の否定妄想であり，強い自責，自己嫌悪，痛覚脱失，拒絶症，偽メガロマニー，自殺企図など，メランコリーに近く，じじつ両者に移行がある。

妄覚はメランコリー病像の前景に立たない。幻覚は主観空間の仮性幻覚も外部空間の真性幻覚もある。考想化声を含む幻聴もあるが，むしろ錯視や幻視など視覚領域の記載が多く，夢と現実の区別がつかず，失見当を伴い，せん妄と紛らわしい意識変容，てんかんに似た意識消失発作を起こしやすい。さらに一部に緊張病を併発するものがある。

われわれはこのようなメランコリーを，いくつかの理由から躁うつ病（気分障害）のなかに位置づけることは妥当でないと考えている。

第一は，メランコリーの症状，経過，治療への反応が，いずれも躁うつ病の範囲を逸脱し，質的に異なることである。近年わが国で復活した遅発緊張病が，初期にはうつ病と区別がつかない抑うつ状態で始まることはよく知られている。一方，せん妄に近い意識変容は Bleuler M の遅発統合失調症に記載されており，いわゆる非定型精神病とも関連がある。

第二は，微小主題をもつ妄想性障害の存在である。これまで妄想性障害は遅発パラフレニー，共同体被害妄想，皮膚寄生虫妄想などもっぱら被害妄想を中心に記載され，微小・罪業妄想はうつ病に特異的とされてきた。しかし Arnaud FL (1903)[2] の一次性体系自責妄想 délire systématique primitif d'auto-accusation, Gaupp R (1910) の頓挫パラノイア abortive Paranoia など，うつ病による二次性ではなく，一次性の微小妄想は従来から存在が知られている。Kretschmer E の敏感関係妄想，境界性パーソナリティ障害，わが国の思春期妄想症も，その本質は低い自己評価をもとにする微小妄想であり，著者はこれらを無力妄想の名でまとめた[19]。Kraepelin がメランコリーと同じく退行期精神病のなかに取り上げた初老期侵害妄想は，広い意味の被害妄想でありながら無力性優位の点で，パラノイアとメランコリーの接点に位置する病態と言い得るだろう。

第三は，精神病理学を放棄した DSM-III 以降のグローバル・スタンダードな分類への批判である。周知のように，DSM-III においては統合失調症が縮小し，パーソナリティ障害と気分障害が拡大した。その結果，従来なら統合失調症や妄想性障害に含まれていた病像の多くが，気分障害と診断されるようになった。それが双極II型などの分類の細分化，難治うつ病の増加など，今日に新しい問題を引き起こしている。

退行期から老年期，すなわち人生後半期の精神障害は，身体要因と心理要因が重なるために多元的に考えざるを得ず，分類が確立していない。われわれはメランコリーを，臨床精神病理学の立場から，気分障害ではなく妄想性障害として復活させることで分類を整理したいと考えている。多数例の統計処理のみでは，この病態の本質を正しく捉えることはできないであろう。

ただし Kraepelin はメランコリーを当初，必ずしも退行期に特有の病態とは考えていなかったらしい。Binswanger L の症例エレン・ウエスト（入院時 33 歳）は，診察した医師により統合失調症，強迫神経症，精神病質など診断が分かれているが，Kraepelin はメランコリーと見ているからである[5]。

Ford H（1974）[13] は，症状評価尺度を用いて，退行期メランコリーがむしろ統合失調症のプロフィールに近いとしている。Kallmann FJ（1950）[24] は，双生児研究をもとに，退行期メランコリーの家族に統合失調症患者が多く，退行期メランコリーのあるものは軽症の統合失調症であろうと結論した。今日，これらの結果はまったく無視されているが，メランコリーを妄想性障害と考えると，改めて少なからぬ意味をもつように思う。

まとめ

これまで退行期うつ病と呼ばれてきた病態には，二つの異なる疾患を区別すべきである。一つは気分障害に含まれるうつ病で，青年期と同じ単極性の内因うつ病ないし大うつ病が，人生後半期に初発したものである。

もう一つは微小・罪業妄想を主症状とするメランコリーで，気分障害ではなく，独立した退行期の妄想性障害として，遅発統合失調症，遅発緊張病，遅発パラフレニー，コタール症候群などの近縁に位置する。

いずれにも加齢による症状の加工，修飾がある。うつ病の遅発型である前者は精神運動制止の少ない激越性の病像をとりやすく，無力妄想の遅発型で

ある後者は空想的な色彩を帯びやすい。

文　献

1) Angst J, Baasturup P, Grof P, et al.: The course of monopolar depression and bipolar psychoses. Psychiatr Neurol Neurochir 76:489-500, 1973.
2) Arnaud FL: Psychoses constitutionnelles. In, Traite de pathologie mentale. (Ballet G ed.) Doin, Paris, 1903.
3) Benedek T: Climacterium: A developmental phase. Psychoanal Quart 19: 1-27, 1950.
4) Bennett AE, Wilbur CB: Convulsive shock therapy in involutional state after complete failure with previous estrogenic treatment. Am J Med Sci 208:170-176, 1944.
5) Binswanger L（新海安彦・宮本忠雄・木村敏訳）：精神分裂病（全2巻）．みすず書房，1959.
6) Bleuler E: Lehrbuch der Psychiatrie. 3 Aufl. Springer, Berlin, 1934.
7) Bumke O: Lehrbuch der Geisteskrankheiten. 3 Aufl. Bergman, München, 1929.
8) Capgras J: Essai de réduction de la mélancolie en une psychose d'involution présénile.Thèse, Paris, 1900.
9) Deutsch H: The psychology of women. Grune & Stratton, New York, 1945.
10) Dreyfus GL: Die Melancholie: ein Zustandbild des manisch-depressiven Irreseins. Fischer, Jena, 1907.
11) Fenichel O: The psychoanalytic theory of neurosis. Norton, New York, 1945.
12) Fessler L: The psychopathology of climacteric depression. Psychoanal Quart 19:28-42, 1950.
13) Ford H: Iinvolutional melancholia. In, Comprehensive Textbook of Psychiatry. 2 ed. (Freedman AM, Kaplan HI, Sadock BJ ed.) pp. 1625-1642, Williams & Wilkins, Baltimore, 1975.
14) Freud S（井村恒郎・小此木啓吾ほか訳）：悲哀とメランコリー．フロイト著作集6，人文書院，1970.
15) Gaussen C: La mélancolie présénile. Thèse, Paris, 1911.
16) Gillespie RD: The clinical differentiation of types of depression. Guys Hosp Res 79: 306-344, 1929.
17) Halberstadt G: La mélancolie présénile et ses variétés cliniques. Ann méd-psychol T2: 307-325, 1928.
18) Halberstadt G: Les psychoses préséniles. Encéphale 6:631-644, 722-737, 1934.
19) 濱田秀伯：無力妄想について．慶應医学 81: 117-123, 2004.
20) Hamilton M: Depression in the fifties. Gerontology 32, supp.1:14-16, 1986.
21) Henderson DK, Gillespie RD: A Textbook of Psychiatry for Students and Practitioners. 3 ed. Oxford University Press, New York, 1932.
22) Hoch A, McCurdy JT: The prognosis of involution melancholia. Arch Neurol Psychiatr 7: 1-17, 1922.
23) Hordern A: Depressive states, a pharmacotherapeutic study. Thomas, 1965.
24) Kallmann FJ: The genetics of psychoses. An analysis of 1232 twin index families. Congres International de Psychiatrie, Paris, 1950.

25) Kiloh LG, Garside RF: The independence of neurotic depression and endogenous depression. Br J Psychiatr 109:451-463, 1963.
26) Kraepelin E: Psychiatrie. 4Aufl. Barth, Leipzig, 1893.
27) Kraepelin E: Psychiatrie. 5Aufl. Barth, Leipzig, 1896.
28) Kraepelin E: Psychiatrie. 6Aufl. Barth, Leipzig, 1899.
29) Kraepelin E（西丸四方・遠藤みどり・西丸甫夫ほか訳）：精神医学（全6巻）．みすず書房，1985-1994.
30) Lange J: Über Melancholie. Zeitschr ges Neurol Psychiatr 101:193-319, 1926.
31) Novak E: The management of the menopause. Am J Ob Gynecol 40:589-595, 1940.
32) Palmer HD, Sherman SH: The involutional melancholia process. Arch Neurol Psychiatr 40:762-788, 1938.
33) Pichot P（吉田弘宗訳）：退行期うつ病の問題．臨床精神医学 7：697-706，1978.
34) Pull C, Pichot P: A propos du concept de melancolie d'involution. Ann méd-psychol 133 T2: 571-582, 1975.
35) Rosenthal SH, Gudeman JE: The endogenous depressive pattern: an empirical investigation. Arch Gen Psychiatry 16:241-249, 1967.
36) Rosenthal SH, Gudeman JE: The self-pitying constellation in depression. Br J Psychiatry 113:485-489, 1967.
37) Rosenthal SH: The involutional depressive syndrome. Am J Psychiatr 124:21-34, 1968.
38) Szalita, AB: Psychodynamics of disorders of the involutional age. In, American Handbook of Psychiatry (Arieti S ed.), vol III. Basic Books, New Yok, 1966.
39) Tait AC, Harper J, McClatchey WT: Initial psychiatric illness in involutional women.1, Clinical aspects. J Ment Sci 103:132-145, 1957.
40) Titley WB: Prepsychitic personality of patients with involutional melancholia. Arch Neurol Psychiatr 36:19-33, 1936.
41) Weissman MM: The myth of involutional melancholia. JAMA 242:742-744, 1979.
42) Werner AA, Johns GA, Hoctor EF, et al.: Involutional melancholia: Probable etiology and treatment.JAMA 103:13-16, 1934.
43) Winokur G: The division of depressive illness into depression spectrum disease and pure depressive disease. Int Pharmacopsychiatr 9:5-13, 1974.
44) Wittson CL: Involutional melancholia. Psychiatr Quart 14:167-184, 1940.

精神病症状の層的評価
―― 人間学的精神病理学の立場から ――

はじめに

　統合失調症の精神症状は多彩である。しかし症状相互の関連，出現順序，経過などには共通する部分があり，そのなかに一定の秩序を見出すことが可能である。

　フランス精神医学には，古くから精神病を急性相と慢性相に分けてきた伝統がある。Magnan V は1890年代に変質理論をもとに急性と慢性の異なる病像を記載している。体系・進行的経過をとる慢性妄想病 délire chronique à évolution systématique et progressive は，変質のない人に潜伏期，被害期，誇大観念期，認知症期の4病期をゆっくり規則的に経過する妄想精神病である[17]。一方，急性錯乱 bouffée délirante は，妄想が変質の影響で規則性を失い，多形で変化しやすく，系統・体系化せず，突然に治癒する点で慢性妄想病への移行はないとされる[18]。これが統合失調症における急性相と慢性相の起源の一つになった。

　1970年代以降に顕著になった精神医学の再医学化は，エヴィデンスを求めてさまざまな試みを展開した。DSM-III（1980）は患者を多面的に把握するために，臨床像，パーソナリティ障害，身体疾患，社会・環境問題，全体機能評価の5軸からなる多軸システムを採用し，操作主義診断は複数疾患を羅列する併存 co-morbidity を推進した。

　今日，統合失調症の急性相に見られる幻覚，妄想，思考障害など多彩で豊富な症状は陽性症状，慢性相に生じる感情の平板化，思考の貧困，意欲減退など貧困な症状は陰性症状と呼ばれている。この考えは Wing JK（1978）に端を発し，Crow TJ（1980）の2病型説，Andreasen NC（1982）の陰性症状評価尺度（SANS）などアングロ・サクソンを中心に発展し，DSM-IV（1994）

にも採用された。

　しかしこうした傾向は生物学に偏りすぎ，症状相互の関連を十分に捉えることができないばかりか，人間にとって精神病がどのような意味をもつのかについて，より深く私たち精神科医に考えさせる機会をも失わせた。そこで，これに先立つ層理論であるジャクソン学説と新ジャクソン学説を述べ，次にこれらを発展させた著者の考えを紹介したい。人間存在と不可分な精神病を理解するために，人間学的精神病理学の立場からひとつの寄与をもたらすことが本稿の目的である。

1. ジャクソン学説と新ジャクソン学説

　イギリスの神経病学者 Jackson JH は，Darwin C の『種の起源』(1859) や Spencer H の『心理学原論』(1854) をもとに，神経系の進化と解体（あるいは退行）からなる層理論を展開した。彼によると神経系は，反射的なものから自由度の高いものへ移行する進化に応じて，上位の機能が下位の機能を統合する層構造をなしている。進化度の高い複雑な上位機能ほど壊れやすいので損傷はまず上層から起こり，上位機能が脱落して生じる陰性症状と，組織だった下位機能が上の支配を離れて解放される陽性症状が生じる[13]。

　神経系の進化と解体の理論をジャクソン学説 Jacksonism と呼んでいるが，フランスではさらに，これを Ribot T，Mourgue R らが心理学や精神医学に取り入れて新ジャクソン学説 néo-Jacksonisme へと発展させた。その最大でもっとも成功した例は，Ey H が 1930 年代前半に提唱した器質力動説 organodynamisme である。

　彼によると精神機能も同じく層をなしており，下層部は神経装置により空間的に表現されるのに対して，上層部は解剖学構造と結びつかない時間的な展開をもつエネルギー体系である。病的状態とは機能の解体運動を表しており，まず器質的な原因を直接表現する脱落症状（陰性症状）が生じ，直後ではなくしばらく時間（器質臨床懸隔 écart organo-clinique）をおいてから，健全な部分が反応し，これを再建，再統合しようとする力動的な症状（陽性症状）が現れる。さらに神経系の解体と異なり，精神機能は再統合されたレベルで，自律的に展開することもできるとされている[6]。

　この考え方は，Bleuler E による統合失調症の症状形成論に近い[3]。彼は病

表1 意識野と人格の病態

意識野の病態 急性精神病	人格の病態 慢性精神病と神経症
躁うつ病発作	人格異常（精神不均衡者），神経症
急性幻覚妄想状態	慢性妄想病，統合失調症
錯乱・夢幻精神病	認知症

因から直接に生じた一次症状は連合障害のみで，幻覚や妄想などほかのすべては患者の心理反応による二次症状と考えたが，一次症状が陰性症状に，二次症状は陽性症状に相当する。

　Ey はまた，精神障害と神経障害の区別を解体の広がりに求めた。神経病は解体が局所的，部分的であるのに対して，精神障害のそれは均一的，全体的であるとしている。人間の精神活動は，感覚・運動からなる反射や，さまざまな道具的機能から成り立っているが，これらを統合している上位の自我，人格を必要とする。神経病はどんなに重くても，局在する部分的な機能の解体症状に，解放された機能を加算することで説明できる。しかし精神障害は，すべてを統合している人格の解体なので，どんなに軽くても全体的にならざるを得ない。こうして Ey は，彼の器質力動説あるいは新ジャクソン学説によって，物と心，生物学と心理学，自然と文化の二元論を解消できると考えた。

　Ey によると，臨床に見られるさまざまな病態は，個別の独立疾患ではなく，異なる原因から生じた解体レベルを示すにすぎない。この考えを押し進めると，やがて疾患分類そのものを否定する立場に行き着くことになる。そこで彼はフランス精神医学の伝統の上に，表1のように意識野の解体による急性精神病と，人格の解体による慢性精神病を区別している。

　Ey の提唱した器質力動説あるいは新ジャクソン学説は，侵襲と修復，陰性症状と陽性症状からなる心身の卓抜な層理論である。しかし病初期の微細な感情変化には言及されず，下層にある身体の損傷が先行して，上層の精神が脱落する機序は十分に説明されていない。その理由はおそらく，動物の進化論を基盤におく神経系の層理論をそのまま人間精神に適用したためであり，人間存在の理解にも心身二元論の克服にも疑問を残すことになった。

2. 霊性と人間学

　ギリシャ哲学では，心の作用を感性，理性の二つに分けて考えてきた。感

性は感覚的対象を把握し印象を形成する作用であり，理性は感性から得られたデータを判断し推理する作用である．Platon は『パイドン』において，魂の先在説をもとに，本来は天上にある不滅の魂が肉体に堕ちてイデアを忘却したとする心身二元論を唱えた．Aristoteles は魂を身体の生命原理と見て，両者を合成実体とする一元論を展開した．

一方，ユダヤ・キリスト教は，ギリシャ哲学に知られていなかった霊という新しい概念を導入した．霊はヘブライ語でルーアッハ ruah，ギリシャ語でプネウマ pneuma，ラテン語でスピリトゥス spiritus という．この世に生きるすべてのものに命を与える息吹，風を意味し，人間は神から与えられる命の霊により生かされる存在と考えられている．肉はヘブライ語でバザール basar，ギリシャ語でサルクス sarx，ラテン語でカロ caro といい，骨とともに人間や動物の身体を構成する要素である．霊と肉はともに神と関わる人間の特定の精神状態を示している．肉は動物と共有する有限な生存であり，霊は神に由来する生命力である．

こうして人間とは，弱い肉にすぎない被造物ではあるが，神の霊により強く生きることができる霊的な存在でもある．したがってキリスト教の神学的二元論では，霊と肉は対立する位置にはなく，両者からなる人間がどのように神に関わるか，神への応答性が問われている．肉に従って生きる人間と，霊に従って生きる人間との間には断絶があり，古い人から新しい人への信仰的な変革が求められている．

ギリシャ由来のヘレニズムとキリスト教由来のヘブライズムは，古代から中世にかけて融合し，スコラ哲学のなかで宗教哲学として体系化されてゆく．しかし近代において啓蒙思想と自然科学が発展し，人間が合理的に把握されるようになると，霊は後退を余儀なくされた．Descartes R は物心二元論にもとづいて心身二元論を説き，人間の生理現象を自然科学的に説明できると考えた．以後の心身論は，この二元論のなかにあるとともに，それをどのように克服するかの流れであるとも言える．

現代の哲学的人間学は1920年代のドイツに，現象学を基盤として成立した．その端緒をひらいたのが Scheler M（1874-1928）である．彼は Husserl E から大きな影響を受け，Kant I の形式主義倫理学と，Nietzsche FW, Bergson H らの生の哲学を統合し，感情が理性に先行する実質的かつアプリオリな情緒的価値倫理学を構想した[9]．

Scheler によると，人間が世界と最初に関わるのは，合理的な知的認識ではなく何かしらの価値を非合理的に感受することによる。価値には普遍的な序列があり，基礎に置かれるほど高く，満足が深くなり，相対的なものから絶対的なものへ向かう。より高い価値を実現する意志が善，より低い価値を選ぶ意志が悪である。最上位に位置する聖価値は，超越的なもの，聖なるもの，絶対的なものに対する価値のことで，単なる幸福や不幸とは異なり，至福，絶望などの形で霊的に感受される。

彼の人間学は，ヘレニズム，ヘブライズム，近代自然科学の三つに分裂した思想圏を克服し，人間に関する統一した理念を回復することを目的としている。すなわち人間を単なる進化した動物と見るのではなく，むしろ両者の本質的な差異を強調し，キリスト教の霊性や現象学の間主観性などの概念をもとに人間存在を探求しようとするところに特徴がある。

医療に霊を再び取り上げたのは，アメリカの内科医 Osler W（1849-1919）である。彼は 1910 年「癒す信仰」という論文において，患者の霊性や信仰が健康，治療に与える可能性を喚起した。この動きは物質を優先する近代医学の偏りを批判するとともに，人間の尊厳を復活させて 1980 年代から高まりを見せた。1998 年 WHO は健康の定義に霊を加える以下の提案を行った。

「健康とは，肉体的 physical，精神的 mental，霊的 spiritual，社会的 social に完全に満ち足りた動的状態 dynamic state のことで，単に病気にかかっていないとか，病弱でないということを指すのではない。」

最終的に改正案は採択には至らなかったが，不可視な永遠を心情において把握する霊性は，人間が存在する根源的条件に深く関わっている。すなわち個人においては人生の意味や生きる価値，社会においては自己と他者とのつながりであり，それを失う病的状態こそ精神病にほかならない。

3. 霊的精神力動論と精神病症状の層的評価

霊的精神力動論 psychodynamisme spirituel あるいは新エー学説 néo-Eyisme は，Ey の新ジャクソン学説を発展させ，人間学的三元論によって心身二元論を乗り越えようとする著者の精神病理学である。

動物とは本質的に異なる人間精神は，霊 spirit，魂 soul，体 body の三つが層構造をなしている（図1）。

体精神層は脳を基盤として，道具的機能と感覚が生物学的な法則に従って働いている。魂精神層は，人間に特有な時間と空間をもち，理性と感性が働く場である。道具的機能を統合する自我を中心に，一方では対象と能動的，間主観的に関わる意識，他方では価値と意味を求める人格へと展開している。霊精神層とは脳を離れ自己を超越して，神との応答に関わる場に相当する。私たち人間は，体を有するにもかかわらず絶えず体から離れようと欲し，崇高さに向かいながら体の束縛を決して逃れられない。三つの精神層は，層的な感得作用とエネルギーをもとに人間にはじめから具わるもので，脳の構造のように進化論に対応しているわけではない。むしろ垂直と水平の異なる方向に広がる，三つの精神層をあわせもつ存在を人間と呼ぶのである。

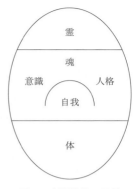

図1 人間学的三元論

統合失調症を中核とする精神病は，三層構造をなす人間精神の全体的解体である。おそらく非特異的な侵襲が加わると，上層から先に脱落して陰性症状を生じ，次にこれを下層が修復しようとする陽性症状が現れる。したがって精神病とは病勢の進行と停止，破壊と再建の時間・階層的表現であり，精神症状とは，各段階における陰性症状と陽性症状の混在である。

陰性症状とは，本来そこにあるべきものが失われた欠損である。最初の陰性症状は，高みへ向かって自己を超越させる霊精神層が脱落した人間的自由の制限で，Pascal B [21] が述べたように，かつて栄光の座にあったものだけが頽落を知る「廃王 roi dépossédé の悲惨」の形で出現する。これが精神病の基本障害であり，ここから逆に人間のあるべき姿を知ることができる。

陽性症状には2種類ある。一つは下層の露呈ないし過活動で，ジャクソン学説で説明することができる。もう一つは不安を軽減し低いレベルで心的内界の安定をめざす力動的なもので，この説明には志向過剰，価値の転倒などの自助努力を含む新ジャクソン学説が有用である。

人間は垂直方向の軸を失うと，存在の絶対・無制約的な根拠が脅かされるために自らの責任で人生を引き受けることができず，水平方向に自我を肥大 hypertrophie du moi させる。すると地上の価値，他人との関係性，身体感覚のなかにしか自己を見出すことができない。ここに生体の恒常性（ホメオスタシ

ス)を保ち内部環境の安定をめざす生物反応,すなわち自律神経反射,免疫反応,ドパミンなど神経伝達物質の動員が加わる。こうした作業を繰り返し,長期間続けるうちに,主体は疲弊し,生物・心的エネルギーは消耗し,感得作用は鈍化する。

Ey は 4 病期を体系的に経過する慢性妄想病をもとに,「古典悲劇は 4 幕で繰り広げられる la tragédie classique se déroule en quatre actes」と述べた。著者もかつて同じく精神病に,四つの層的な病期を区切ってその経過を論じたことがある[8]。ここではそれぞれの段階に,さらに急性相と慢性相を分けて互いの関連を見ることにしたい。

(1) 異常人格期

Schneider K は,「精神病は人格を素材として症状を現わす」と述べている。精神病の最初期は異常人格であり,魂精神層の意識と人格に無力性人格変化の形で出現する。急性相は不安,うつを中心とする気分変調症,慢性相はパーソナリティ障害である。

1) 急性相

無力性人格変化は,多くは 10 歳台後半の青年期,早ければ 7 歳ころから,Hecker E が破瓜病に「悲哀に満ちた気分変調 Dysthymie」[11] と記したような,生きることの苦しさ,理由のわからない漠然とした束縛感,生命エネルギーの低下,痛切な自責にはじまる。

陰性症状は,存在意識の消失,離人症,アンヘドニアなどの形で表現される人間的自由の制限である。存在意識 Existenzbewußtsein とは,自分が今ここに,確かに存在するという実感である。これを失った患者は,Conrad K のいう乗り越え不能になり,時間・空間のなかで視点を自在に変えて自分の立つべき位置を定位できない[4]。

時間においては Heidegger M のいう自己を時間化 sich Zeitigen し,自らの過去を凝縮し未来をひらくことができなくなる[12]。現在の行動を導く糸が未来から伸びてこず,「自分を呼ぶ声が聞こえない」ので,未来に視点を移していま何をなすべきかが判断できず,同時に複数のことがこなせない。「周囲の流れに取り残される」「つい最近の出来事が遠ざかる」「どこにも自分の居場所がない」「何をしていいのかわからない」「人生の台本が書けない」などの訴えになる。

空間においては間主観性に混乱を生じ，対人場面で他人との適切な心的距離がとれず，不自然に離れすぎたり，馴れなれしく近づきすぎたりする。Blankenburg W が統合失調症の基本障害とした自然な自明性 natürliche Selbstverständlichkeit の喪失も，一種の間主観性障害と見ることができる[2]。自然な自明性は，状況の判断や他人との相互理解を可能にする経験以前のアプリオリな共通感覚あるいは価値秩序とされており，その喪失は「皆がもっているものが自分だけにない」「世間の常識がわからない」「空気が読めない」という訴えになる。

離人症には Wernicke C の意識区分にもとづいて，内界意識離人症，身体意識離人症，外界意識離人症の三つの類型がある。軽い自我障害でもあり，それぞれ志向性の向かう意識野の対象が異なる。

内界意識離人症は，自己のすべての体験から，確かに自分が行っているという能動感，実行意識が希薄になる。外界精神離人症は，外の対象が生き生きと感じられず，ヴェールを通して対象を見ているような疎隔感を訴える。実在感 sentiment du réel の希薄あるいは不完全知覚感 sentiment de perception incomplète（Janet P），現実感消失 Derealisation（Mayer-Gross W）などとも呼ばれる。身体精神離人症は，身体感覚の疎隔を生じ，「充実感がない」「自分の体が自分らしくない」などの訴えになる。摂食障害のなかには，空腹感や満腹感がわかりにくい身体精神離人症を伴う例が少なくない。リストカットを繰り返す患者には，自ら痛みを感じ血を見ることで安堵し，身体精神離人症を脱却しようとする側面がある。

「生きる意味がわからない」「すべてが虚しい」などと訴えられるアンヘドニア anhedonia は，単純な不安，抑うつ気分ではなく，「何かが失われて自分に価値がなくなった」という人格に関わる価値の喪失感である。対象が外界や身体などの水平方向の意識野へ広がるのではなく，超越的な垂直方向に向かう点が離人症とは異なる。失ったものは金銭，地位，容姿などこの世の価値ではなく，目に見えない霊的価値である。感情の離人症は存在しないことになっているが，アンヘドニアを状態感情ではなく，超越領域への志向性をもつ感受ないし感得作用の脱落と見ることもできる。

Janet P は精神衰弱における離人症に，人間のもつ高級な心的機能である現実機能（実在機能）の減退が自我により自覚された空虚感 sentiment du vide を記載した[14]。これも離人症よりむしろアンヘドニアに近い。アンヘドニア

は，肯定的な自己像が描けない低い自己評価 low self-esteem を伴うので，「自信がなくめげやすい」「自分らしさがうまく出せない」「くじけやすく，つい退いてしまう」などの訴えになりやすい．

離人症が進展すると，自我のコントロールが弱まるために，各領域に自動症を生じる．これがこの段階の主な陽性症状であり，ジャクソン学説で考えると理解しやすい．内界には「とりとめなく考えが出てくる」「昔の記憶が生々しくよみがえる」などの自生思考，音楽幻聴（馬場存）[1]，視覚表象（森本陽子）[20]，記憶の不随意な甦り（Gatian de Clérambault G）[7] などを生じる．外界には「歩くたびに周囲の石が飛び上がる」，身体には「手が勝手に動く」などの訴えになる．さらに進行すると被影響体験，させられ体験に移行する．感受と意欲のコントロールがききにくく，怒りがこみあげる，ものごとにのめりこむ，飲酒や過食に走るなどが生じるが，これらを抑制消失とも一種の自動症とも見ることもできる．

「すべて自分に非がある」と訴える独特な自責 auto-accusation は，霊精神層が脱落したアンヘドニアに，「自分がすべてを引き受けざるを得ない」という自我の肥大が加わったもので，陰性・陽性症状の混合形である．新ジャクソン学説で説明できるが，他人からなにげなく注意されたことを「自分の全人格を否定された」と取り違え，さらに「自分のせいで他人に迷惑をかけている」との加害的関与やルサンチマンを育む母体となる．

患者は視点を自分の内部で柔軟に変えて未来方向に移せないために，自分自身のあるべき将来像や目標が描けず，何をしても失敗しそうな予期不安のなかに置かれる．したがってこの時期の前景に立つ感情は対象のない全般性不安，理由のない抑うつである．不安はしばしばパニック発作に，抑うつの大半は些細な原因から急に落ち込む気分変調 dysthymia ないし気分易変性 Stimmungslabilität になりやすい．これを繰り返すと周期性気分変調 periodische Verstimmung になる．

2) 慢性相

慢性相の代表的な類型は境界性パーソナリティ障害と自己愛性パーソナリティ障害である．いずれの患者も，未来に肯定的な自己像を描けず，価値のない自分を責め，生きる意味を見失う．患者は世間からどう見られるか気になり，他人と比較して自分が劣っているとの負い目から，前者は自分が見捨てられる空想的な被害感を，後者は自分が賞賛される願望充足的な誇大感を

抱くのである。

　こうしたパーソナリティ障害の患者は，視点が自分に固定し，相手の人格に働きかけて目に見えない高い価値を生み出す霊性愛 geistige Liebe を感じることができない。高い霊的価値をより低い価値に摩り替え，この世における愛を確認するために，過剰な自己保身，性的放縦，家族への過干渉，逸脱した愛他主義に陥りやすい。自分の存在と失われたものを取り戻し，安住できる場所を求めて，昼夜を問わず忙しくたち働き，バランスを欠いた肉体改造，周囲を納得させやすい成績，目に見える資格や地位，記念日などにこだわり，予定表を埋めつくして外出し，しばしば空想にふけって他人を操作するなどの力動的な陽性症状を伴う。

（2）神経症期

　神経症期とは，魂精神層の軽い自我障害である。すなわち自己を超越できない，あるいは超越的なものから離反した人間が，地上で自我を肥大させ，自力で解決を試みる表現である。急性相は解離性障害ないしヒステリー，慢性相は恐怖・強迫性障害である。いずれも新ジャクソン学説で考えると理解しやすい。

1）急性相

　解離とは，意識から別の意識状態が分離して自分に知らない活動を生じる現象である。能動的な志向性が減退し対象との関係が不確かになった患者は，自ら意識野を狭め，意識の一部を切り離し，周囲と無縁になることで安定をはかろうとする。意識・自我の一部が主体を離れ，無縁，疎隔化された意識が，主体の意志とは別に勝手に動き出す一種の急性自閉とも言い得る状態で，自動症に比べると一定のまとまりをもち，無意識による自己充足的な関与がある。てんかんに似たもうろう状態，遁走，全生活史健忘，緘黙，退行，昏迷などが，これに相当する。

　全生活史健忘 allgemeine Amnesie は，過去の生活史や自身に関するすべてを想起できず，自分が誰でどのような生い立ちであるかもわからない選択健忘である。自宅や職場から唐突に遠方まで出奔することがあり，DSM-IV-TR に当てはめると全般健忘に解離性遁走が加わった病態に相当する。

　四肢麻痺，感覚脱失など転換ヒステリーの多くには身体意識離人症が先行する。時には患者自ら感覚を鈍くし，感情を殺して，無感動，無関心に陥ら

せる自助努力が加わることがある．不注意，無視，一過性の感覚鈍麻，音が聞きとりにくい機能性難聴，味がわかりにくい味覚脱失などである．

同一の人間に異なる二つの人格が現れることを二重人格あるいは交代人格という．典型的にはある時点で第一人格から第二人格に移行し，一定期間継続してもとの人格に戻ったときに第二人格における言動の記憶を欠く継時的二重人格をさすが，第二人格が第一人格に寄生（憑依）する形である程度追想可能な同時的二重人格もある．実際には，生活史をもつ人格ではなく一種の意識変容であるから，二重意識 doppeltes Bewußtsein あるいは交代意識 alternierendes Bewußtsein と呼ぶほうがふさわしい．北米でしばしば幼児虐待に関連して取り上げられる多重人格障害も DSM-IV，DSM-IV-TR では解離性同一性障害になった．

患者はしばしば「親から愛されてこなかった」「無視された」「家庭に自分の居場所がなかった」などと訴えるが，必ずしもこれらすべてが家族による幼児虐待とは限らない．むしろ患者のほうに既に病気がはじまっており，家族の愛そのものを実感できない感情面の間主観性あるいは共同感情の希薄をもつ場合が少なくないからである．

ガンザーのもうろう状態あるいはガンザー症候群は，Ganser S が拘禁者に記載した解離である．変化しやすい種々の意識障害（昏蒙，錯乱など）の上に，的はずし応答 Vorbeireden，退行した幼稚症，妄覚，痛覚脱失などを伴う．さまざまな解離の集合体と見ることもできる．

2) 慢性相

対人恐怖は，他人の同席する場面で緊張が強まり，不快な感じを与えるのではないかと恐れ，対人関係を避ける神経症である．自分に何かしら落ち度（容姿，表情，発言など）があると確信し他人からの評価に一喜一憂する．価値秩序が頽落し，予期不安を伴うが，他人に触れてほしくない負い目の部分を指摘される，あるいはそうされたと一方的に感じると，落ち込んで自傷に走る，周囲に当たりちらすなどの行動に走りやすい．

対人恐怖の一部に妄想的確信に達する例があり，思春期妄想症，重症対人恐怖などと呼ばれる．主題は本質的に微小・罪業妄想で，内から外へ，自分から周囲へ拡散する漏洩性，他人に不快を与える加害性，負い目を感じる自責性が共通する無力妄想である．

強迫とは，知覚，記憶が不確かになった主体が，ほかの感覚モダリティを

動員し，思考を働かせて修正を試みる行為で，自己所属性を確認し，自己評価を回復させる自助努力である。強迫は思考 obsession と行為 compulsion からなる。強迫思考は侵入性が強まる点で，自生思考より自我障害が進行している。強迫行為は他からの強制が強まる点で，患者の意志が弱まり，させられ体験に近くなっている。

観念と行為がはっきりと分化せず，ある行為を起こしそうな衝動に繰り返し襲われることを強迫欲動 obsessional impulse という。一般に破壊的（電車に飛び込む，人をあやめる），反道徳的（神聖な場所で卑猥な言葉を発する）な内容になりやすい。「するはずはないと自分でわかっていながら」不安，恐怖を伴うことが多く，恐怖がたえず現れる場合は恐怖症（強迫的恐怖）に近くなる。

強迫観念が表象化すると強迫表象になる。一種の仮性幻覚で，聴きたくもないメロディが頭にこびりついて離れない，あるいは思い出したくない不快な場面，出てきては困る性的なイメージなどが意識に侵入し迫ってくる。

(3) 精神病期

精神病期とは，魂精神層の自我障害が一段と進行し，自己の内面を越えて，外界や他人の領域に及んだ病的状態である。急性相は錯乱精神病，慢性相は妄想性障害で，統合失調症の診断が討論の場に登場するのは，この段階からである。

1) 急性相

錯乱は，ある程度の意識混濁を背景に，見当識，記憶，思路が障害され，話にまとまりを欠いた状態である。内外の境界が消失した意識野の変容，内面の混乱が外部へ症状転嫁された現象である。

妄想気分は不安と緊迫感を伴う外界の変容で，周囲の雰囲気がこれまでとは異なる意味を帯びる。トレマ（Conrad K）は，背景と前景が均等になり，偶然と中立が失われて，患者は場のなかを自由に動くことができなくなる。

主体は自ら知覚閾値を下げ，一方で志向性を過剰に働かせるために，意識野の中央ではなくむしろ周辺に，感覚過敏，実体（的）意識性，知覚変容，異常体感，要素幻覚などが出現する。感覚過敏 hyperesthesia は，刺激が本来より強まって感じられる現象で，いつもは気にならない遠くの音がうるさく感じる聴覚過敏 hyperacousis の形をとることが多い。

実体（的）意識性 leibhaftige Bewußtheit（Jaspers K）[15] は，「自分の後ろに誰か

がいる」「横に何かある」など，感覚要素なしにある存在を知覚する意識性の錯誤あるいは一種の仮性幻覚である．人物が多いが物体のこともあり，具体的な質量感，圧倒的な存在感で迫真性をもって現れる．患者は，つい引き寄せられるように見てしまい，注意を奪われずにいられない．

知覚変容 sensory distortion は，対象がいつもとは違って感じられる主観的体験で，一部が強調，変形することも，全体がどことなく無縁，異質に感じられることもある．断片的で特定の意味づけはなく，高機能自閉症，側頭葉てんかん（精神発作）にも見られ，反復する場合もある．

本質属性 Wesenseigenschaft は「雄大な山並み」「陰気な部屋」など，知覚対象に本来そなわった相貌的な属性である．Matussek P (1952) は，統合失調症の妄想知覚において本質属性の広範な優勢（相貌化過剰 Hyperphysiognomisierung）が認められるとした[19]．

急性の体感異常は，意識野のやはり中央ではなく周辺，すなわち口腔，肛門など外界との接点に，不安を伴って生じる一種の知覚変容である．知覚を強調することで身体離人症を克服し，自らの存在不安を解消しようとする努力と見ることもできる．

これが慢性化する体感症，セネストパチー cénestopathie (Dupré E) は，身体病変がないのに奇妙で具体的な体感異常を執拗に訴える病態である[5]．痛み，しびれなどの単純なものに留まらず，「引っぱられる」「流れる」「うごめく」といった運動感，「一杯につまっている」「ぽっかり空いている」などの充満ないし空虚感を訴え，擬音を伴うグロテスクな表現になりやすい．不安はむしろ低減し訴えだけが強まる．

言語幻聴は，Schneider K が一級症状にあげた考想化声，会話，行為批評の3種が知られている[23]．考想化声は本来，自問自答が感覚性を帯びる仮性幻覚である．問いかけ部分が自己を離れて無縁化し，他人からの行為批評に自分が答え，やがてどちらも無縁化し他人同士の会話へと段階的に進展する．不確かな自分を，外から他人の声で支える確認強迫としての側面もある．内言語が独語に至る精神運動幻覚 hallucination psychomotrice (Séglas J) は，内から外へ向かう運動・漏洩性が強い[24]．

2) 慢性相

妄想はすべて主体を，周囲特に他人と特別な意味で結びつける関係妄想である．対象が主体に関連した特定の意味を帯びるという特有の構造を

Conrad はアポフェニーと名づけたが，知覚したできごとに特定の意味づけをする妄想知覚，周囲の出来事に誤った解釈を加える解釈妄想病 délire d'interprétation も同じ構造をもっている[25]。

意味づけ，解釈とは，過去から未来に向かう時間のなかに立つ人格全体の働きである。したがって妄想は本質的に通時的な障害であり，価値と感受を包括した間主観性の脱落を病的な形で修復しようとする試みにほかならない。妄想の最初期は微小・罪業主題をとる無力妄想である。それが経過とともに被害妄想へ，さらに誇大妄想へと変化する。ここに主要な役割を果たすのはルサンチマンによる価値の転倒である[10]。

ルサンチマン ressentiment とは弱者が強者に抱く感情のことで，怨恨，反感，逆恨みなどと訳される。Scheler はルサンチマンを「魂の自家中毒」あるいは「愛の秩序の惑乱現象」と呼んでいる[21]。主体が直ちに反撃できない状況にあるために，反感を心の内面に押し込め，どうしても変えられない外界を，内面において価値を転倒させることで錯覚し，倒錯した復讐をとげる自助努力である。主体は被害妄想を抱くことで，責任を他人に転嫁し，自責を軽くすることができる。妄想患者が病識を欠くのは，主体が価値の転倒を自分に気づかせないために，自らを欺いた結果と考えることもできる。

無力性の侵害妄想が強力性に転じ，他罰性が増すと復権妄想病 délire de revendication になる。復権妄想病は，自分が不当な扱いを受けているとの確信から一方的に補償を求めて生涯にわたって興奮，闘争を繰り返す妄想性障害である[24]。フランスでは解釈妄想病と復権妄想病を，互いに移行のあるパラノイアの2類型としている。パラノイアは，崇高と悲惨の矛盾する両面を併せもつ人間が，内面において自我を肥大させ，ルサンチマンにより価値を転倒させた表現と考えると理解しやすい。

(4) 認知症化期

認知症化期とは，侵襲が体精神層まで到達した段階で，急性相は緊張病，慢性相は破瓜病である。

1) 急性相

緊張病では共時的な身体性が前景を占め，秩序のない興奮，昏迷，拒絶，常同，緘黙，カタレプシーなどの表現になる。幻覚・妄想は断片的で，食事，入浴，着替えなどの日常生活動作の多くが妨げられるが，特定の行動はでき

ることがある。意識が断片化するために経過中に疏通性が変化しやすく，発熱，発汗，血圧変動，頻脈などの自律神経症状が見られる。内的緊張が高く不安・焦燥を伴い，斜頸，書痙，歯の噛み合わせなど部分的なものから，衒奇姿勢あるいは全身の筋弛緩に至るまで，さまざまな程度の異常な筋緊張 Krampf がある[16]。

2）慢性相

破瓜病の主症状は通時的な身体性が前景を占める前向認知症 anterograde dementia である。もの忘れはなく，道具的な知能低下はないが，未来方向の視界が開けない。価値を求めて創造的に生きる意味は消滅し，患者は与えられた「いま・ここ」だけを生きる。生物・心的エネルギーが枯渇すると，不安は低減し，妄想は表面化しなくなり，無為，自閉，感情鈍麻を伴うさまざまな程度の残遺状態に達する[11]。

まとめ

統合失調症を中核とする精神病とは，人間存在の絶対・無制約的な根拠が失われるために，霊，魂，体の3層からなる精神構造に破綻と修復とがせめぎあう動的状態である。表2は，これまで述べてきた霊的精神力動論から見た精神症状の層的評価をまとめたものである。

精神病はシューブを繰り返して一方向性に進行するとは限らない。急性相と慢性相は互いに移行があり，急性症状を繰り返すうちに慢性に固定する，あるいは慢性期に急性症状が一過性に出現することがある。上下の階層も流動的で，上層から下層へ急速に進展する場合もあるが，一方で各段階に病勢の停止があり，下層から上層へ症状変遷を伴って回復することがある。妄想性障害の回復期に出現するアンヘドニア，あるいはパーソナリティ障害に筋緊張，自律神経症状などの断片的な緊張病症状を見ることがあるのは，各層が動的な関連をもつからである。

空間的な階層と時間経過を組み合わせることで，精神病の全体像を捉えることができるだろう。さらに霊性を含む人間学の見方を取り入れる

表2　霊的精神力動論による症状の層的評価

	急性相	慢性相
異常人格期	気分変調症	パーソナリティ障害
神経症期	解離性障害	恐怖・強迫性障害
精神病期	錯乱精神病	妄想性障害
認知症化期	緊張病	破瓜病

ことは，これまで薬物を中心とする生物学に偏ってきた精神病の治療に，スピリチュアル・ケアへの道を拓くことをも可能にする．

文　献
1) 馬場存：精神分裂病の音楽幻聴に関する精神病理学的研究．慶應医学 75：285-299，1998.
2) Blankenburg W（木村敏・岡本進・島弘嗣訳）：自明性の喪失．みすず書房，1978.
3) Bleuler E（飯田真・下坂幸三・保崎秀夫ほか訳）：早発性痴呆または精神分裂病群．医学書院，1974.
4) Conrad K（山口直彦・安克昌・中井久夫訳）：分裂病のはじまり．岩崎学術出版社，1994.
5) Dupré E : Pathologie de l'imagination et de l'émotivite. Payot, Paris, 1925.
6) Ey,H（大橋博司・三好暁光・濱中淑彦ほか訳）：ジャクソンと精神医学．みすず書房，1979.
7) Gatian de Clérambault G: Œuvre psychiatrique. Presses Universitaires de France, Paris, 1942.
8) 濱田秀伯：精神病理学臨床講義．弘文堂，2002.
9) 濱田秀伯：人間学的精神病理学の基本思想——シェーラーを中心に．ぐんま人間学・精神病理アカデミー．2011 年 11 月 26 日，群馬病院.
10) 濱田秀伯：ルサンチマンと妄想形成．：妄想の臨床（鹿島晴雄・古城慶子・古茶大樹ほか編）．新興医学出版社，2013.（本書 91 頁以下）
11) Hecker E（渡辺哲夫訳）：破瓜病．星和書店，1978.
12) Heidegger M（細谷貞雄訳）：存在と時間．ちくま学芸文庫，1994.
13) Jackson JH（越賀一雄・船津登・清水鴻一郎ほか訳）：神経系の進化と解体．現代精神医学の礎Ⅰ，精神医学総論（松下正明・影山任佐編），pp42-111，時空出版，2012.
14) Janet P: Les obsessions et la psychasthénie. Alcan, Paris, 1903.
15) Jaspers K（内村祐之・西丸四方・島崎敏樹ほか訳）：精神病理学総論（全 3 巻）．岩波書店，1953.
16) Kahlbaum KL（渡辺哲夫訳）：緊張病．星和書店，1979.
17) Magnan V, Sérieux P: Le délire chronique à évolution systématique. Masson, Paris, 1892.
18) Magnan V, Legrain M: Les dégénérés. Rueff, Paris, 1895.
19) Matussek P（伊東昇太・河合真・仲谷誠訳）：妄想知覚論とその周辺．金剛出版，1983.
20) 森本陽子：統合失調症における視覚表象の形成と経過に関する精神病理学的研究．慶應医学 81：31-47，2004.
21) Pascal B（津田穣訳）：パンセ．新潮文庫，1952.
22) Scheler M（津田淳訳）：ルサンティマン——愛憎の現象学と文化病理学．北望社，1972.
23) Schneider K: Primäre und sekundäre Symptome bei der Schizophrenie. Fortschr Neurol Psychiatr 9: 487-490, 1957.
24) Séglas J（田中寛郷・濱田秀伯訳）：幻覚．現代精神医学の礎Ⅰ，精神医学総論（松

下正明・影山任佐編),pp153-177,時空出版,2012.
25) Sérieux P, Capgras J: Les folies raisonnantes : le délire d'interprétation, Alcan, Paris, 1909.

祈 り

はじめに

祈りとは人間を次元の異なる二つの方向，すなわち垂直方向にある聖なるもの，永遠者，宇宙，神などと，水平方向にある他者との両方に働きかけ，互いを一つに結びつける間主観的現象である。

1. 人間と宗教性

古来，人間はさまざまに定義されてきた。「ホモ・サピエンス homo sapiens（智慧ある人）」，「ホモ・ファーベル homo faber（創る人）」，「ホモ・ルーデンス homo ludens（遊ぶ人）」，「ホモ・シンボリクス homo symbolicus（象徴を操る人）」などである。

自らの強制収容所体験を綴った著書『夜と霧』（原題：ある心理学者の強制収容所体験）で知られる Frankl VE は，人間をそれ自体で自律完結した存在と見る人間中心主義，ヒューマニズムに反対し，人間とは自分自身に距離をとり，自己を超越する存在 Selbst-Tranzendenz であるとしている。収容所という過酷な環境のなかで良心と自由な決断，人間性を失わなかった囚人たちは，絶対的なものへの信頼を抱き続けた。そこには何かしらの宗教性，識られざる神（無意識の神）unbewusster Gott があるはずだと，次のように述べた。

> 「この宗教性とは——多くの場合なお潜在的なものにとどまっているとはいえ——人間に内在的に固有な超越者への関係，神との無意識の連携という意味である……このようにして自らを露わにするところの人間の無意識的な信仰とは，神がわれわれによって無意識のうちにつねにすでに志向されているということ，あるいはわれわれが神に対して無意識にではあれ志向的な関係をつねにすでに有しているということを意味する

のであろう。このような神こそわれわれは識られざる神と名づけるのである。」[1]

　ユダヤ教徒であった Frankl の思想形成に大きな影響を与えたのは，カトリック信仰をもつドイツの哲学者 Scheler M である。Scheler は 1920 年代に，ギリシャ・古典思想（ヘレニズム），ユダヤ・キリスト教思想（ヘブライズム），自然科学の三つの思想圏を統合し，人間を単なる進化した動物と見るのではなく，両者の本質的な差異を強調して近代哲学の主観性，主体性を乗り越えようとする哲学的人間学を構想した。

　Scheler は現象学を用いて，超自然的な神を受容できる人間の宗教的作用を「神に向かう霊的志向 geistige Intention auf Gott」と表現した。宗教的作用とはドイツの生の哲学者 Simmel G が語るような高揚した状態ではなく，絶対者の前に立つ人間の謙虚で厳粛な態度を示しており，Scheler はこのなかに世界超越性 Welt-Transzendenz，神的なものに満たされること，啓示を受け容れること，という三つの法則を取り出した[2]。

　宗教とは，人間を超える「聖 holiness, Heilichkeit」あるいは「聖なるもの das Heilige」を渇望し，これに関わる生活をすることである。宗教を指すラテン語 religio の原義は，超自然現象に遭遇した人が感じる畏怖と，これに対処するために執り行う儀式である。ここには relegere（再読する，吟味する）と，religare（再結合する）という二つの意味が含まれている。

　「聖なるもの」の多くは神と呼ばれるが，神概念をもたない宗教もある。仏教の教えは人生の根本問題に自ら向き合って解決する，悟りに達することであるし，20 世紀アメリカのプラグマティズムを代表する思想家 Dewey J の「誰でもの信仰 common faith」は，人間の理想を追求することにあり，どちらも神概念を含まない。「聖なるもの」との出会いは特有な感情を伴う体験，非合理的な感得である。雷に打たれたような畏怖感，愛に包まれる抱擁感，高みに引き上げられる高揚感，光に満ちた清浄感などは，理性では捉えきれない直観的な心情である。

　20 世紀ドイツ出身のプロテスタント神学者 Tillich P は，信仰を「人間にとって究極の関心 ultimate concern」と定義している[6]。人間とは，意識するしないにかかわらず，絶対的なもの，究極的なもの，聖なるものを志向せざるを得ない存在，すなわち本質的に宗教的存在「ホモ・レリギオースス homo religiosus（宗教人）」なのである。Scheler はホモ・レリギオーススを，与えら

れた素材から独創的なものを創造する天才とも，共同体や集団に依存して活躍する英雄とも異なる，価値人格の類型 Weltpersontypus と見ている。

2. 祈りとレジリアンス

病気は人間にとって避けることのできない苦しみ，Jaspers K のいう限界状況 Grenzsituation, 一種の受難 Passion である。人間は動物とは異なり，霊（精神）spirit，魂（心理）soul，体（身体）body という三つの精神層をもっている（図1）。従来の心身二元論ではなく，霊・魂・体の人間学的三元論をもとに考えると，精神病とは動物にはなく，本質的に宗教的存在である人間に特有な病気であり，その克服は人生の意味を変革する。したがって治療には，体精神層を鎮静する薬物，魂精神層に働きかける心理療法ばかりでなく，霊精神層を活性化する狭義の精神療法が求められねばならない。Frankl は，人間には識られざる神からの問いかけ，呼びかけ calling，Beruf に応答する責任がある，と述べている。祈りとは，この応答責任 responsibility，Verantowortung を形にした霊的精神療法の一つである。

祈りは第一に，自己の否定的な肯定である。人は祈っているときに自己を離れ，超越する何かに自分を委ねる。祈りは，「聖なるもの」の前では自分が相対的存在にすぎない，無力であるという否定的な自覚に始まる。神は人間にとって絶対的異質であり，両者の距離が絶望的に遠いことから，人間は創られたものであるという被造物感と，再び結びつきたい渇望が生じる。自己否定から導かれた再結合への渇望が，逆説的に人間に生きる意味，希望，勇気，自己を肯定できる確信を与える。すなわち我執を棄てて神と対話し，霊への扉を開き，飛躍してより大きな生命の流れに乗ることにほかならない。

祈りは第二に，瞑想や座禅のように周囲から自己を孤立させるのではなく，他者を包括するものである。Scheler は，人間の体験内容が自己と他者に分化する以前の根源的心的領域に，自他未決定の体験流 indifferenter Strom der Erlebnisse を想定している。彼はここから，人間は生命共同体におかれ

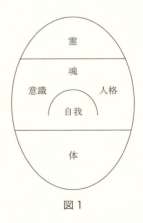

図1

た本質・必然的に社会的な存在であり，自我が自己意識から出発して他我の意識に向かうのではなく，自他未分化な心的生活全体の流れから，むしろ他者の意識が自己意識に先行し，人格の成熟に応じて徐々に自己の境界を区切るようになると考えた[4]。

人間は垂直方向への祈りを介して，水平方向の他者とも結びつくことができる。1982～83年にサンフランシスコ総合病院で行われた心臓病患者の二重盲検調査によると，CCU 入院患者 393 名を 2 群に分け，一方には院外から一人ひとりに祈り，他方には誰も祈らなかったところ，前者の群が有意に良好な経過をたどった[2]。人間は本来，自分のためではなく，他者のために祈るのである。

祈りは第三に，愛と感謝を含んでいる。Scheler は，愛とは自己から他者へ働きかけ，対象のなかに高い価値を生み出す創造的な作用 Akt であり，人格としての人間同士の間に立ち上がる間主観的体験としている[5]。

私たちの祈りとは，あて先のない手紙のように，「聖なるもの」へ届くのかさえもわからない一方的な願望や期待ではなく，望みが既に達成されたことへの感謝である。新約聖書の『マルコによる福音書』には「祈り求めるものはすべて既に得られたと信じなさい」（11 章 24 節）と書かれている。一方わが国で，キリスト教の Paulos や Luther M の思想に近い悪人正機説を展開した親鸞の唱える念仏もまた，仏の本願が達成されたことを確信する感謝の応答にほかならない。それは『歎異抄』に「弥陀の五劫思惟の願をよくよく案ずれば，ひとへに親鸞一人がためなりけり」と表現されている。

おわりに

祈りを通して，人間存在における精神病のもつ意味を，より深く考えることが可能になる。さらにホモ・レリギオーススに特有な精神病の治療とレジリアンスには，スピリチュアル・ケアを必要とする根拠を与えるものである。

文献
1) Frankl VE（佐藤利勝・木村敏訳）：識られざる神．フランクル著作集 7，みすず書房，1962．
2) Byrd RC: Positive therapeutic effects of intercessory prayer in coronary care unit population. Southern Med J 81: 826-829, 1988.

3) Scheler M（亀井裕・柏原啓一・岩谷信訳）：宗教の諸問題．シェーラー著作集（飯島宗亨・小倉志祥・吉沢伝三郎編）7，白水社，2002．
4) Scheler M（青木茂・小林茂訳）：同情の本質と諸形式．シェーラー著作集（飯島宗亨・小倉志祥・吉沢伝三郎編）8，白水社，2002．
5) Scheler M（平木幸二郎訳）：愛の秩序．シェーラー著作集（飯島宗亨・小倉志祥・吉沢伝三郎編）10，白水社，2002．
6) Tillich P（谷口美智雄訳）：信仰の本質と動態．新教出版社，1961．

♪♪♪♪♪♪

Intermezzo（間奏曲エッセイ） 3

モラリストの系譜
——保崎教授還暦に寄せて——

　　　あらゆる単調なもののなかでも，物事をきめつける単調さほど悪いも
　　　のはない（ジョベール）

　フランス文学に，モラリストという伝統のあることはよく知られている。モラルといっても道徳ではなく，人間の心理や情念を分析し，人間性の本質を追求する文筆家のことである。16世紀から18世紀にかけて，モンテーニュ，パスカル，ラ・ロシュフーコーらが代表とされるが，この傾向は文学にとどまらず，あらゆる領域において，フランス文化のひとつの核心を占めるように思う。

　保崎先生の講義を初めてきいたのは，教授に就任されて間もない頃だったと思う。症状を患者さんを例にひいて，自信のなさそうな口ぶりで話されたが，漫談を聞き流しているようでつかみ所がなく，全くノートがとれなかったのをおぼえている。「うつの患者さんはシケた内容の妄想をもつんですよ」と言われるのを聞いて，難解で，きどった専門用語を期待していた私たちは，拍子抜けしたような気持で思わず失笑した。そして自信満々の外科教授や，立て板に水の内科教授とは，比べものにならないほど頼りなげに見える先生と，精神医学のマイナーなイメージを頭のなかで重ね合わせた。

　卒業を前に，入局を内科か精神科で迷っていた私は，保崎先生を訪ねてアドヴァイスを求めた。先生は予想通り，どちらが良いともおっしゃらなかったが，つぶやくように一言「内科ができないと，精神科はつとまりません」と言われた。それは臨床をやる以上は，身体も診られて当然という意味にも，マイナーに見える精神医学が，実はあらゆる医学領域の基礎をなす，あるいは上に立つという意味にも聞こえた。私の心は決まった。

　入局後，先生の回診についてみたが，はじめはあまりにあっけなく済んでしまうので，カルテに赤インクで「教授回診」と書くと，それで終りにしていた。そのうち患者さんが短い回診時間のなかで，かまえずのびのびと話したり，毎日面接しても得られない重要な情報をふと漏らすのを聞いて，これは一種の名人芸で，訓練すれば誰にも真似できる類のものではないと思うよ

うになった。主治医の治療方針や内容に，先生が口をはさまれることはめったに無い。ある VIP を受け持ったときは，さすがに治療方針を伺いにいったが，その時でさえ，「自分で思ったようにやって下さい」と言われて，私のほうが慌てたものである。

　当時の精神病理はドイツの人間学派が隆盛で，私は内外の文献を読んではみたものの，ほとんど理解できず途方に暮れていた。ふとしたきっかけから，フランス精神医学に興味を抱いて，少しずつ古典をひもとくようになると，表現が平明で簡潔なのに驚き，また，安堵もした。症例報告は人間のドラマを見ているようで，大事なこともことさら強調されず，短くさりげなく書かれている。昔も今も変わらぬ人間心理に則し，これを踏み越えて特定の哲学と結ばず，巨大な体系よりは彫琢の極みをめざす営みは，いずれもモラリストの信条にほかならない。私はこの国の伝統が精神医学にも脈々と流れているのを知り，このことが後に私をフランス留学へ向わせた。

　ご自分の専門分野を尋ねられると，先生はよく，てれくさそうに「精神科の臨床をやっています」と小声で答えられる。そばにいる私たちにすると，僭越ながら対外的には「記憶の病理」とか「シュナイダー」とか，あるいはせめて「精神病理学」とでもお答えになれば良いのにと思うこともある。しかし，考えてみると，誰もが日常やっている，そして少し経験を積むと誰でもできそうに見える臨床ほど，奥の深いものはない。

　先生の論文も，講義と同じように普通の言葉で，そっけないほど簡潔に書かれていて，「真実はすべて患者さんのなかにあり，勝手な注釈は不要」とでも言いたげである。目先の新しさや時代の受けを狙ったものは，一時の流行が過ぎてしまえば忘れ去られるのも早い。新旧のバランスがよくとれて，しかも本質をついているものほど，往々にして目立たない，控えめな形をしている。ひとつの理論に偏らず，体系をつくらず，保崎先生こそ正しくモラリストの系譜に連なる方だと思う。

浅井教授と精神病理学会
——浅井教授のご退職に寄せて——

　第 17 回日本精神病理学会は 1995 年秋に東京で開催され，浅井先生が会長

をつとめられました。この学会は小規模で密度の高い議論を目指しているためか，それまでの多くは富山，松本，宝塚，日光など地方の小都市で行われていました。先生が初めて東京に学会を運んできたことになります。

　まず会場探しから始まりましたが，コストと利便性を考えて建て替える前の赤坂都市センター・ホールを選びました。学会運営は一括で引き受けてくれる業者がありますが，費用がかかりすぎて頼めません。浅井先生からは「手作りで」とのご指示をいただいておりましたし，親密な雰囲気の学会を目指していたのですが，素人集団には慣れないことばかりでした。そこで学会運営のプロをコンサルタントとして雇い，月1回病院に招いてノウハウを伝授してもらうことにしました。案内の発送時期，理事会の会場設定，機材の確保，スタッフの人数と配置，当日の流れのマニュアルなどです。

　シンポジウムや特別講演の検討に入った時に，あの阪神淡路大震災が起こりました。浅井先生ご自身の頭には当初，海外から招聘するゲスト・スピーカーの候補など沢山のアイデアがおありのようでしたが，日本精神神経学会の理事長として対応に忙殺され，秋の学会準備どころではなくなってしまいました。保崎先生に記憶の特別講演をお願いし，同じテーマのシンポジウムを組むという案が浮上したのはこうした状況のさなかでした。

　ポスターの図柄はテーマに添うべく神保町を探して，ミケランジェロ晩年の未完の彫刻を選びました。粗い鑿の跡に，まだ形にならない精神性，意識に立ち上がる前の古い記憶が刻まれているように見えたからです。このポスターは医学会としては異色で，文字が少なく一見して意味の不明なところが評判になりました。

　学会当日の天気は，浅井先生が気象庁に過去10年間の降水確率を問い合わされたほどでしたが，無事晴天に恵まれました。保崎先生は特別講演で珍しく20数枚ものスライドを用いて，ご自身の豊富な経験例から記憶障害の臨床を話されました。シンポジウムは三村將，兼本浩祐，牛島定信，大森健一，五味淵隆志の各先生が神経心理から心因健忘，てんかん，内因精神病まで広く記憶との関連を論じて聞きごたえがありました。心配症の浅井先生によけいな心配をかけまいとするスタッフの協力（迷子の面倒をみる人まで用意していたのですが）を得て，運営も滞りなく進みこれまでにない多数の参加者がありました。

　「記憶の精神病理」というテーマは斬新で，強いインパクトをあたえました。

懇親会の挨拶で笠原嘉先生は「意表をつかれた」と表現されましたが，当時は誰も記憶が精神病理の主要テーマになるとは考えつかなかったのです。浅井先生の卓見，英断と称して差し支えないと思います。先生はその後さらにいくつもの学会を主宰され，同じく記憶に関する会長講演をなさったのは広く知られるところです。

考えてみると記憶の臨床は，浅井先生の訳書もあることですし，もともと全生活史健忘やコルサコフなど教室にはなじみの領域でした。今日さかんに論じられる作動記憶や潜在記憶，遂行機能などの概念は，生物学と心理学の接点であるとともに，広く精神病理に通じる課題でもあります。浅井先生が教授時代に関心を示されたエヴィデンスに基礎をおく精神医学や，異なるさまざまな領域を統合するという大きな目標は，あの時の精神病理学会に集約されているように感じられ懐かしく思い出します。

鹿島教授の還暦に寄せて

鹿島晴雄先生は，お元気に還暦を迎えられた。心よりお慶び申しあげる。先生が浅井教授から教室を引き継がれて4年になる。学外では，日本精神神経学会の副理事長をはじめ，多くの学会の理事，評議員をおつとめである。というよりむしろ，各学会のほうから先生に，無理を承知で役員になっていただいているのが実情であろう。学内では学務委員長，教育委員，三四会理事など，これも多くの役職を兼任されお忙しい毎日である。そのなかで入退院カンファレンス，病棟回診を毎週欠かさず主宰されるのは，保崎教授からの伝統とはいえ，頭が下がる思いである。

教室は先生のお考えを反映して，研究会，抄読会，リエゾン・カンファレンス，神経内科との合同カンファレンス，若手医師の学会活動など，一段と充実してきたように思う。高次脳機能や記憶検査の依頼，他科との診療連携も増え，教室の新しい伝統を築きつつあるが，これには加藤元一郎助教授が特に力を尽くされている。それに伴い院内での重みも増しているが，他科から「おたくも最近は普通に話のできるまともな医者がふえましたね」などと誉められると，どう答えてよいかわからない。先生は研修医，学生にも気軽に声をかけられ，恒例のシュナイダー勉強会，どじょう鍋の夕食会（骨をは

ずして丸飲みしている人もいるらしいが）などに親しく参加される。学内外から入局希望者が跡を絶たず，しかも年々増えつづけているのは，先生の人気によるところが大きい。

　私は研修医時代に先生とはすれ違いで，ご一緒したのは卒業後5年目ころからである。当時の病棟は別館2階にあり，共にオーベンとしてフレッシュマン（今はそれぞれに院長，副院長，診療部長などの重責をになう方々ばかりだが）の指導をしていた。診察がすみ，夕日の差し込む記録室でカルテを書き終えると，私は早々に帰宅したが，先生は神経病理の部屋で故辻山義光先生，加藤雄司先生らと勉強を続け，一人遅くまで顕微鏡に向かい，そのまま夜を明かされることも少なくなかった。毎年の大学対抗野球大会では，カーブを決め球に，左腕エース（右腕エースは片山義郎先生）として活躍されたが，球審が投手より速いボールを投げたり，故伊藤斉助教授がショートゴロをおでこでキャッチしてひっくり返ったり，親睦試合にもかかわらず久場川哲二先生のヤジに相手チームが本気で怒り出したり，作田勉先生が潑剌果敢なプレーで全軍に檄をとばしたり，目を疑うような光景にしばしば二人で啞然として顔を見合わせた。文学，音楽，絵画など芸術・文化全般にもお詳しく，よく診療の合間にパヴロフやルリアばかりでなく，エゴン・シーレや，藤沢周平や，ローカル線の駅弁や，東京の花売り娘や，折り紙でつくるカニや，体に内蔵しておられるらしい地震の初期微動波センサーなどのお話をうかがったものである。

　医局旅行のとき私に，精神医学をどう思うかと尋ねられたので，人間全体の問題で脳にすべては還元できないとお答えしたところ，「同感だ。実を言うと自分も脳に還元できないことを確認するために脳病理や神経心理をやっている。君とは意見が一致した」と嬉しそうにおっしゃられた。その数年後，私は留学先のパリでミュンヘンから講演に来たテレンバッハ（すでに大学を退官されていたが）にお目にかかった。テレンバッハは私の論文を読んで「内容はなかなか興味深いが，結果に統計処理を入れたのは残念だ。あんなものはピショーにやらせておけばよい」と言われた。私は先生との会話を思い出し，とっさに「実を言うと統計に還元できないことを確認するために入れたのだ。あなたとは意見が一致した」と答えた。するとテレンバッハは，君の言うことはさっぱり意味がわからないと，怪訝な顔をされたが，これは私の語学力のせいだろう。

教室員，同窓会員一同とともに，先生のご健康と一層のご活躍をお祈りする。

北方の光——木田元先生の思い出——

　私は寒がりのくせに北が好きである。ときどきたまらなくパリや札幌に行きたくなるのは，町並みの懐かしさもさることながら，あのひんやりした空気とあわい夕映えに包まれたいからである。哲学者木田元先生は，山形出身の満州育ち，鶴岡と仙台に学ばれた北の人である。先生とは，亡くなられるまでの晩年15年ほどを親しくさせていただいた。

　先生が中央大学を退職される前後に，かつてお隣に住んでいたという後輩の山田康君の仲介で，東京駅近くの小料理屋ではじめてお目にかかった。いきなり哲学の質問をするのもはばかられ，先生がモーツァルトをお好きなことを知っていたので，このときは宮城の「浦霞」を酌み交わしながら，もっぱら音楽談義をした。ピアノ協奏曲23番がお好みで，クララ・ハスキルを愛聴しておられたが，唯一それに肩を並べる演奏があると申し上げると，「ほほう」とペンを手に身を乗り出された。それはロシアのヴェデルニコフの演奏である。

　アナトリー・ヴェデルニコフは1920年ハルビンに生まれ，1993年に亡くなった北のピアニストである。両親は旧ソ連時代にスパイ容疑で逮捕され，父は射殺，母は収容所に送られたらしい。ヴェデルニコフ自身も国外に出ることが許されなかったので，同時代のリヒテルやギレリスに比べると知名度が低い。しかしその演奏は，身の不遇を微塵も感じさせない晴れやかな格調高いもので，古典から現代まで広いレパートリーがある。モーツァルトの録音は数少ないが，イ短調のロンド（K.511）の演奏を墨蹟に喩えるなら，はねるところを潔くはね，とめるべきところをきっちりとめて，端正な楷書で書かれたようである。あるいは，雲ひとつない冬空にくっきりと冴えわたる満月を仰ぎ見るようである。

　モーツァルトの演奏は好みが分かれやすい。私は，ピアノ協奏曲21番はディヌ・リパッティ，24番はアルトゥール・シュナーベル，27番はクリフォード・カーゾンを愛聴しているが，ヴェデルニコフの弾く23番の第2楽章は，

器が大きく，余分な甘さを消し，哀しみを高みへと昇華させて，淡々とした なかに深い情感が込められた名演奏である。当時は廃盤になっていたので， 後から探してお送りしたところ，先生は「この演奏は祈りですね」とすっか りお気に召され，ご自分が手術で入院されたときは，病室で繰り返し聞いて おられた。

　先生の自伝『闇屋になりそこねた哲学者』(晶文社，2003 年) には，学問へ の情熱，勉強のやりかた，人や書物との出会い，趣味の広がりが書かれてい る。先生は鶴岡の農林専門学校におられた 20 歳ころ，ドストエフスキー，キ ルケゴールを経てハイデガーにたどり着かれた。『存在と時間』に出会い，読 んでみても，何をいっているのかさっぱりわからない，わからないのに読み 終えるのが惜しいほど面白い，ここにはすごいことが書いてある，という強 い印象を抱かれた。この著作を正しく理解するためには，英語，ドイツ語， フランス語，ラテン語，ギリシャ語をマスターし，古典から現代にいたる厳 密な哲学の訓練をしなければならない，と考えて東北大学の哲学科に進まれ た。若い直観だけが頼りだったらしい。

　私は精神科医になりたてのころ，当時流行していたビンスワンガー，ボス， ミンコフスキーなど人間学的精神病理学の本を読んでみたが，難解でまった く歯がたたなかった。それでも，ここに精神医学のとても重要なことが書か れていることは，おぼろげながら理解できた。もしそうであるなら，基礎か ら勉強して，臨床を積み重ね，いつか再びここに戻ってきたいと，そのとき 思った。

　先生は哲学科にあっても，すぐにはハイデガーに手を染められなかった。 カント，ヘーゲル，フッサール，メルロ゠ポンティの論文を書き，これらを もとにハイデガーに関する著作をはじめて発表されたのは 1983 年である。 『存在と時間』に出会った日から，じつに 33 年が過ぎている。わかるまでは 書かない，少しわかってから，わかったところだけ書く，という姿勢は，同 じことを信条にしてきた私への大きな励ましになった。私が若き日にふれた 人間学に立ち戻ったのは，やはり 30 数年後である。

　人間学の理解にキリスト教の素養を必要とすることは，早くから感じてい た。わが国の人間学的精神病理学がひどく難解なのは，哲学に傾斜しすぎて， キリスト教の裏づけが乏しいからだと思う。キリスト教は宗教であるから， その理解は知識の積み重ねや客観的な評価ではなく，信仰によらなければな

らない。マルティン・ブーバーによると，信仰とは跳躍，冒険，意志による方向転換である。また，目の前の現実に躓きながら，それにもかかわらず信じる究極の関心である。私は，もともとキリスト教に親和性はあったのだが，聖パウロ会の池田敏雄神父，上智大学の岩島忠彦神父のもとで新たに勉強をはじめ，2008年に麴町教会でカトリックの洗礼を受けた。

　人間学の中核を占めるのはマックス・シェーラーである。ところが，先生の『現象学』（岩波新書，1970年）にシェーラーはほとんど取り上げられていない。そのことを質問すると，先生は「あれは大失敗でした」とおっしゃった。当時の自分は，ユクスキュルからハイデガーへ，フッサールからメルロ＝ポンティへ発展する要にシェーラーがいることを理解できていなかった，と続けられた。そしてシェーラーの新装版『宇宙における人間の地位』（白水社，2012年）に新たに解説を施して，私に送ってくださった。

　あのとき，あの人に会わなかったら，あのとき，あの本を読まなかったら，ふりかえってみて，まるで綱渡りのように生きてきた，と先生は書き記している。何気なく読むと単なる偶然にしか映らないが，前もって内面に十分な蓄積がなければ，けして起こらない現象に違いない。私にも，人生の節目に出会った人，転機になった書物があるが，今から考えてみると，そのどれもが出会うべくして出会った人と作品ばかりである。いかに大切なことがらであっても，たえず探し，求め続けていなければ，それとわからぬまま目の前を通り過ぎてしまうことだろう。しかも不思議なことに，ふさわしい時が訪れると，探しものはこちらから近づくのではなく，向こうの方からまるで偶然のように姿を現してくるのである。

　私より20歳年長の先生は，2014年の夏に旅立たれた。この15年間，頻繁にお会いすることはなかったが，私はいつも北方の光に見守られている思いがしていた。そして今，詩歌にも造詣の深かった先生が，生涯ただ一度の句会に参加された折に詠まれた句を，ふと口ずさむことが多い。

　寒菊の影に眠りの深からず

初出一覧

Ⅰ．妄想

パラフレニーとフランスの慢性妄想病群　（『精神医学』27巻3号256-265頁，4号376-387頁　1985年）

40歳以降に初発する幻覚妄想状態の臨床的研究——特に予後の見地から——　（『慶應医学』55巻2号111-132頁　1978年）

40歳以降に初発する幻覚妄想状態——特に性差，発症年齢と予後との関連について——　（『精神医学』22巻7号749-758頁　1980年）

ルサンチマンと妄想形成　（鹿島晴雄・古城慶子・古茶大樹・針間博彦編『妄想の臨床』新興医学出版社　2013年）

Intermezzo（間奏曲エッセイ）1

ド・スタールの鷗　（『同窓会報』慶應義塾大学医学部精神神経科学教室　1972年）

サンタンヌ病院の図書室　（『きたさとニュース』No.104　慶應義塾大学信濃町メディアセンター〔北里記念医学図書館〕1987年）

最後の一日　（『Informations Roussel』31号　ルセル・メディカ　1984年）

嘘と妄想　（『三田評論』1122号　慶應義塾　2009年）

Ⅱ．幻覚

フランスの幻覚研究の流れ　（G. ランテリ・ロラ著／濱田秀伯監訳『幻覚』西村書店　1999年）

統合失調症の仮性幻覚　（『臨床精神病理』15巻2号155-161頁　1994年　原題「分裂病の仮性幻覚」）

一級症状の幻聴に関する一考察　（『精神医学』40巻4号381-387頁　1998年　原題「一級症状（Schneider, K.）の幻聴に関する1考察」）

自責・加害的な強迫症状——統合失調症性強迫への一寄与——　（『精神医学』42巻1号29-35頁　2000年　原題「自責・加害的な強迫症状——分裂病性強迫への1寄与——」村松太郎・山下千代・水島広子・末岡瑠美子との共著）

考想化声　（『精神医学』43巻1号8-16頁　2001年　小野江正頼との共著）

Intermezzo（間奏曲エッセイ）2

ピエール・ジャネの復活——『症例マドレーヌ』に寄せて——　（書評　『思想』1021号　岩波書店　2009年）

ジャネとフロイト　（フロイト全集月報17〔第14巻〕　岩波書店　2010年）

編集後記　（『臨床精神病理』24巻1号96頁　2003年）

III．人間学

精神医学史から見た人間学　（『精神医学史研究』16巻2号〔巻頭言〕　2012年）

MAO阻害薬（Safrazine）によるOptico-neuropathyの一例　（『臨床神経学』19巻6号379-387頁　1979年　斉藤豊和・鳥居順三との共著）

無力妄想　（濱田秀伯・古茶大樹編著『メランコリー——人生後半期の妄想性障害——』弘文堂　2008年）

退行期うつ病とメランコリー問題　（濱田秀伯・古茶大樹編著『メランコリー——人生後半期の妄想性障害——』弘文堂　2008年）

精神病症状の層的評価——人間学的精神病理学の立場から——　（日本統合失調症学会監修／福田正人・糸川昌成・村井俊哉・笠原清登編『統合失調症』388-397頁　医学書院　2013年　原題「精神症状の層的評価——人間学的精神病理学の立場から——」）

祈　り　（八木剛平・渡邊衡一郎編『レジリアンス——症候学・脳科学・治療学——』金原出版　2014年）

Intermezzo（間奏曲エッセイ）3

モラリストの系譜——保崎教授還暦に寄せて——　（『保崎秀夫教授還暦記念誌』慶應義塾大学医学部精神神経科学教室　1986年　原題「モラリストの系譜」）

浅井教授と精神病理学会——浅井教授のご退職に寄せて——　（『浅井昌弘教授退職記念誌』慶應義塾大学医学部精神神経科学教室　2001年　原題「浅井教授と精神病理学会」）

鹿島教授の還暦に寄せて　（『同窓会報』No.60　慶應義塾大学医学部精神神経科学教室　2005年）

北方の光——木田元先生の思い出——　（書き下ろし）

解　説

古茶　大樹

　濱田秀伯先生の代表的な著作には『精神症候学』『精神病理学臨床講義』（いずれも弘文堂）の二冊が挙げられるだろう。『精神症候学』は，フランス語・ドイツ語・英語圏にくわえ我が国の知見を偏りなく網羅した専門書だが，用語の収録数からしても世界最高峰ではないだろうか。先生が博覧強記の人であることは，この一冊を手にすればすぐにわかる。しかも専門書でありながら親しみやすく読みやすさがあって，事典でありながら最初から読み進めることもできる。先生の言葉を借りれば「通読する事典あるいは考える用語集」で，様々な角度から見て類書をみない。『精神病理学臨床講義』は，精神病理学・症候学の（架空の）臨床講義が展開されるというこれまた非常にユニークな構成で読者を惹きつける。「活きた精神症候学」というべきか，整理された考察はもちろんのことだが，要領を得た症例記述もおおいに参考になる。無駄のない症例の記述には，優れた臨床的センスが不可欠であることはいうまでもない。かれこれ20年ぐらい前になるが，先生が特別に時間をかけて数人の患者さんを診療する外来特別枠があって，私は毎週見学させていただいた。複雑で捉えどころのない症例に，いろいろな角度から光を当てて，その症例の特徴をごく自然にクロースアップする技術に，先生は非常に長けていた。

　さて，これら二つの代表作以外にも，先生がメイン・オーサーで発表された論文がいくつかある。数は多くないものの，先の著作では十分に触れることのできなかったテーマが深く掘り下げられた重要な論考ばかりである。精神症候学ひいては精神病理学への関心がつとに薄くなってしまっている今日この頃，いつかこれらが忘れ去られてしまうのではないかと個人的には気がかりであった。このたび論文集として，先生の諸論文にまとめて触れることができることは，たいへんに意義のあることである。

　本書に収録されている論文の中で，とくに重要なものをいくつかとりあげ

てみたい。『慶應医学』に発表された1978年の論文「40歳以降に初発する幻覚妄想状態の臨床的研究」は，フランス留学前の先生の学位論文である。中高年の幻覚妄想状態はいまでこそ取り上げられる機会も少なくないが，この当時はまだ珍しく，100例以上の症例を集めての研究報告は，我が国初めてであった。1980年の『精神医学』に発表された論文と対になっており，今日でも引用されている。ちなみにこの中高年の幻覚妄想状態という研究テーマは，小生が引き継ぐことになり，それがやがて遅発緊張病や退行期メランコリーといった歴史的概念の再評価へとつながった。先生と共同編集した『メランコリー——人生後半期の妄想性障害』（弘文堂）は，この領域の重要な概念を，慶應義塾大学医学部精神神経科学教室の精神病理研究グループと共にまとめたものである。先生は留学前からフランス精神医学の古典をよく勉強されていて，留学中も数多くの原典を読まれた。留学先のフランス人同僚が，先生に尋ねることもあったと聞いている。1985年の「パラフレニーとフランスの慢性妄想病群」は，フランス語圏の妄想研究をわかりやすく紹介しており，たいへん優れた総説となっている。

　先生は自我障害に深い関心を寄せられていた。内因性精神病の領域，とくに統合失調症の精神病理（一次症状）の解明に力を注がれていたと思う。完成されたシュナイダーの一級症状よりも，その前段階にあるもの，より未分化な体験を形式的に抽出しようとされていた。仮性幻覚・自生体験を統合失調症性病的体験の萌芽として重視し，研究会ではクレランボーの精神自動症やバイヤルジェの精神幻覚によく言及されていた。本書の「Ⅱ．幻覚」に収められている諸論文がこれにあたるのだが，「統合失調症の仮性幻覚」はフランス語圏での概念の歴史的発展を丁寧にまとめたものである。統合失調症の仮性幻覚は自動症と支配・強制の要素を合わせもっていること，そして支配・強制感が強まるとさせられ体験に，感覚性が強まると幻覚の形に発展するというのが，先生の一貫した主張である。

　妄想についても，完成された，あるいは体系化された妄想そのものよりも，妄想がどのようなところから発展するのか——その一次性体験を，把握しうる症候学の範囲で捉えようとされていた。そのひとつの成果に「無力妄想」がある。これは先生の造語であるが，「強力性のパラノイアの対極にあるもの」「不安と疑惑の中に揺れ動きながら，自己を卑下して引きもりがちになる軽い非体系妄想」を意味している。先生の口からこの概念がよく出てくるよ

うになったのは1990年代後半になってからであったと思う。無力妄想は，統合失調症圏の精神病理として着想されたものだったが，先生ご自身がこれを論文化する頃には，より広い領域に観察できるものとして紹介されている。つまり統合失調症をこえて，摂食障害や適応障害をはじめとする非精神病性の領域にもみることのできる，多様な精神障害の基底をなすもの，これらを結ぶ要となる病態であるという。ここまで概念の範囲を拡げてしまうと，そもそも妄想と呼んでよいのだろうかという批判はあるかもしれない。しかし，このアプローチの本質は，患者の現存在をなんとか了解しようとする，人間味あふれる試みにあり，それは多くの偉大な先達が目指してきたものである。この「無力妄想」は，先生が現在，深い関心を寄せられている人間学的アプローチの端緒になっている。ここでいう人間学は，人間学的精神病理学と重なり合うものなのだが，我が国で展開されてきた，もっぱら哲学的なそれとはだいぶ違う。先生に言わせれば，本来の人間学の理解にはキリスト教の素養が必要不可欠なのである（先生ご自身も数年前に洗礼を受けられた）。この人間学的アプローチは，群馬病院時代にはモラル・トリートメントの実践という形で展開した。小論「祈り」はそのような先生の現在の関心を簡潔にまとめたものである。私自身は，先生が人間愛や宗教について盛んに論じられ始めた当初は戸惑ったのだが，人間を機械のようにみなす脳科学が席巻している今日，先生のメッセージは私たちが見失ってはいけないものをしっかりと示していると思う。いつの間にか，先生のお考えに同調している自分に気がつくのである。

最後に先生の人柄についても触れておきたい。それはこの論文集や著作にもよく現れているのだが，とても難解な事柄を誰にでもわかるように説明される。実際に先生の説明を聞いていると，聞き手はなんとなくわかったような気がするのである。概念そのものの深い理解だけではない何か，人を説き伏せるのではなく自然に納得させるような力が先生には備わっている。力というよりは雰囲気と表現したほうが正確かもしれない。精神病理の研究会では，ひとりひとりの考えを十分に述べさせた上でご自身の見解を述べられていた。いつも誰も聞いたことのない病名・概念（多くはフランス精神医学）が登場するのだが，先生の説明を聞いていると，まさに目の前にある症例が，すでに100年以上前に記述されていたかのような気分になる。しばしば違う意見が出ても（一番喰い下がったのは小生である），相手を糾弾されることは決

してなく,「私はこう思うんですよ」という言い方で, するりとかわされてしまう。先生の診察には, 弱い者の側に立つ姿勢, 暖かな感情移入, 患者さんに希望を与えようとする努力がごく自然に感じられた。臨床精神科医ひいては医師の手本となるようなものなのだが, 今になって思い返してみると, その当時から人間学的なアプローチを実践されていたわけである。先生ご自身の素質もさることながら, 先生が範とされていた保崎秀夫名誉教授, そして神経内科医の本多虔夫先生にも大きな影響を受けられたのではないかと思う。

先生はみなさんが想像する通り, 読書家で, 芸術（音楽・絵画）や歴史にも造詣が深い。それでいて, なぜか通俗的なこともご存知である。音楽は, ドイツ・オーストリアのバロックと古典派（バッハ, モーツァルト, ベートーベン）で, ラヴェルやドビュッシーはあまり出てこない（ここは学問的指向性と違うのだ）。交響曲よりは室内楽・器楽曲, 調性は長調よりは短調, しかも緩徐楽章がお気に入りである。本書のタイトル, 構成そしてここに収録されているエッセイにも現れている。奥様はフランス料理を教えておられていたが, 先生ご自身もたいへんな食通でいらっしゃる。「文は人なり」というが, 先生の人柄は文章によく表れている。本書を通じて読者は先生の人柄にも触れることができるだろう。

(慶應義塾大学医学部精神神経科学教室専任講師)

著者プロフィール

濱田秀伯（はまだ　ひでみち）
1948年東京生まれ。慶應義塾普通部、同高等学校をへて同大学医学部卒業。72年慶應義塾大学医学部精神神経科学教室に入室、78年医学博士。79～83年フランス政府給費留学生としてパリ大学付属サンタンヌ病院へ留学。帰国後、慶應義塾大学医学部精神神経科専任講師、准教授をへて客員教授。群馬病院院長をへて名誉院長。日本精神医学史学会理事長、日本精神病理学会理事、日仏医学会理事、カトリック医師会員。著書は『精神症候学［第2版］』（弘文堂、2009）、『精神病理学臨床講義』（弘文堂、2002）、『精神医学エッセンス［第2版］』（弘文堂、2011）、一般書として『うつ病これで安心［改訂新版］』（小学館、2009）、『うつにサヨナラ』（小学館、2006）ほか。愛読書は『ヨハネによる福音書』、マルグリット・ユルスナール『ハドリアヌス帝の回想』など。

ラクリモーサ──濱田秀伯著作選集──

2015（平成27）年5月31日　初　版1刷発行

著　者　濱田　秀伯
発行者　長谷川　誠
発行所　群馬病院出版会
　　　　370-3516　群馬県高崎市稲荷台町136番地
　　　　TEL 027(373)2251
発売元　㈱弘文堂　101-0062　東京都千代田区神田駿河台1の7
　　　　TEL 03(3294)4801　振替 00120-6-53909
　　　　http://www.koubundou.co.jp
組　版　堀江制作
印　刷　三報社印刷
製　本　井上製本所

Ⓒ 2015　Hidemichi Hamada　Printed in Japan
本書の内容を無断で複写複製・転載することは、著作権者および出版者の権利の侵害になります。

ISBN978-4-335-65166-3